Leben LERNEN
Klett-Cotta

Zu diesem Buch

Seit etwa 25 Jahren bereichern die Methoden der Hypnosystemischen Therapie die Behandlungs- und Beratungsmöglichkeiten von Klienten höchst erfolgreich. In unterschiedlichen Ausprägungen werden hierbei Elemente der Systemischen Therapie mit der Hypnotherapie nach Milton Erickson und häufig auch Aufstellungsarbeit miteinander verbunden. Das Ziel des Herangehens in Therapie und Coaching: Menschen darin zu unterstützen, ihre Wahrnehmung bewusst so zu beeinflussen, dass ein positives Erleben erzeugt und damit Veränderung möglich wird. Stefan Hammel beschreibt in diesem – höchst überfälligen – Buch erstmals sowohl die grundsätzlichen Annahmen und Grundlagen als auch die hypnosystemische Praxis mit den verschiedensten therapeutischen Strategien und Interventionen.

Die Reihe »Leben Lernen« stellt auf wissenschaftlicher Grundlage Ansätze und Erfahrungen moderner Psychotherapien und Beratungsformen vor; sie wendet sich an die Fachleute aus den helfenden Berufen, an psychologisch Interessierte und an alle nach Lösung ihrer Probleme Suchenden.

Alle Bücher aus der Reihe ›Leben Lernen‹ finden Sie unter:
www.klett-cotta.de/lebenlernen

Stefan Hammel

Hypnosystemische Therapie

Das Handbuch für die Praxis

Klett-Cotta

Leben Lernen 331

MIX
Papier | Fördert
gute Waldnutzung
FSC® C083411

Klett-Cotta
www.klett-cotta.de

Cover: Jutta Herden, Stuttgart
unter Verwendung einer Abbildung von © Adobe Stock/davidpalau
Gesetzt von Eberl & Koesel Studio, Altusried-Krugzell
Gedruckt und gebunden von CPI Clausen & Bosse GmbH, Leck
ISBN 978-3-608-89198-0
E-Book ISBN 978-3-608-11870-4
PDF-E-Book ISBN 978-3-608-20554-1

Bibliografische Information der Deutschen Nationalbibliothek
Die Deutsche Nationalbibliothek verzeichnet diese Publikation in der Deutschen Nationalbibliografie; detaillierte bibliografische Daten sind im Internet über http://dnb.d-nb.de abrufbar.

Inhalt

Vorwort 9

Praktische Hinweise 11

TEIL 1 **Grundlagen** 13

1 Was ist Hypnosystemische Therapie? 19

2 Grundannahmen 25

2.1 Annahmen und Haltungen aus der Hypnotherapie 30

2.1.1 Wirkfaktoren von Therapie 37

2.1.2 Der Kreislauf von Erinnerung und Erwartung 43

2.1.3 Trennen, Verbinden und Verwandeln 47

2.1.4 Vom Folgen und Führen 50

2.2 Annahmen und Haltungen aus der Systemischen Therapie 55

2.2.1 Nutze alles! – Utilisation 55

2.2.2 Das Beständige und der Wandel – Zirkularität und Musterunterbrechung 62

2.2.3 Über Ressourcen, Kontexte, Beziehungen, Zukünfte, Ziele und Lösungen 67

2.2.4 Gute Fragen stellen 72

2.3 Annahmen und Haltungen aus Psychodrama, Aufstellungs- und Teilearbeit 81

2.3.1 Drinnen und draußen 82

2.3.2 Ich als viele 87

2.3.3 Lösungsassoziierte Personen ins Spiel bringen 91

2.3.4 Die transgenerationale Perspektive 93

TEIL 2 **Was uns kränkt und was uns heilt** ... 99

3 Blick zurück und Blick nach vorn ... 101

3.1 Rolle und Identität ... 102
3.1.1 Der Platz in der Herde ... 104
3.1.2 Täter und Opfer ... 111
3.1.3 Krise ... 120
3.1.4 Neue Zugehörigkeiten ... 123
3.2 Verlassenheit und Trauma ... 129
3.2.1 Ursprünge ... 131
3.2.2 Auslöser ... 137
3.2.3 Wirkungen ... 139
3.2.4 Auflösung ... 142
3.3 Ambivalenz und Konflikt ... 145
3.3.1 Probleme als Ambivalenzen ... 147
3.3.2 Die Ambivalenz von Schmerz und Betäubung ... 150
3.3.3 Konflikte, Doppelbindungen und Gegen-Doppelbindungen ... 160
3.3.4 Entscheidung – oder doch nicht? ... 165

TEIL 3 **Therapieablauf** ... 167

4 Vorgespräch ... 171

5 Begrüßung ... 173

6 Zielklärung ... 174

7 Anamnese ... 179

7.1 Anamnese mit systemischen Fragen ... 180
7.1.1 Fragen des Therapeuten an sich selbst ... 181
7.1.2 Problemanamnese ... 183
7.1.3 Anamnese zugeschriebener Probleme ... 184
7.1.4 Ressourcenanamnese ... 186
7.2 Anamnese mit Körpersignalen ... 187
7.2.1 Nutzung von Körpersignalen zur Navigation in der Problemanamnese ... 187

7.2.2 Nutzung von Körpersignalen zur Navigation in der Ressourcenanamnese ... 189
7.2.3 Verbindung von Lösungsphysiologie mit Problemerinnerungen ... 190
7.2.4 Anamnese mit ideomotorischen Signalen ... 193
7.3 Anamnese mit Lebensmöglichkeiten ... 196
7.3.1 Anamnese auf der Grundlage verbaler Rückmeldungen ... 196
7.3.2 Anamnese auf der Grundlage nonverbaler Rückmeldungen ... 198
7.3.3 Transgenerationale Anamnese ... 201
7.3.4 Additive Anamnese ... 209

8 Formen therapeutischer Intervention ... 212
8.1 Therapeutische Metaphern ... 212
8.1.1 Ordnung ... 213
8.1.2 Regulierung ... 216
8.1.3 Gleichgewicht ... 218
8.1.4 Transfer ... 220
8.2 Therapeutische Geschichten ... 222
8.2.1 Veränderte Interpunktion ... 226
8.2.2 Geteilte Lebenserfahrung ... 228
8.2.3 Vorbilder ... 229
8.2.4 Märchen, Fabeln, Fantasiegeschichten ... 232
8.3 Therapeutische Landkarten und Landschaften ... 233
8.3.1 Die Insel der Liebe ... 234
8.3.2 Inselkarten selbst erstellen ... 236
8.3.3 Das Bergdorf ... 240
8.3.4 Idiomatische Landschaften ... 243
8.4 Therapeutische Räume ... 249
8.4.1 Linienmodelle ... 249
8.4.2 Raumflächenmodelle ... 254
8.4.3 Kreismodelle ... 259
8.4.4 Dreidimensionale Raummodelle ... 261
8.5 Therapeutisches Modellieren ... 263
8.5.1 Subtraktion von Symptomen ... 264

8.5.2 Unsichtbare Freunde ... 265
8.5.3 Subtraktion, Addition und Transformation realer und möglicher Personen ... 267
8.5.4 Draußensofa und Drinnensofa ... 270
8.6 Therapeutische Grüße ... 271
8.6.1 Dissoziative Grüße ... 274
8.6.2 Assoziative Grüße ... 274
8.6.3 Transformative Grüße ... 275
8.6.4 Gemischte Grüße ... 277
8.7 Therapeutische Rituale ... 277
8.7.1 Technische Rituale ... 278
8.7.2 Fürsorgerituale ... 279
8.7.3 Rituale von Abschied und Neubeginn ... 281
8.7.4 Heilrituale ... 283

9 Abschluss und Folgestunde ... 289
9.1 Zweifel ausräumen und Zuversicht aufbauen ... 289
9.2 Terminvereinbarung ... 294
9.3 Eröffnung der Folgestunde ... 297
9.4 Rückmeldung zur Entwicklung seit der letzten Sitzung ... 297

10 Verzeichnisse ... 303
10.1 Ansprechpartner für Ausbildung und Therapie ... 303
10.2 Personen- und Sachverzeichnis ... 306
10.3 Verzeichnis der Einzelinterventionen ... 312
10.4 Literaturverzeichnis ... 316

Vorwort

»Die Grenzen meiner Sprache bedeuten die Grenzen meiner Welt«, sagt der Philosoph Ludwig Wittgenstein.[1] Sprache schafft Wirklichkeit. Eine begrenzende Sprache schafft Grenzen für die Wirklichkeit. Vorstellungsgrenzen sind Möglichkeitsgrenzen.

Die Grenzen meiner Welt bedeuten nicht die Grenzen des Möglichen in der Welt und auch nicht die Grenzen der Möglichkeiten meines Klienten. Und die Grenzen seiner Sprache, seiner Vorstellungkraft und Hoffnung sind auch nicht die Grenzen seiner Möglichkeiten, wenn es gelingen kann, mit meiner Sprache und Vorstellungskraft die Grenzen seiner Welt zu erweitern.

Kann es sein, dass im Klienten Möglichkeiten zu Lösung, Heilung und Entwicklung schlummern, die bisher nicht verwirklicht sind, weil er bestimmte physiologische Erfahrungen, bestimmte Worte und Bilder, noch nicht entdeckt hat? Und wenn dem so ist, wie kann ich dazu beitragen, dass er dieses Potential entdeckt? Kann man sein Inneres so stimulieren, dass es Möglichkeiten der Lösung, Heilung und Entwicklung zur Verfügung stellt, die sein und mein Bewusstes noch nicht gefunden hatten?

Wie können wir die Sprachgrenzen, Vorstellungsgrenzen, Möglichkeitsgrenzen erweitern, für eine Therapie, die noch sicherer, schonender und nachhaltiger wirkt, oder auch schneller, um mehr Menschen zu helfen und Leidenszeiten zu verkürzen?

Wenn ich in den Jahren meiner therapeutischen Tätigkeit eine innere Stimme gehört habe, die sagt: »Das geht nicht«, dann habe ich es mir zur Gewohnheit gemacht zu fragen: »Ist das sicher? Wie ginge es, wenn es ginge? Wie geht es, wenn es geht?« Ich wähle probeweise

1 Wittgenstein 1998.

die Hypothese: »Es geht, ich weiß nur noch nicht wie«. Die Lösung, die ich nicht kenne, stelle ich mir vor wie einen Schatz, der in der Erde liegt und den ich finden kann, wenn ich darauf beharre, dass es sich lohnt, ihn zu suchen.

Womöglich ist unsere Wirklichkeit das, was wir erinnern und erwarten.

Vielleicht ist dann alles im Fluss?

Erlauben Sie, dass ich Ihnen, bevor wir richtig beginnen, eine Geschichte erzähle …

In einer Hütte am Fluss in den felsigen Bergen lebte einmal ein Goldwäscher. Jeden Morgen stand er auf, wusch sich, aß eine Scheibe Brot, zog seine Arbeitskleidung an und ging mit seinem großen Sieb zum Fluss. Viele Jahre lebte er schon hier und hatte schon so manche Tonne Sand gesiebt. An manchen Tagen fand er etwas Gold, doch selten war es mehr als er brauchte, um sich das Nötigste an Essen, Kleidung und an Werkzeug für seinen täglichen Bedarf zu kaufen. Lange hatte er davon geträumt, auf eine große Menge Gold zu stoßen. Doch dieser Traum, das ahnte er jetzt, würde sich wohl nie erfüllen. Denn meistens, wenn er in sein Sieb schaute, war darin nichts zu finden als nur die kleinen Kiesel, die in der Sonne glitzerten. Eines Tages kam ein alter Schulfreund zu Besuch. Er war Juwelier in einer größeren Stadt und hatte es zu einem ansehnlichen Vermögen gebracht. Er interessierte sich, einmal zu sehen, wie dieser Goldwäscher lebte. »Zeig mir doch bitte einmal, wie du Gold wäschst«, bat er den alten Freund. Zögernd stand dieser auf, nahm sein Sieb von der Wand und ging mit seinem Gast zum Fluss. Er tauchte das Sieb in den Fluss, schüttelte es und ließ das Wasser herauslaufen. »Siehst du, wieder nichts«, seufzte er und blickte auf zu seinem Freund. »Das ist ja unglaublich«, sagte der und wurde blass. »Lauter Diamanten!«[2]

Kaiserslautern, im November 2021

2 Hammel 2006, 94.

Praktische Hinweise

Nach bestem Wissen wurden die Quellen derjenigen Intervention angegeben, die ich von Kolleginnen und Kollegen übernommen habe. Wo keine Quelle angegeben ist, wurde das betreffende Vorgehen von mir entwickelt oder so weiterentwickelt, dass es sich von bereits bekannten Methoden deutlich abhebt. Bei Interventionen, die in Fachkreisen als bekannt vorausgesetzt werden, wurde i. d. R. auf Quellenangaben verzichtet. Bei der großen Zahl der vorgestellten Methoden sind vereinzelt fehlende oder falsche Angaben möglich. Sollten Quellen nicht oder falsch angegeben sein, bitte ich um einen Hinweis, um in künftigen Auflagen auf die Urheber hinzuweisen.

Alle Methoden wurden auch im Format der Therapie per Videogespräch erprobt. Wo Anpassungen des Vorgehens für die Anwendung im Videoformat nötig sind, werden diese an den entsprechenden Stellen im Text erklärt.

TEIL 1
Grundlagen

Zwei Annahmen liegen aller Therapie zu Grunde:

1. Alle Menschen sind gleich.
2. Alle Menschen sind verschieden.

Weil alle Menschen gleich sind, können wir kommunizieren.
Weil alle Menschen verschieden sind, müssen wir kommunizieren.

Um einander zu verstehen, müssen wir annehmen, dass der andere mit seinen Worten und seiner Körpersprache dasselbe meint, was andere und auch wir selbst meinten, wenn wir uns so ausdrückten.

Und um einander zu verstehen, dürfen wir auf keinen Fall annehmen, dass der andere mit seinen Worten und seiner Körpersprache dasselbe meint, was andere und auch wir selbst damit meinen würden. Denn eines ist gewiss: Er meint etwas anderes.[3]

»Wenn ich Ihnen eines sagen dürfte, was Ihnen viele Umwege im Leben ersparen kann, dann wäre es das: Jeder Mensch auf dieser Welt meint mit jedem Wort, was er sagt, etwas anderes.« Eine Krankenschwester und frühere Schülerin Milton Ericksons erzählte mir vor Jahren, dass der Meister ihr das mit auf den Weg gegeben habe.

---

3 »Alles ist eins, und alles ist verschieden«. Pascal 2007, 76. Das philosophisch-theologische Konzept des unteilbaren All-einen (hen kai pan) erfordert die paradoxe Gegenüberstellung des Unterschiedlichen. Das Axiom der gleichzeitigen Einheit und Vielheit gilt auch für das hypnosystemische Verständnis von Identität. Jedes verwirklichte Ich birgt viele mögliche.

»Die Sprache ist die Quelle der Missverständnisse«, sagt der kleine Prinz.[4] Wenn wir eine gemeinsame Basis für unsere Kommunikation suchen, bietet das Achten auf die Physiologie mehr Orientierung als das Achten auf Worte. Die sichtbare und hörbare Körpersprache ist viel urtümlicher. Manches davon hat für die Kommunikation unter Menschen (und zum Teil mit Tieren) universale Geltung. Raum für Missverständnisse gibt es dennoch, denn unterschiedliche kulturelle Prägungen wirken auch hier.

Ein Kreislauf der Missverständnisse entsteht, wenn wir auf Annahme 1 zurückgreifen, wo Annahme 2 sich besser bewährt. Oft ist es besser, »du« und »ich« statt »wir« zu sagen. Ein Kreislauf von Entfremdung und Erniedrigung entsteht, wenn wir Grundsatz 2 anwenden, wo sich Grundsatz 1 besser bewähren würde.

Unterscheidungen von »wir« und »die anderen« trennen Männer von Frauen, Ureinwohner von Kolonisatoren, Erlöste von Ungläubigen, Erwachsene von Kindern, Wächter von Gefangenen und Behandler von Patienten auf eine Weise, die von stetiger Abwertung und Selbstabwertung begleitet ist. Es sind dieselben Unterscheidungen, die auch Mensch und Tier, Kultur und Natur trennen. Die Linien, an denen wir die Unterscheidung zwischen »wir« und »die anderen« vornehmen, sind überwiegend dieselben, mit denen wir zwischen »gut« und »böse«, »richtig« und »falsch«, »klug« und »dumm«, gesund« und »krank« trennen.

Wenn wir in Ressourcen denken, in Chancen, in Werten, deren Gegenteil nicht Unwerte, sondern andere Werte sind, dann ist es heilsam, Wirklichkeit gemeinsam zu konstruieren und sich einig zu werden: »Wer bin ich? Wer bist du? Wer sind wir? Wie ist die Welt, in der wir uns bewegen?« Hier kann das Leben als Nicht-Nullsummenspiel[5] gelebt werden, also dem Modell »Freundschaft« oder »Kooperation« folgen, wie das Musikstück einer Band, das der Logik folgt: »Was gut ist für dich, ist auch gut für mich«. In solchen Kontexten ist das »Wir« heilsam. Wo verdeckte oder offene Nullsummen-

4 Das Originalzitat lautet: »Le langage est source de malentendus«, Saint-Exupéry 2001, 67.

5 Zu (Nicht-)Nullsummenspielen vgl. Watzlawick et al. 1969, 210; Watzlawick, 1991, 51 ff. und 59 ff.

spiele, also Modelle von »Wettbewerb« oder »Krieg« überwiegen, hat das »Wir« toxische Qualitäten, und es ist besser, von »du« und »ich« zu sprechen.

Im ersten Fall tut es gut, die Wirklichkeit gemeinschaftlich zu konstruieren, auch wenn sie davon weder universal wahr noch wirklich wird. Im zweiten Fall ist es günstig, zwischen verschiedenen Wirklichkeiten zu unterscheiden und nicht auf der Konstruktion eines gemeinsamen Bildes der Wirklichkeit zu bestehen.

Aus systemischer und hypnosystemischer Sicht wird Wirklichkeit ohnehin nicht analysiert, sondern konstruiert. So sagt Paul Watzlawick, dass »die Wirklichkeit das ist, was wir Wirklichkeit nennen«.[6] Was das für die Therapie bedeutet, erklärt er so:

> Wenn wirklich zutrifft, dass unsere Wirklichkeit immer eine konstruierte ist … handelt [es] sich … darum, die eine Wirklichkeitskonstruktion, die leidschaffend ist und nicht mehr tragfähig sich erweist, durch eine andere, tragfähigere zu ersetzen, und das ist heute meine Idee von Psychotherapie.[7]

Entsprechend formulieren Jochen Schweitzer und Arist von Schlippe: »Wirklichkeit besteht aus nichts anderem als Geschichten«,[8] und an anderer Stelle:

> Was wir als ›Wirklichkeit‹ bezeichnen, entsteht im Dialog, im Gespräch. Das, was wir für wirklich halten, haben wir in einem langen Prozess von Sozialisation und Versprachlichung als wirklich anzusehen gelernt. Systeme konstruieren gemeinsame Wirklichkeit*en* als Konsens darüber, wie die Dinge zu sehen sind. Die gemeinsame Sichtweise davon, was als »Wirklichkei*ten*« in einem System erlebt wird, ist sehr weitgehend bestim-

6 Watzlawick et al. 1969, 157.

7 Paul Watzlawick, in: Maurer 2021. Vgl. Muffler 2015, 21: »Hypnosystemische … Therapie [gibt] … Unterstützung dabei, die Konstruktion der *Wirk*lichkeit (als das, was im Menschen *wirkt*), zu verändern.«

8 Schlippe & Schweitzer 1996, 40. Vgl. Groß & Popper 2020, 76: »Unsere inneren Bilder erzeugen unsere Wirklichkeiten«.

> mend für Glück oder Unglück, Zufriedenheit oder Unzufriedenheit.[9]

Derselben Tradition folgend sieht Gunther Schmidt die Aufgabe von Therapie darin,

> so intensiv und systematisch als möglich Fokussierungshilfen anzubieten, um ... [bereits gespeicherte und verfügbare] Potentiale wieder zu suchen ..., zu finden und zu aktivieren und dann so nachhaltig als möglich in die gewünschten Lebenskontexte zu assoziieren.[10]

Die im Klienten bereits angelegten, aber für ihn zunächst nicht zugänglichen Potentiale wieder erreichbar zu machen, heißt, Wahlfreiheit zu ermöglichen. »Wahlfreiheit wieder zu erhöhen ist das zentrale Ziel aller hypnosystemischen Interventionen.«

Vermutlich unterscheidet schon Watzlawick – und mit Sicherheit Schmidt – nicht mehr streng zwischen einer Therapie des Körpers und der Psyche. Die Unterscheidung zwischen nicht-körperlichen psychischen und nicht-psychischen körperlichen Symptomen ergibt aus hypnotherapeutischer und systemischer Sicht auch wenig Sinn. Was als psychisch, körperlich, sozial, endogen oder exogen gedeutet wird, ist hypnosystemisch betrachtet eine Frage der Brille, die der Betrachter aufsetzt. Die Unterscheidungen sind eher Hinweise auf die Modelle im Manual des Behandlers, als dass sie das tatsächliche Leben und Leiden des Klienten beschreiben.

So sind auch Diagnosebegriffe und Beschreibungen sogenannter Pathologien mehr als Hinweise auf die Modelle der Behandler zu betrachten, denn als Beschreibungen dessen, was der Klient erlebt. Es ist nicht so, dass es keinen Bezug zwischen beidem gäbe. Nur ist eine Landkarte nicht die dargestellte Landschaft,[11] ein Passfoto nicht

---

9 Schlippe & Schweitzer 1996, 89.
10 Schmidt 2005, 67ff.
11 »Die Landkarte ist nicht die Landschaft, die sie darstellt, aber eine korrekte Landkarte hat eine ähnliche Struktur wie die Landschaft, was ihre Nützlichkeit ausmacht«. Korzybski 1994, 58.

die gezeigte Person und das Bild einer Sache nicht die abgebildete Sache.[12] So ist ein »Krankheitsbild« auch nicht das, was in einem Klienten geschieht, sondern eine Konvention über das, was im Kopf des Therapeuten geschehen könnte, wenn er den Klienten sieht. Ebenso ist die Aussage, ob ein Leiden heilbar sei, keine Aussage über die Möglichkeiten des Klienten, sondern über die des Behandlers, genauer: über die Möglichkeiten, die dem Behandler *bekannt* sind. Entsprechend enthalten Prognosen keine Aussage über die Zukunft des Klienten, sondern über die Entwicklung bei einem Durchschnitt anderer Menschen, die unter bestimmten Gesichtspunkten als vergleichbar gelten.

Diagnosen und Prognosen können Orientierungen bieten, enthalten aber ein Risiko. Im Gehirn herrscht immer »Gegenwart«. Die Erwartungen eines Patienten über die ihm prognostizierte Zukunft werden daher in seinem Gehirn im Wesentlichen gleichbehandelt wie Erinnerungen, aktuelle Wahrnehmungen und Deutungen. Sie können bewirken, was sie behaupten. Nun kennt der Organismus auch keine Unterscheidung zwischen »körperlich« und »psychisch«.[13] Die Regulation der unwillkürlichen Körperaktionen und Körperreaktionen hängt also auch davon ab, wie der Patient seine Prognose hört, versteht und verarbeitet. Viele systemische und hypnosystemische Therapeuten vermeiden daher Diagnosebegriffe. Krankheitskonzepte können aber auch gewürdigt werden, etwa mit Blick auf die Funktionen, die sie im System erfüllen:

> ›Krankheit‹ wird … nicht als ›wirklich wahres‹ Phänomen angesehen, sondern ebenfalls als Konstrukt, wenn auch ein oft sehr bedeutsames. Dabei kann gerade das Konstrukt ›Krankheit‹ ein eminent wichtiges Organisationselement eines Systems

12 Das Problem der Verwechslung des Bildes der Sache mit der Sache selbst illustriert René Margrittes Bild »Ceci n'est pas une pipe« (Dies ist keine Pfeife), vgl. www.publicdelivery.org/magritte-not-a-pipe. Wenn eine Sache in uns abgebildet sein muss, um wahrgenommen zu werden, wann sehen wir dann die Sache oder die Person selbst? Auf was oder wen reagieren wir?

13 Das Konstrukt einer Trennung von Körper und Psyche findet im Denken des Beobachters statt, es hat keine naturwissenschaftliche Grundlage, sondern resultiert aus dem platonischen Weltmodell.

werden, deshalb sollte aus dieser konstruktivistischen Sicht keineswegs zwangsläufig geschlossen werden, man solle in einer Therapie das Konstrukt ›Krankheit‹ zielgerichtet auflösen, um so die Menschen zu unterstützen, sich von dem Erleben zu befreien, ausgelieferte Opfer zu sein (wie dies heute noch häufig in der Systemischen Therapie praktiziert wird). Grundsätzlich gesehen, erscheint dies durchaus sehr wünschenswert. Beachtet werden sollte dabei aber, wie das, wofür ›Krankheit‹ in einem System in eventuell (unbewusst) gewünschter Weise wirkte, z. B. intensiverer Zusammenhalt im System, auf andere Weise erreicht werden kann. Sonst würde der Versuch, Krankheitskonzepte aufzulösen, vielleicht als Bedrohung erlebt werden und mit Abwehr beantwortet werden.[14]

Krankheitskonzepte können auch für die Gesundheit und das Wohlbefinden des Klienten genutzt (utilisiert) werden. Anknüpfend an Diagnosebegriffe wird das Modell der Erkrankung auf eine Weise veranschaulicht, dass darin implizierte Lösungen (z. B. gute Absichten des Organismus) Ideen generieren, wie durch die Therapie oder ein bestimmtes Verhalten des Klienten Leid (Handlungsbeschränkungen) vermindert und Wohlbefinden (erweiterte Handlungsmöglichkeiten) gefördert werden.[15]

14 Schmidt 2005, 54.
15 Narrative Neurahmungen für die meisten psychiatrischen Diagnosen finden sich in Hammel 2016a.

KAPITEL 1

Was ist Hypnosystemische Therapie?

Als Hypnosystemische Therapie werden Gesprächsformen bezeichnet, die Elemente von Systemischer Therapie, Erickson'scher Hypnotherapie und oft auch von Teilearbeit und Strukturaufstellungen[16] in einem wachen Dialog verbinden. Der Begriff »hypnosystemisch« wurde um 1980 von Gunther Schmidt eingeführt. Als Gründe für die Zusammenschau des Erickson'schen und des systemischen Ansatzes in *einem* Konzept führt Schmidt an:

> Beide gehen von der Idee aus, alle Lebensprozesse mit dem Blick auf eine mögliche Beschreibung von Mustern zu betrachten. Beide verstehen lebende Systeme als sich selbst organisierende, autopoietische Systeme …
> Beide … gehen vom fast identischen Verständnis aus, wie Veränderung geschehen kann (nämlich durch die Bildung von Unterschieden in bisher vorherrschenden Mustern).

Die Zusammenführung der Ansätze ergibt auch deshalb Sinn, weil ihre Entwicklung von Anfang an eng verflochten war. Schmidt verweist dabei darauf, dass »die wichtigsten Interventionen der systemischen Arbeit über lange Jahre fast alle aus der Erickson'schen Hypnotherapie entliehen wurden«.[17]

---

16 Schmidt nennt »Körpertherapiemethoden wie Psychodrama, Transaktionsanalyse und Gestalttherapie, aber auch Verhaltenstherapie« als Einflüsse. Schmidt 2005, 9. Jochen Peichl schreibt nachdenklich: »Irgendwie müssen wir die Hypnotherapie von Milton Erickson, das systemische Denken und die therapeutische Arbeit mit Anteilen unter einen Hut bekommen, ohne dass es zu sehr knirscht.« Peichl 2019, 9 f.

17 Schmidt 2004, 38 f.; Schmidt 2005, 7 f., 10.

Der systemische Ansatz wurde in Deutschland ab 1974 vom Münchner Familienkolleg (Gaby Moskau, Gerd Müller), vom Münchner Institut für Integrative Familientherapie (Carole Gammer, Martin Kirschenbaum), am Weinheimer Institut von Maria Bosch,[18] an der Mannheimer Hochschule für Sozialwesen (Elisabeth Nader) sowie prominent von der Heidelberger Gruppe um Helm Stierlin verbreitet.

Diese waren in engem Austausch mit Salvador Minuchin und der Mailänder Gruppe um Mara Selvini Palazzoli. Beide Gruppen standen in Kontakt mit der kalifornischen Palo-Alto-Gruppe mit Paul Watzlawick, Jay Haley, Virginia Satir und anderen, die wiederum in engem Austausch mit Milton Erickson und Gregory Bateson standen.

Paul Watzlawick, John Weakland und Richard Fisch gaben der Systemischen Therapie eine theoretische Fundierung, indem sie deren Praxis mit den Axiomen der Gruppentheorie (Evariste Galois), der Logischen Typenlehre (Alfred Whitehead und Bertrand Russell)[19] und der Systemtheorie (Niklas Luhmann u. a.) verbanden.

Gunther Schmidt, der zur Heidelberger Gruppe gehörte, lernte Milton Erickson in Arizona kennen und brachte, wie einige weitere Kollegen,[20] Impulse aus dessen Arbeit nach Deutschland.

In den USA entwickelte Virginia Satir familientherapeutische Konzepte und die Methode der Familienskulptur, die sie auch an deutsche Kollegen vermittelte.

In München lernte Bert Hellinger ihre Methode kennen, der sie in veränderter Form als »Familienstellen« bekannt machte. Später kam es zu einem Bruch zwischen Hellinger und der Mehrheit der systemisch arbeitenden Kollegen. Das Verhältnis zwischen Aufstellern und Systemtherapeuten hat sich später – mit Ausnahme von Hellinger, der gesondert betrachtet wurde – wieder entspannt, wovon der Buchtitel »Aufstellungsarbeit revisited … nach Hellinger?«[21] Zeug-

---

18 Satir 2018, 11 f., 48.

19 Watzlawick et al. 1974. Kommunikationswissenschaftliche Ansätze zur Fundierung von Psychotherapie finden sich bereits in Watzlawick et al. 1969.

20 Neben Gunther Schmidt haben Wilhelm Gerl, Alida Jost-Peter, Hans-Ulrich Schachtner, Bernd Schmid, Peter Nemetschek und Burkhard Peter Ericksons Arbeit aus eigener Anschauung kennengelernt.

21 Weber et al. 2005.

nis gibt. Im systemischen und hypnosystemischen Kontext vermitteln u.a. Gunthard Weber in Wiesloch sowie Insa Sparrer und Matthias Varga von Kibéd in München Techniken der Aufstellungsarbeit. Dabei sind sie regelmäßig im Austausch mit Schmidt und anderen hypnosystemisch arbeitenden Kolleginnen und Kollegen. Im Bereich der Teilearbeit stehen die hypnosystemisch orientierten Kollegen unter anderem mit Vertretern der Ego-State-Therapie wie Kai Fritzsche und Woltemade Hartman in enger Verbindung.

Was trägt die Hammel'sche Art der Therapie zu dieser Geschichte bei?

»Neu ist aus meiner Sicht … die Weiterentwicklung des Verräumlichens. Die Verräumlichung von Lebensmöglichkeiten und Optionen in der Anamnese und der Therapie. Der Abschied von den Teilen. Das Grüßen …«, schrieb ein Kollege, der das Manuskript las. »Du transformierst in der Hypnotherapie Vorhandenes achtungsvoll und würdigend in ganz außergewöhnlicher und bemerkenswerter Weise und addierst etwas Neues dazu.« Wissen wollte er, was meine Sicht dazu sei: »Wo ist der Kern von Stefan Hammel, was sind die originären und originellen Stefan-Hammel-Konzepte?«[22]

- Ein Beitrag ist, der Arbeit mit Hypnose eine erzählende und dialogische Form zu geben. Dazu gehört es, Anpassungen zu benennen, die benötigt werden, um Hypnose in wach erlebten Zuständen mindestens so wirksam einzusetzen wie in tiefer Trance.[23] (vgl. Abschnitt 2.1.1). Das betrifft die Entwicklung narrativer hypnosystemischer Arbeit als Therapieform, also dem kunstvollen Gebrauch von Metaphern und Beispielgeschichten sowie der Transformation belastender Lebensgeschichten des Klienten in stärkende Selbsterzählungen. Dazu gehört die erstmalige Darstellung der Wirkmechanismen und Gestaltungsmöglichkeiten von therapeutischem Erzählen in einem Gesamtkonzept.[24]

22 Klaus Haasis, E-Mail vom 23.7.2021.
23 Hammel 2009a, 20 ff.
24 Hammel 2009a.

- Des Weiteren ist die Entwicklung des Therapeutischen Modellierens[25] als einer neuen Therapieform zu nennen. Es handelt sich um eine radikal flexibilisierte und gleichzeitig regelbasierte Form der Interaktion mit personifizierten Lebensmöglichkeiten, die im Sinne Erickson'scher Therapie dissoziiert, assoziiert und narrativ transformiert werden, bis nach Möglichkeit ein symptomfreier Zustand erreicht wird (vgl. Abschnitte 2.3, 7.3 und 8.5).
- Eine grundlegend neu entwickelte Methode ist die Arbeit mit therapeutischen Grüßen (Abschnitt 8.6).[26] Es handelt sich um ein besonders effektives, schnelles und vielseitig einsetzbares Vorgehen mit dem Ziel, Veränderungen in den unwillkürlichen Reaktionen von Klienten zu stimulieren, eine Form von Ultrakurzhypnose auf der Basis Erickson'scher Kommunikationsformen.
- Ein weiterer Beitrag ist es, in den Hintergrund getretene Elemente Erickson'scher Hypnotherapie wie den Gebrauch von Anekdoten und anderen Erzählelementen, von therapeutischen Doppelbindungen, Mehrebenen-Kommunikation und vielfältigen Formen der Utilisation verstärkt ins Bewusstsein der therapeutischen Arbeit gerückt zu haben.
- Dazu kommt die Integration spiritueller Konzepte in die therapeutische Arbeit in einer Form, so dass die angebotenen Inhalte auch von Therapeuten und Klienten mit anderen oder unbestimmten Glaubenshaltungen übernommen werden können.
- Abschließend kann die Entwicklung und Beschreibung hunderter von wirksamen Einzelinterventionen erwähnt werden, sowohl für spezifische therapeutische Situationen als auch generalisierbar für beliebige unterschiedliche Anwendungen.

Als Beiträge zur Fachdiskussion können darüber hinaus genannt werden:

25 Hammel 2019a, Hammel et al. 2020, 74 ff.
26 Hammel 2017a.

- das erstmalige und bisher einzige Buch zu Utilisation als der zentralen Herangehensweise von Erickson'scher Therapie.[27]
- die erste umfassende Darstellung des zweiten zentralen Elements der Arbeit Milton Ericksons, der therapeutischen Mehrebenen-Kommunikation.[28]
- das hier vorliegende Buch als der erste größere zusammenhängende Entwurf einer Hypnosystemischen Therapie.

Ein Hinweis sei an dieser Stelle erlaubt: Hypnosystemische Therapie ist wohl nicht »eine bestimmte Methode«, sondern lässt sich als therapeutische Haltung beschreiben, aus der ein breites Methodenspektrum erwächst. Schmidt setzt als Konsens voraus,

> dass es ›die‹ systemische Therapie oder Beratung nicht gibt, sondern sich ihre Geschichte auszeichnet durch das vielfältige, gleichzeitige Blühen vieler Ausdifferenzierungen der Grundsätze.[29]

Gleiches gilt für die hypnosystemische Therapie: Die Ansätze der Therapeutinnen und Therapeuten dieser Tradition lassen sich nicht als einheitliches Konstrukt, und noch weniger als »Schule« beschreiben. Vielmehr handelt es sich um eine Vielfalt verwandter und miteinander in Dialog stehender Ansätze.[30]

---

27 Hammel 2011, vgl. Hammel 2012b.
28 Hammel 2014a.
29 Schmidt 2004, 16.
30 Wer genau »hypnosystemisch« arbeitet, lässt sich nicht scharf abgrenzen. Mit dem Begriff assoziieren sich neben Gunther Schmidts Ansatz und meinen Konzepten u. a. Modelle und Verfahren von Peter Allemann, Reinhold Bartl, Hiltrud Bierbaum-Luttermann, Wiltrud Brächter, Daniel Dietrich, Jean-Otto Domanski, Martina Gross, Philip Häublein, Peter Hain, Ina Hullmann, Roland Kachler, Andreas Kollar, Anne Lang, Werner Leeb, Dorothea Leichsenring, Ortwin Meiss, Manuela Mey, Cordula Meyer-Erben, Anne Müller, Elvira Muffler, Siegfried Mrochen, Andrea Niedrist, Jochen Peichl, Tilman Peschke, Peter Pfeifer, Vera Popper, Mechthild Reinhard, Claudia Reinicke, Sabine Rösler, Hanne Seemann, Karin Sautter-Ott, Susy Signer-Fischer, Vera Starker, Antonio de Stefano, Peter Stimpfle, Bernhard Trenkle, Martin Weckenmann, Ute Zander-Schreindorfer, Silvia Zanotta und Reinhold Zeyer (Aufzählung ohne Anspruch auf Vollständigkeit). Eine Zusammenschau verschiedener Modelle gibt www.hager-katharina.at/grundlagen.

So wird auch dieses Buch nicht *den* einen hypnosystemischen Ansatz beschreiben. Es stellt vielmehr ein Spektrum an Möglichkeiten hypnosystemischer Therapie vor und präsentiert eine Interpretation dessen, was hypnosystemische Arbeit ausmacht.

KAPITEL 2

Grundannahmen

Im Folgenden sollen einige Gedanken entfaltet werden, die als Grundlage für die weiteren Ausführungen dienen.

Körper und Psyche sind *ein* System. Alle körperlichen Erfahrungen sind durchdrungen von geistig-psychischen, und das heißt auch sozialen, biographischen und familienbiographischen Ein- und Auswirkungen. Die Frage, ob ein Leiden körperlich oder psychisch bedingt sei, ergibt unter dieser Betrachtung wenig oder keinen Sinn. Genauer gesagt, die Antwort auf diese Frage beschreibt keine Wirklichkeit im System, sondern verweist darauf, mit welcher Brille (der psychischen oder körperlichen) der Betrachter auf das Leiden dieses Menschen schaut.

Alles, was somatisch ist, ist auch psychisch, und alles, was psychisch ist, ist auch somatisch.[31] Schmidt spricht in diesem Zusammenhang von »Somatopsychik«.[32]

Wenn der Begriff »psychisch« im Wesentlichen den Bereich der Gedanken und Emotionen bezeichnet, was sind dann Gedanken? Und was sind Emotionen?

Denken ist simulierte Wahrnehmung in Abläufen und vollzieht sich in Geschichten. Die zugrunde liegenden Sinneswahrnehmungen sind in unterschiedlicher Art und Intensität vernetzt. Manche Menschen »sehen« z. B. Töne und Geschmäcker (Synästhesie). Wenn wir vom Denken sprechen, beziehen wir uns meist auf einen der folgen-

31 Zur Verflechtung von körperlichem und psychischem Erleben s. Hammel 2009a, 29; Hammel 2011, 50 ff.

32 Schmidt 2009.

den drei bis vier Vorgänge – oder auf eine Kombination davon, denn vermutlich spielen alle Varianten bei allen Menschen eine Rolle, in unterschiedlicher Priorisierung.

Im einem Fall geht es um eine simulierte *visuelle* Erfahrung, also innere Film- und Bildsequenzen. Man kann auch von Tagträumen sprechen und zwischen solchen unterscheiden, die sich auf die Vergangenheit (Erinnerung), auf die Gegenwart (Deutung aktueller Wahrnehmung), auf die Zukunft (Erwartung, oft als Hoffnung oder Befürchtung) oder auf komplett fiktive Inhalte beziehen.

Im anderen Fall geht es um eine simulierte *auditive* Wahrnehmung in Form von Selbstgesprächen. Manchmal erfahren wir uns überwiegend als Hörer gesprochener Inhalte (und erleben dabei ein zweites eigenes Ich oder eine andere Person als Sprecher), manchmal erfahren wir uns überwiegend als Sprecher (mit uns selbst oder einer imaginierten anderen Person als Adressat), manchmal in einem Dialog, indem wir abwechselnd Hörer und Sprecher sind.

Einige, bei denen der *kinästhetische* Zugang zu sich und zur Welt überwiegt, erleben, dass sich ihre Gedanken aus Körpergefühlen und Körperreaktionen heraus formieren, also aus dem physiologischen Erleben heraus zu ihrem Bewusstsein dringen.

Einzelne Menschen kennen auch Schriftbänder, die vor ihrem geistigen Auge vorbeilaufen (Ticker-Tape-Synästhesie), während sie innere Stimmen hören, so dass sie gewissermaßen »Gedanken lesen«, eine *verbal-visuelle* Variante des Denkens.

Manche werden den Begriff des Denkens rein verbal assoziieren – sie werden sich auf die zweite Variante konzentrieren und das Denken vom Träumen unterscheiden. Für mich ist Denken die Form des Träumens, die verbale Sprache mit einbezieht.

Und **Emotionen**? Wenn wir beobachten, was geschieht, während wir eine Emotion erleben und ausdrücken, finden wir vor allem Körperreaktionen. Dazu gehören unwillkürliche Muskelbewegungen, Erschlaffen und Erstarren der Muskulatur, Veränderungen des Atems, der Herzaktivität und damit auch der Durchblutung, zitternde, vibrierende oder pulsierende Bewegungen, unterschiedliche Körpergefühle, Veränderungen der Schleimhäute, die Aktivierung der Tränendrüsen und vieles andere mehr. Emotionen sind vernetzte

Körperreaktionen, die in ihrem Zusammenspiel nicht den jeweiligen Körperteilen zugeordnet, sondern als Reaktion auf ein äußeres, meist sozial bedingtes Geschehen erlebt werden.

Mit Emotionen reagieren wir auf Veränderungen unserer Sicherheit, Zugehörigkeit und Rolle in unserem sozialen System (»Herde«), auf erwartete bzw. eingetretene Verluste und Beschädigungen unserer Sicherheitszone (»Territorium«, »Heimat«, »Intimsphäre«).

Zu den Emotionen zähle ich Einsamkeit, Wut und Ärger, Angst und Scheu, Traurigkeit, Ekel, Widerwillen und Schauder oder Grauen, Rührung und Ergriffenheit, Scham und Schuldgefühl sowie Freude mit ihren unterschiedlichen Facetten. Als Verbindung von Emotionen und Wünschen können noch Gunst und Missgunst bzw. Neid genannt werden (jemandem Gutes oder Schlechtes gönnen bzw. Gutes missgönnen). Als Verbindung von Emotion und Erinnerung kommen noch Dankbarkeit und Groll, als Verbindung von Emotion und Erwartung Zuversicht und Verzagtheit in Frage.

Emotionen wie Angst oder Traurigkeit treten auch dann auf, wenn unser innerstes Territorium, der Körper, in seinem Überleben oder seiner Integrität bedroht ist. Ekel wiederum ist die Angst der Körperöffnungen. Menschen ekeln sich, wenn sie erleben oder befürchten, dass etwas (über Wunden oder natürliche Körperöffnungen) unerwünscht in ihren Körper eindringt oder wenn sie sich mit einer anderen Person identifizieren, die sich in einer solchen Situation befindet.

Gedanken und Emotionen werden körperlich erlebt, das heißt, wahrgenommen. Bei den Gedanken steht für die meisten Menschen, zumindest im bewusstseinsnahen Bereich, eine visuelle und auditive **Wahrnehmung** im Vordergrund, bei den Emotionen Körpergefühle und Körperreaktionen. In der Welt unserer Träume (einschließlich der aktuellen gedeuteten Wahrnehmung) sind Sehen, Hören, Fühlen und die anderen Sinnesleistungen *ein* Netzwerk. Gedanken und Emotionen sind also zwei Bereiche desselben Geschehens, mit Schwerpunktsetzung auf verschiedenen Sinneskanälen: Wenn wir denken, fühlen wir auch, und wenn wir fühlen, denken wir auch.

Die sinnliche Wahrnehmung bildet also – großenteils über die

Imagination als Netzwerk simulierter Sinneseindrücke – die Schnittstelle zwischen dem, was wir als körperlich ansehen und dem, was wir psychisch erleben.

Auch unser Immunsystem verfügt über Sinneskanäle, die wie unser Sehen, Hören und Riechen das Potential der Chancen und Gefahren im Bereich der eintreffenden Reize auslotet. Wie die anderen Sinne lernt, erwartet und erinnert es und erschafft hilfreiche oder irrtümliche Verbindungen von Reiz und Reaktion. Bei überlastenden sozialen oder territorialen Erfahrungen erzeugt es zuweilen Triggerreaktionen, die sich von traumatischen Reiz-Reaktions-Mustern nicht unterscheiden. Medizinisch lassen sich viele vom Immunsystem gesteuerte Auslösemuster als Autoimmunerkrankungen beschreiben. Es ist bezeichnend, dass sowohl bei der Behandlung von Phobien als auch bei Allergien von »systematischer Desensibilisierung« gesprochen wird. Allem Anschein nach ist nicht nur die Therapie, sondern auch die behandelte Störung essentiell dieselbe – nur handelt es sich einmal (bei den meisten diagnostizierten Phobien) um einen Fehlalarm im visuellen Wahrnehmungssystem, das andere Mal um einen entsprechenden Irrtum in der immunologischen Wahrnehmung.[33] Neben den bewussten Wahrnehmungs-

33 Hammel 2017a, 116 ff. Unterberger, Wilcke und Witt vermerken: »Eine Reihe von Studien belegen, dass Menschen mit erhöhtem Angstpotential auch verstärkt allergisch reagieren. Vgl. Balon 2006. Eine aktuelle Auswertung an 4181 Probanden zeigt, dass eine Desensibilisierungsbehandlung zumindest den Gemütszustand der Allergiker so beeinflusst, dass psychiatrische Angst- und Depressionsdiagnosen signifikant abnehmen. Vgl. Goodwin et al. 2012, Roy-Byrne et al. 2008. Sollte die aufwändige Behandlung ihre Wirkung über psychologische Zusammenhänge erzielen, wäre eine psychologische Intervention sicherlich direkter, einfacher, wirksamer und kostengünstiger.« Unterberger et al. 2014, 23. Die Autoren nennen Fallbeispiele, bei denen allergische Reaktionen erstmals unmittelbar in traumatischen oder konflikthaften Situationen entstanden sind und bis zu einer Therapie, die psychologische Faktoren berücksichtigte, bestanden. Vgl. ibid., 23 ff. Der Mediziner Salomon Sellam gibt zahlreiche medizinische Fallbeschreibungen, die darauf hinweisen, dass traumatische Erfahrungen (»psy-choc émotionel déstabilisant«) dauerhafte allergische Reaktionen auslösen können: »Dans la quasi-totalité des histoires d'allergie il existe un … episode [destabilisant à l'origine du déclenchement des symptomes] plus ou moins occulté aujourd'hui.« Das Allergen sei unmittelbar mit einer ausgeblendeten Gefahrensituation assoziiert, vor der es warne: »L'allergéne … est toujours accolé à une situation de danger précédement ressenti comme telle … L'allergéne n'est qu'un simple

kanälen gibt es also auch solche, die unbewusst bleiben, sich aber analog verhalten. Entsprechend sind, soweit ich sehe, alle therapeutischen Interventionen, die bei Phobien und traumatischen Triggern wirken, auch bei Allergien effektiv und umgekehrt.[34] Der Zusammenhang wird auch deutlich, wenn wir Allergiepatienten fragen: »Seit wann haben Sie das? Und was war damals noch?«

Jede Wahrnehmung bedarf der Deutung, und natürlich unterliegen wahrgenommene und gedeutete Inhalte Irrtümern im Sinne von Über-, Unter- und Fehlinterpretationen.[35] Zunehmend wird deutlich, dass unsere Sinne die Wirklichkeit weniger analysieren als konstruieren, weshalb womöglich »die Wirklichkeit das *ist*, was wir wirklich *nennen*«.[36] »Wirklichkeit« ist ein kulturell entwickeltes Konzept, ein Ergebnis gemeinschaftlich gedeuteter Wahrnehmungen und nicht ihre primäre Quelle. Wenn wir zu analysieren meinen, was wir (oder unsere Vorfahren und die Gemeinschaft, in der wir unsere Umwelt interpretieren) zuvor geschaffen haben, treten wir in Kreisläufe von sich selbst bestätigenden Annahmen ein. Gunther Schmidt schlägt in diesem Zusammenhang vor, nicht mehr von »Wahrnehmung«, sondern von »Wahrgebung« zu sprechen.[37] Unterschieden werden kann zwischen der Wirklichkeitskonstruktion einzelner – evtl. von anderen als paranoid angesehenen – Individuen und der »Konsensusrealität«[38] von gesellschaftlichen Mehrheiten oder von Überzeugungsgemeinschaften. Diese erzeugen auf unterschiedlichem Weg Plausibilität. Plausibilität entsteht z. B. durch normierte experimentelle Settings, durch religiöse Offenbarung, durch

---

avertisseur de l'imminence d'un danger dèjà connu, mais occulté.« Vgl. Sellam 2006, 37 ff.
Gunther Schmidt verweist auf die »somatopsychische« Qualität von Allergien. Vgl. Schmidt 2009.

34 Von einer Auflösung phobischer Strukturen durch »Flooding« wird abgeraten, weil die Methode gegenüber anderen wirksamen Möglichkeiten vergleichsweise leidvoll ist und potentiell retraumatisierend ist.

35 Nicht nur visuelle Irrtümer oder Ergänzungen des Ohrs beim Hören einer MP3 (datenreduzierte Datei), sondern auch immunologische Fehlleistungen bei Autoimmunerkrankungen lassen sich so kategorisieren.

36 Watzlawick et al. 1974, 157 u. ö.

37 Schmidt 2005, 181.

38 Schmidt 2004, 233, 238 ff. u. ö.

familiär oder staatlich legitimierte Autorität oder durch Vertrauen in die informativen Arrangements von medialen Blasen. Akzeptiert eine Gruppe oder ein Individuum die Voraussetzungen der anderen zur Herstellung ihrer Plausibilität nicht (was üblicherweise auf Gegenseitigkeit beruht), kann keine gemeinsame Wirklichkeit hergestellt werden – wie in der Therapie mit diagnostizierten »Wahn«-Patienten. Eine wirksame Arbeit ist oft dennoch möglich, wenn der Therapeut das Wirklichkeitskonstrukt seines Klienten akzeptiert und sich mit allen seinen Äußerungen innerhalb desselben bewegt.

2.1 Annahmen und Haltungen aus der Hypnotherapie

Hypnosystemische Therapie greift auf Konzepte aus der Hypnotherapie, insbesondere aus der Tradition Milton Ericksons, zurück. Anders als in der klassischen Hypnotherapie wird in der hypnosystemischen Arbeit in der Regel keine formelle Tranceinduktion angewandt und keine Tiefentrance induziert. Der Therapiestil ist weithin dialogisch, die Begegnung von Therapeutin und Klientin geschieht in partnerschaftlichem Verständnis, auf gleicher Augenhöhe.

Die Haltung Milton Ericksons war geprägt von Neugier, Liebe, Respekt und der Annahme von allem, was der Klient ihm entgegenbrachte. Diese Einstellung wie auch seine Sicht, dass alles, was der Klient braucht, bereits in ihm angelegt ist, hat – vermutlich weniger bei Erickson selbst als in der Entwicklung nach Erickson – zu einer Wende geführt: Der Klient steht dem Therapeuten gleichrangig gegenüber. Das heißt, dass der Therapeut vor dem Klienten nichts zu verbergen hat. Es gibt keine Techniken, von denen der Klient nichts wissen dürfte. Moralische oder pathologische Bewertungen haben in einem wertschätzenden, kompetenzorientierten Umgang keinen Platz. Das heißt auch, die Kompetenz des Klienten und die des Therapeuten erschaffen gemeinsam das Lösungserleben, nach dem der Klient sucht.

Milton Erickson war äußerst interventionsfreudig. Mit seinen therapeutischen Impulsen übernahm er regelmäßig die Führung. Auf andere Art aber folgte er seinen Patienten:

> Jeder Mensch ist ein Individuum. Die Psychotherapie sollte deshalb so definiert werden, dass sie der Einzigartigkeit der Bedürfnisse eines Individuums gerecht wird, statt den Menschen so zurechtzustutzen, dass er in das Prokrustesbett einer hypothetischen Theorie vom menschlichen Verhalten passt.[39]

Ericksons Redeweise bei Hypnosesitzungen war nicht die von formalen Hypnosen, auch nicht imperativisch, sondern konversational. Oft war den Beteiligten nicht klar, wann die eigentliche »Hypnose« beginnt, und ob das, was gerade ablief, schon oder noch als »Hypnose« zu bezeichnen war.

Die hypnosystemische Therapie greift diesen Gesprächsstil auf und führt ihn weiter, indem sie die Klienten zu wachen Imaginationsexperimenten einlädt. Sie verzichtet auf Trancerituale und stimuliert dissoziative Prozesse durch den Gebrauch von Stimme und Körpersprache, durch beiläufig eingestreute Signalwörter, eine bewusste Wahl geeigneter grammatischer Konstruktionen und durch gezielt gewählte Parabeln und Anekdoten. Wesentliche Grundkonzepte aus der Arbeit mit Hypnose behält sie bei. Dies möchte ich an einigen Grundbegriffen kurz erläutern.

Hypnose ist das absichtsvolle Herbeiführen von Trancephänomenen unter Nutzung von Rapport und Suggestion. Hypnotische Prozesse sind alltägliche Prozesse. Die Phänomene, die wir als typisch für Hypnose ansehen, treten auch beim Lesen eines spannenden Buches auf: Anästhesie (Schmerzfreiheit), Amnesie (Vergessen von Umgebungsgeräuschen), negative und positive Halluzination (Buchstaben nicht sehen, Wahrnehmen nicht-vorhandener Dinge), verändertes Zeiterleben, Katalepsie (Körperstarre), automatische Bewegungen (blätternde Hände) und anderes mehr.

---

39 Zeig 1982, vii; vgl. Zeig in www.behavior.net/forums/ericksonian/1997/msg199.html. In der griechischen Mythologie ist Prokrustes ein Gastgeber, der seine Gäste mit offenen Armen empfing. Abends legte er sie in ein Eisenbett, das auf seine eigenen Körpermaße abgestimmt war. Waren die Gäste zu groß dafür, hackte er ihnen die Glieder ab; waren sie zu klein, streckte er sie in die Länge. Hauptsache, sie passten in sein Bett.

Trance ist kein bestimmter Zustand, sondern »der Trancebegriff umfasst alle Erlebnisprozesse, bei denen unwillkürliches Erleben vorherrscht«.[40] Gemeint sind Zustände ausgeprägter Dissoziation (also Ausblendung oder Abspaltung), Assoziation (also Verknüpfung oder Identifikation) und Transformation (also allmählicher Veränderung, etwa in inneren Filmen) von Erlebnisinhalten.

Sogenannte Trancephänomene wie etwa die Unfähigkeit, ein Körperteil zu bewegen (Katalepsie)[41] oder eine Anästhesie[42] lassen sich ohne Tranceinduktion erreichen.

Nicht jede Trance ist entspannend, und nicht jede Trance ist wünschenswert. Auch Zustände akuter Traumatisierung, Panikattacken, Depression, Psychose und körperliche Krisen sind mit Trance verbunden, ohne dass es sich dabei um förderliche oder überwiegend angenehme Zustände handeln würde. Schmidt unterscheidet im therapeutischen Kontext Problemtrancen und Wunsch- oder Lösungstrancen.[43] Problemtrancen resultieren aus der Aufmerksamkeitsfokussierung auf belastende und möglichkeitseinengende Inhalte, Lösungstrancen aus der Fokussierung auf befreiende und möglichkeitserweiternde Inhalte, auf Chancen, Ressourcen und Kompetenzen.

Suggestion ist Aufmerksamkeitslenkung. Anders gesagt, ist Suggestion die bewusst oder unbewusst erzeugte Stimulation von Veränderung im Erleben eines anderen Menschen. Suggestion erreicht Veränderungen im Bereich von Wahrnehmungen und Deutungen, Wünschen und Abneigungen, Überzeugungen und Handlungsimpulsen.

Man kann nicht nichts suggerieren,[44] man kann lediglich der eige-

---

40 Schmidt 2004, 183.
41 Vgl. das Fallbeispiel Hammel 2009a, 76.
42 Hammel 2009a, 70 ff.
43 Schmidt 2004, 183 ff.; Vgl. Meiss 2016, 87 ff.; Muffler 2015, 15. Für anschauliche Beispiele zu Problemtrancen und deren »Dehypnose« bzw. Transformation in Lösungstrancen vgl. Bierbaum-Luttermann & Mrochen 2019, 14 ff. u. ö.
44 »Man kann nicht nicht kommunizieren« ist eines der zentralen Axiome Paul Watzlawicks. Watzlawick geht weiter, indem er die Auffassung kritisiert, dass »Manipulationen« erstens schlecht und zweitens vermeidbar seien: »Man kann sich schwer vorstellen, wie *irgendein* Verhalten in Gegenwart eines anderen ohne Wirkung auf das Wesen der Beziehung zwischen diesen

nen Suggestionen nicht gewahr sein. Suggestionen können verbal und nonverbal erfolgen. Auch, was wir erwartungsgemäß oder wider Erwarten unterlassen, hat suggestive Wirkung.

Jede Kommunikation ist unwillkürlich suggestiv. Das gilt zumindest, wenn wir annehmen, dass »jedes menschliche Erleben grundsätzlich als Ergebnis und Ausdruck von Aufmerksamkeitsfokussierung«[45] zu verstehen ist und diese Fokussierung im Wechselspiel der Kommunikation durch die Beiträge der Partner (oder Kontrahenten) gegenseitig gelenkt wird. Gunther Schmidt spricht hier von sehr starken Einladungen. Weil wir uns Dinge vorstellen müssen, um sie zu verstehen, sind manche dieser Einladungen (»Denk nicht an ›blau‹!«) allerdings so unwiderstehlich, dass das Konzept der gegenseitigen Lenkung (»Leading«) ebenfalls naheliegt.

Die Wirksamkeit von Suggestion (oder von Hypnotherapie) ist nicht speziell von der Tiefe der Trance oder einer bestimmten Art von Trance abhängig, sondern davon, dass ein Arrangement geschaffen wird, in dem der Klient den angebotenen Suggestionen innerlich zustimmt. Formale Tranceinduktionen sind nur eine von verschiedenen möglichen Weisen, um die Zustimmung des Klienten zur Wirksamkeit der Therapie zu fördern.[46] Placebos beispielsweise wirken auch ohne Trance oft ganz ausgezeichnet.

Beim Anregen von Trance wird lediglich der Bereich des Erlebens, in dem Einwände gegen das Therapieergebnis bestehen könnten, entkoppelt von dem Bereich, in dem sich das therapeutische Lernen abspielt. Um das gleiche Ergebnis im wachen Dialog zu erreichen, wird Relevanz und Plausibilität für die suggerierten Inhalte konstru-

---

beiden Menschen sein könnte und wie es sich daher vermeiden ließe, den anderen zu beeinflussen … Die Frage ist daher nicht, wie Beeinflussung und Manipulation vermieden, sondern wie sie ihrem Wesen nach verstanden und im besten Interesse des Patienten angewendet werden können.« Watzlawick et al. 1974, 13 f. Vgl. Muffler 2015, 15: »Suggestionen sind alltäglicher und unvermeidbarer Bestandteil der Kommunikation sowohl zwischen verschiedenen Personen als auch des inneren Dialogs eines Einzelnen.«

45 Schmidt 2005, 67.

46 Vgl. Schmidt 2004, 69: »Erickson betonte mir gegenüber, dass er in über 50 Jahren Berufspraxis immer konsequent hypnotherapeutisch gearbeitet habe, aber in maximal 25% seiner Arbeit direkte, ›offiziell‹ als solche definierte Tranceinduktionen genutzt habe. [Diese] … sind also nur ein Sonderfall einer flexiblen, kontextadäquaten Hypnotherapie.«

iert. Entsprechend werden die Relevanz und Plausibilität von Einwänden, die dem Therapieerfolg entgegenstehen, dekonstruiert. Benötigt wird dafür keine logische Plausibilität. Es genügt eine gefühlte, intuitive Plausibilität (zur Konstruktion von Plausibilität vgl. Wirkfaktoren 2 und 3 in Abschnitt 2.1.1).[47]

Die Betrachtung von **Aufmerksamkeitsfokussierungen** erlaubt eine differenziertere Beschreibung der beteiligten physiologischen Vorgänge als die Verwendung des Trancebegriffs.[48] Wir können mehrdimensionale Aufmerksamkeitslandschaften skizzieren, bei denen unterschiedlich stark mit dem Ich-Erleben assoziierte Erlebnisaspekte als Berge und davon dissoziierte Aspekte als Täler dargestellt sind. Wollen wir das transformative Element (also die Veränderung der Aufmerksamkeit über eine Zeitspanne hinweg) mitberücksichtigen, müssen wir gewissermaßen im Rahmen einer 3D-Animation zeigen, wie sich die Berge und Täler im Verlauf einer Therapiesequenz verformen und verschieben (zur Aufmerksamkeitsfokussierung durch Dissoziation und Assoziation s. a. Abschnitt 2.1.3.).

Von **Mustern** sprechen wir, wenn sich Aufmerksamkeitsfokussierungen von Einzelpersonen oder Teilen eines Systems wiederholen. Manche Muster lassen sich fast statisch wie Momentaufnahmen des Organismus beschreiben (Erlebnismuster, z. B. Triggerreaktionen), andere eher dynamisch als Aufeinanderfolge verschiedener Stadien eines Prozesses (Verhaltens- und Interaktionsmuster, Eskalationsspiralen). Bei der Beschreibung von Mustern können wir weitwinklig fokussieren, indem wir die systemische Interaktion aller unmittelbar Beteiligten, der Gesellschaft oder weiterer Umweltfaktoren mit in den Blick nehmen oder engwinklig, indem wir die internale Kommunikation in Tagträumen, Selbstgesprächen oder Körperreaktionen betrachten.[49]

---

47 Vgl. das Konzept der ansteckenden Gesundheit, Hammel 2006, 55, Hammel 2009a, 54 f.

48 Zur Erzeugung von Realität durch Aufmerksamkeitsfokussierung vgl. Domanski 2022, 34 ff.

49 »So werden … innere und äußere Bilder, kinästhetische, gustatorische und olfaktorische Eindrücke, Alters- und Größenerleben, Atemmuster, Körper-

Rapport ist die unwillkürliche gemeinsame Konstruktion von Wirklichkeit. Dazu gehören Übereinstimmungen in Körperverhalten, in der Sprechweise und Stimme, im verbalen Ausdruck, in der Deutung von aktuellen Situationen und gesprochenen Inhalten (inklusive Weltbild), in ästhetischen Präferenzen, Werthaltungen und vielem anderen. Zur Verdeutlichung der Bedeutung von Rapport kann die Metapher der »gemeinsamen Wellenlänge«, der Gadamer'sche Begriff der »Horizontverschmelzung« oder die Erfahrung eines »Wir-Gefühls« herangezogen werden.

Unter einem **Yes-Set** (»Ja-Serie«) verstehen wir eine Serie von Aussagen, auf die der Hörer erwartbar mit Zustimmung reagiert. Mit jeder solchen Aussage und jeder Zustimmung wächst die Wahrscheinlichkeit, dass die folgende Aussage ebenfalls bejaht wird – auch dann, wenn sie in einem anderen Zusammenhang vermutlich nicht angenommen werden würde.

Pacing (»Folgen«) bedeutet Anknüpfung an das Verhalten und Erleben des Gegenübers und steht für den Auf- und Ausbau von Rapport. Wir können den Atem, die Körperhaltung, die Sprechweise, das Vokabular, das Gedankengut und jede andere Lebensäußerung des Gegenübers pacen, indem wir uns seinem Verhalten angleichen. Pacing ist wesentlich, um den Klienten in seinem Ausgangserleben (seiner »Problemtrance«) abzuholen, um Vertrauen zu fördern und Einvernehmen herzustellen. Einem komplexen, mehrschichtigen Erleben beim Klienten kann mit einer analogen Kommunikation seitens des Therapeuten begegnet werden (Ambivalenzpacing[50]).

Leading (»Führen«) bedeutet das Gestalten oder Mitgestalten eines gemeinsamen Erlebens und steht für ein suggestives Verhalten. Leading ist wesentlich, um den Klienten seinem Zielerleben näher zu

koordination mit Verhalten, Bewertungen und Bedeutungsgebung synchron verbunden. Solche Verkoppelungen werden als ›Muster‹ bezeichnet. Erleben ist Ergebnis solcher selbst (auf willkürlicher und unwillkürlicher Ebene) zusammengefügter Muster.« Vgl. Schmidt 2005, 181.

50 Zum Pacing von Ambivalenzen vgl. Schmidt 2005, 85 ff.

bringen, man kann auch sagen, um eine Lösungstrance zu fördern. Leading ist, ebenso wie Pacing, verbal und nonverbal möglich. Die Begriffe »Pacing« und »Leading« wurden von den NLP-Gründern Richard Bandler und John Grinder eingeführt, um das zu beschreiben, was Milton Erickson »Establishing of a Yes-Set« (»Aufbau einer Serie von Ja-Antworten«) nannte.

Utilisation ist das Nutzen …

- von Elementen der Ausgangssituation zum Erreichen der Zielsituation,
- des schon Funktionierenden für das Noch-Nicht Funktionierende, sowie
- des Vertrauten und Unbestreitbaren zum Erreichen erwünschter Ergebnisse.

Utilisation ist gekennzeichnet von Wertschätzung all dessen, was der Klient und die therapeutische Situation uns entgegenbringen, mit der Bereitschaft, all das zu nutzen.

Utilisation ist also eine Werthaltung, Denkhaltung, Suchhaltung und Verhaltensorientierung.[51] Sie ist nicht auf eine bestimmte Technik, Interventionsform oder Handlungsstrategie festgelegt. (Weiterführende Gedanken zum Konzept der Utilisation in der Hypnosystemischen Therapie finden sich in Abschnitt 2.1.3.)

Die Aufgabe des Therapeuten sieht Milton Erickson entsprechend darin, »die vom Patienten gezeigten Verhaltensweisen zu akzeptieren und ihnen zu folgen, wie ungünstig diese in der klinischen Situation auch erscheinen mögen«. Dabei werden »die eigenen Einstellungen, Denk- und Verhaltensweisen [des Patienten und] … Aspekte der realen Situation … in verschiedenster Weise verwendet«.[52] »Schätze alles und nutze alles!«, lautet gewissermaßen der Wahlspruch der Utilisation, Dabei wird »schätzen« nicht immer »mögen«, aber doch immer »respektieren« bedeuten.

---

51 Zu Utilisation vgl. Hammel 2011; Hammel 2012b; Hammel 2016e und Short & Weinspach 2007, 239 ff.

52 Rossi 1995, Bd. 6, 344.

Mehrebenen-Kommunikation ist eine Form der Informationsaufnahme und Selbstmitteilung, die Lebensäußerungen der Gesprächspartner auf vielen Sinnes- und Sprachebenen synchron wahrnimmt und einordnet. Entsprechend werden die Angebote des Therapeuten (die Dekonstruktion von Problemerleben, Konstruktion von Lösungserleben und Transformation von Problem- in Lösungserleben) verbal und nonverbal auf vielen Kanälen synchron vermittelt. Das kann mit der Koordinationsleistung eines Autofahrers im Straßenverkehr oder eines Klavierspielers in einer Band verglichen werden, der viele Handlungen und Sinnesleistungen vernetzt, und in dichter Folge gleichzeitig intuitiv und bewusstseinsnah (der Reflektion zugänglich) Entscheidungen trifft, nach denen er handelt und reagiert.

Beim Erlernen von Mehrebenen-Kommunikation ist die Wahl der Worte mit ihren Wertungen und ihrem Konnotationsfeld von Interesse, die Syntax, der Gebrauch der Zeiten, von Indikativ, Konjunktiv, Imperativ und Frageform, der Einsatz von Affirmationen, Imperativen und Fragen, von Anekdoten und Parabeln, überhaupt der Dramaturgie gesprochener Worte. Sichtbar-nonverbal wird auf Mimik und Gestik geachtet, auf die Art der Bewegung, Veränderungen der Hautfärbung, des Atems und anderer unwillkürlicher Körperäußerungen, hörbar-nonverbal auf Stimme, Sprechweise und Sprachfluss, auf Räuspern und Körpergeräusche. Hinzu kommen Beobachtungen zur Bekleidung, Körperpflege, zu Höflichkeitsformen und sonstigen Gepflogenheiten.[53]

2.1.1 Wirkfaktoren von Therapie

Wann sind therapeutische Interventionen wirksam? Wann womöglich weniger?

Der Forscher Matthew Lieberman hat herausgefunden, dass Gehirne hauptsächlich auf dreierlei Weise in ihr emotionales Gleichgewicht zurückfinden:

---

53 Eingehend wird auf die Möglichkeiten der Mehrebenen-Kommunikation in Hammel 2014a eingegangen.

1. wir identifizieren, was wir fühlen (**Emotionen in Worte fassen**)
2. wir denken anders über die Situation (**Umdeutung**)
3. wir denken an etwas anderes ... (**Ablenkung**)

Ein anderer Forscher, James Coan, hat dem Puzzle der Möglichkeiten, wie das Gehirn wieder zur Ruhe findet, noch ein weiteres Teil hinzugefügt:

4. die tatsächliche oder vorgestellte Präsenz eines Menschen, von dem wir glauben, dass er uns mag (**Begleitung**).[54]

Therapeutische Interventionen, die diese Faktoren berücksichtigen, dürften dazu beitragen, emotionale Belastungen und damit assoziierte körperliche und soziale Symptome relativ schnell, sicher und nachhaltig zu reduzieren und ggf. aufzulösen.

Nach meiner Beobachtung gelten für die Wirksamkeit therapeutischer Interventionen folgende Prinzipien, die mit diesen Ergebnissen grundsätzlich in Einklang stehen:

1. Je wahrnehmbarer eine Intervention ist, desto effektiver ist sie.

Je sichtbarer, hörbarer, fühlbarer und sinnlich fassbarer die Therapie ist, desto stärker ist das Ergebnis später als Erinnerung verfügbar, aus der Erwartung und Erlebnisse generiert werden.[55] Therapeutisch wirksam sind:

- simulierte Wahrnehmung (Imagination),
- das Nutzen sichtbarer Gegenstände und räumlicher Arrangements,

---

54 Peyton 2019, 69 f. mit Verweis auf Lieberman et al. 2011 und Coan et al. 2006. Lieberman und sein Team konnten mit bildgebenden Verfahren (fMRT des Gehirns) die Wirksamkeit dieses Vorgehens belegen.

55 »Da alles Erleben ja Ergebnis von Aufmerksamkeitsfokussierung ist, können die gewünschten Ziele umso eher und wirksamer erreicht werden, je differenzierter in Details des Erlebens sie beschrieben werden. Denn dann sind sie fokussierbar und imaginierbar, und dies wieder macht sie erst realisierbar.« Schmidt 2005, 102.

- symbolische Handlungen,[56]
- körperlich erlebbare Veränderungen.

Das heißt auch:

- Je räumlicher die Therapie erlebt wird, desto wirksamer ist sie.
- Therapie braucht Erlebnis, Drama, Emotion. (Leiden wird im therapeutischen Prozess nicht unbedingt benötigt und kann diesem auch schaden.)
- Je konkreter die im Lösungskontext verwendeten Begriffe und Szenen sind, desto besser wird das Gehörte verarbeitet.
- Je abstrakter die im Problemkontext verwendeten Begriffe und Szenen sind, desto weniger bremst die Problemimagination das Auffinden von Lösungen.

2. Je relevanter und plausibler eine Intervention wirkt, desto effektiver ist sie.

Relevant ist, was zum Wertesystem des Klienten passt, was also von ihm als gut, nützlich, stärkend, möglichkeitserweiternd angesehen wird oder ersichtlich dem Schutz vor Gefahr, Leiden, Verlust und jeglicher Beeinträchtigung dient.

Plausibel ist, was vom Klienten als stimmig erlebt wird, was also keinen Widerspruch provoziert. Es gibt …

- logische Plausibilität: »Wissenschaftler haben herausgefunden, …«
- emotionale Plausibilität: »Man möchte draufhauen!«
- erfahrene Plausibilität: »Sie wirken erleichtert.« »Sie sehen diese Tür, nicht wahr?«
- narrative Plausibilität: »Wie alle Mistkäfer liebte er Mist.«
- intuitive Plausibilität: »Haben Sie acht! Ich habe ansteckende Gesundheit.«

---

56 Symbolisch i. e. S. sind Handlungen, die sinnbildlich etwas tun (z. B. zum Gedenken eine Kerze entzünden), metonymisch solche, die stellvertretend fürs Ganze einen Teil tun (pars pro toto: den Grundstein legen).

Worauf die Plausibilität von therapeutischen Interventionen beruht, ist nicht wichtig. Jede Art von gefühlter Plausibilität und Relevanz für das Leben der Klienten sorgt dafür, dass Suggestionen umgesetzt werden. Ob dabei Trance im Spiel ist, spielt eine eher geringe Rolle. Es genügt, die Inhalte so zu formulieren, dass – gleich, aus welchen Gründen – keine Nein-Reaktion vom Klienten zu erwarten ist.

3. Je weniger Einwände der Klient am Sitzungsende gegenüber der Therapie hat, desto stabiler ist das Ergebnis.
In eine Formel gefasst:

Das Plausibilitätsgefühl des Klienten für den Therapiefortschritt
minus
sein Plausibilitätsgefühl für Einwände/für den Fortbestand des Bisherigen
ist gleich
dem Wert für die Stabilität des Therapieergebnisses.

Bewusste oder unbewusste Einwände der Klienten gegen die Effektivität der Therapie sind *der* wirksamkeitsbegrenzende Faktor. Sie wirken als Gegensuggestionen, die einen Teil des Therapieergebnisses aufheben. Gelegentlich sind äußere Skeptiker machtvoller als innere. Wenn der Vater oder die Mutter eines Kindes, ein Arzt, eine Therapeutin oder eine andere Autoritätsperson andeutet oder ausspricht, die Therapie könne nicht wirken, hat das oft verheerende Auswirkungen.

Es lohnt sich, spätestens gegen Ende der Sitzung einige Zeit und Sorgfalt darauf zu verwenden, eine hohe gefühlte Plausibilität für die Nachhaltigkeit des Erreichten zu konstruieren und die Plausibilität für etwaige Einwände des Klienten und seiner Umgebung gegen die Gültigkeit und Haltbarkeit des Ergebnisses zu dekonstruieren. (Eine Intervention, die dieses Ziel verfolgt, ist »Die Erde dreht sich vorwärts« in Abschnitt 8.6, eine andere die Anekdote »Auf der mir zugewandten Seite« in 9.1.)

4. Je wirkungsvoller der Klient die erste Stunde erlebt und je zuversichtlicher er daher in die zweite Stunde geht, desto schneller verläuft die gesamte Therapie.
Ist die erste Therapiestunde aus Sicht des Klienten bemerkenswert ergebnisreich verlaufen, erwartet er für die zweite dasselbe und erlebt das dann in der Regel auch.

Das bedeutet, dass insbesondere zu Beginn der Therapie auf alles verzichtet werden sollte, was voraussichtlich eher wenig therapeutische Veränderung erzeugt und dass umgekehrt alles getan werden sollte, was voraussichtlich viel Veränderung generiert.

Das bedeutet auch: In der ersten Stunde den Klienten länger als unbedingt nötig über sein Problem reden zu lassen, eine längere Anamnesephase vorzuschalten, ihm therapeutische Konzepte zu erklären, ist ungünstig. Stattdessen kann diese Zeit genutzt werden, um ihn neue Sichtweisen erproben zu lassen, die einen hilfreichen Unterschied in seinem Leben machen.

Natürlich ist es unverzichtbar, dass der Klient sich wahrgenommen, willkommen und wertgeschätzt fühlt. Soweit dies aber ohne zusätzlichen Zeitaufwand erreicht wird, dient es der Effektivität der Therapie. Die Körperhaltung, Mimik und Gestik des Therapeuten, seine Stimme und Sprechweise, seine Wortwahl, Höflichkeitsformen, Hinweise auf die gute Absicht seines Vorgehens und Fragen, wie es dem Klienten damit gehe, tragen Wesentliches dazu bei.

5. Heilung entsteht durch Defokussieren und Refokussieren.
Anliegen von Klienten sind oft sehr anschaulich: Schulversagen, Streit mit dem Partner, zwanghaftes Grübeln. Zu konkreten Anliegen lassen sich konkrete Fragen stellen: »Seit wann ist das so? Was war damals noch?«, »Haben Sie Ähnliches wie die Belastung von damals schon früher erlebt, vielleicht als Kind?« und: »Haben Ihre Eltern und Großeltern Ähnliches gekannt?«

Indem der Klient auf solche Fragen antwortet, **defokussiert** er sein *aktuelles* Wiedererleben älterer Belastungsreaktionen und **refokussiert** *frühere* Auslöser, die oft besser als die aktuellen Ereignisse erklären, warum er jetzt so (und so stark) reagiert.

Mit der Einsicht, dass er sich vor den alten Belastungen zwar schützen darf, es aber nicht mehr braucht, **defokussiert** er die früheren Ereignisse und **refokussiert** die Ausgangssituation mit einem entspannten, neuen Blick. Bei mehreren Personen (z.B. Paaren) ist es hilfreich, allen Beteiligten eine solche Sicht anzubieten.

6. Heilung entsteht durch reguliertes Wiedererleben erstarrter Emotionen.
Wenn Menschen – insbesondere in der Kindheit – regelmäßig erleben, dass sie ihre Emotionen nicht äußern können, weil ihnen sonst erhebliche Sanktionen (z.B. verbale Erniedrigung, körperliche Gewalt) drohen oder weil sich niemand für ihr Ergehen interessiert (z.B. physische Abwesenheit oder Desinteresse von Bezugspersonen, Dissoziation durch Sucht, Depression oder Trauer), entwickeln sie oft Schwierigkeiten, Emotionen wahrzunehmen bzw. zu äußern. Klienten sprechen in diesem Kontext oft von Einsamkeit, Verlassenheit oder einer unergründlichen, tiefen Angst. Die Schwierigkeit, bestimmte oder alle Emotionen zu spüren und auszudrücken, geht oft mit einer reduzierten Körperwahrnehmung einher, teils auch mit Problemen in der optischen und akustischen Wahrnehmung. Das Phänomen der erstarrten, betäubten oder blockierten Emotionen spielt im Kontext traumatischer Belastungen (s. Abschnitt 3.2) eine besondere Rolle. Psychische Phänomene wie Depression, Manie, Sucht und Psychose lassen sich als Versuch des Organismus verstehen, einen übermächtigen Schmerz zu betäuben und so einen Umgang damit zu ermöglichen (s. Abschnitt 3.3.2). Ebenso lassen sich viele körperliche Symptome auf Zeiten emotionaler Überlastung zurückführen (vgl. die Übung »Autoanamnese« zu Beginn des 7. Kapitels). Umgekehrt ausgedrückt: Unter der Erfahrung existenzieller Bedrohung transformieren sich starke Emotionen, die dauerhaft nicht ausgedrückt werden, häufig in Körpersymptome.

Das Maß, in dem der Klient Emotionen, die er zeitweise nicht oder aber nur in Extremform erleben konnte, erfahren und ausdrücken kann, ohne davon überlastet zu werden, ist ausschlaggebend für die Wirksamkeit der Therapie. Es genügt, die eigenen Emotionen gemeinsam wahrzunehmen und sie in ihrem Kontext als adäquat anzuerkennen. Eine hohe emotionale Intensität wird für die Heilung nicht benötigt.[57]

2.1.2 Der Kreislauf von Erinnerung und Erwartung

Die Begriffe »Vergangenheit«, »Gegenwart« und »Zukunft« beziehen sich auf unsere Verortung in der physikalischen Zeit. Das Rätsel der Zeit, das die Philosophie seit Menschengedenken beschäftigt, entsteht aus der gedanklichen Vermischung von physikalischer Zeit und biologischem Zeiterleben. Für unseren Bedarf ist festzuhalten:

Biologisch verfasste Wesen leben immer »jetzt«. **Vergangenheit ist Erinnerung im Jetzt. Gegenwart ist gedeutete Wahrnehmung im Jetzt. Zukunft ist Erwartung im Jetzt, meist realisiert als Hoffnung oder Befürchtung. Alles, was im Jetzt geschieht, kann sich gegenseitig beeinflussen und füreinander genutzt werden.**

Dieses »Jetzt« bezeichnet die zeitliche Selbstverortung unseres wahrnehmenden Geistes, wie das »Hier« die räumliche bezeichnet, »Ist« (im Gegensatz zu »Wäre« bzw. »Sei«) die Verortung mit Blick auf die realisierten Möglichkeiten und »Ich« die Verortung mit Blick auf andere Personen bzw. Möglichkeiten, eine Person zu sein.

Erinnerung, Erwartung und Erlebnis sind simulierte Wahrnehmung – innere Filme im Kopf einschließlich der dazugehörigen Körpergefühle und Körperreaktionen.

Erwartungen werden aus Erinnerungen gemacht, gute Erwartungen (Hoffnungen) aus guten Erinnerungen, schlechte Erwartungen (Befürchtungen) aus schlechten Erinnerungen. Aus dem, was wir

57 »Eine noch nicht benannte emotionale Erfahrung ist weiterhin im Körper präsent … Und es ist möglich, bei der Erinnerung an einen Kindheitsschmerz immer noch Angst und Scham zu empfinden, auch wenn mittlerweile 70 Jahre vergangen sind. Wird die Emotion endlich erkannt und benannt, kann sich das Körpergehirn *[Nervensystem, Anm. d. Verf.]* langsam in die vom Schädelgehirn empfangene Botschaft hinein entspannen«, Peyton 2019, 75 f. Wichtig ist beides, belastende Erlebnisse gemeinsam in den Blick zu nehmen und zu würdigen *und* in der Arbeit aufkommenden emotionalen Schmerz zu regulieren – durch empathische Begleitung, Reframing, eine neue Dissoziation, gleichzeitige Betrachtung und Ablenkung bzw. die Bearbeitung »einen Schritt auf Abstand« vom Problem. Vgl. Hammel 2011, 144; Zeig 1995, 89.

erwarten, wird regelmäßiger als wir denken das, was wir bekommen, aus einer Erwartung wird ein Erlebnis.

Was bewirkt die Erwartung,

- dass wir auf Glatteis ausrutschen?
- dass das Placebo ein Medikament ist, das hilft?
- dass wir einen Blackout bei der Prüfung haben?
- dass der Chef uns ablehnt?
- dass Hypnose hilft?

So wird aus schlechter Erinnerung schlechte Erwartung, daraus ein schlechtes Erlebnis, daraus eine schlechte Erinnerung, und nach drei Runden nennen wir es Erfahrung und meinen, so viel Erfahrung könne nicht täuschen. Dasselbe gilt natürlich umgekehrt für gute Erinnerung, Erwartung, Erlebnisse und sogenannte Erfahrungen.

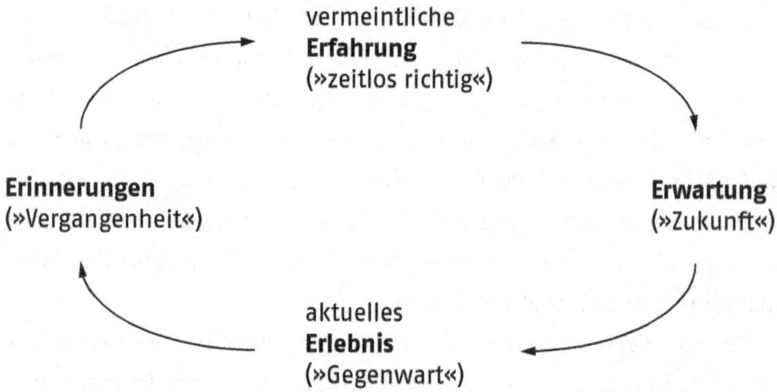

Unterbrochen wird der Kreislauf beispielsweise, indem wir fiktive Erinnerungen erstellen und dem Gehirn einen Gruß mit der Bitte schicken, uns dieses gute Erleben »gefühlt schon immer« erleben zu lassen. Aus Erinnerung wird Erwartung; was »gefühlt schon immer« ist, ist »gefühlt für immer«. Die Zukunft wiederum besteht aus Erwartung – ansonsten müsste man sagen: Die Zukunft gibt es nicht, denn wenn sie da ist, ist sie weg, und zwischen »gefühlter« und »realer« Erwartung zu unterscheiden, ist nicht nötig. Es ist das gleiche. Also führt die »gefühlte Erinnerung« zu einer »realen Erwartung«.

Jean-Otto Domanski beschreibt unter dem Begriff »Reality Loop« im Anschluss an Alexander Hartmann[58] denselben Kreislauf von Erwartung und Erinnerung, jedoch weniger am Verlauf der Zeit orientiert, sondern an physiologischen Erfahrungen und inneren Bildern, die als selbsterfüllende Prophezeiungen wirken. Während beim Yes-Set eine lineare Entwicklung vorausgesetzt wird, geht sein Modell von einer Zirkularität aus, von einer kreis- oder spiralförmigen Festigung der erlebten »Wirklichkeit«.

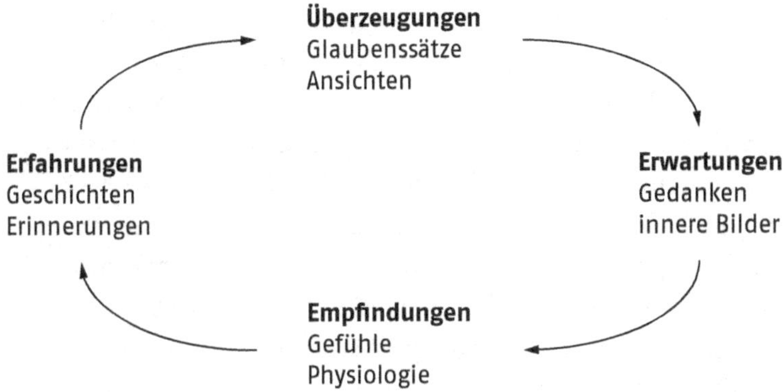

Domanski beschreibt den Kreislauf wie folgt:

> »Unsere Imagination, unsere inneren Bilder und **Erwartungen** rufen körperliche **Empfindungen** und Gefühle und eine bestimmte Physiologie hervor und beeinflussen so unsere Wahrnehmung. Wenn dies einige Male geschieht, nennen wir das eine **Erfahrung** und können Geschichten darüber erzählen. Aus diesen Erfahrungen speisen sich unsere **Überzeugungen** und Glaubenssätze, die wiederum unsere inneren Bilder und Wahrnehmungen beeinflussen. So erzeugen wir unsere Realität«.[59]

58 Vgl. Alexander Hartmann, Die Hypnose Revolution, www.alexanderhartmann.de/kostenlos.

59 Domanski 2022, 39, Hervorhebungen: Stefan Hammel.

An jedem Punkt kann man anfangen, eine andere Realität zu erzeugen. Man kann …

- andere innere Bilder und Filme imaginieren,
- eine andere Körperhaltung einnehmen,[60]
- andere Geschichten über sich selbst erzählen oder
- andere Überzeugungen und Glaubenssätze entwickeln.

Filterblase

Wer in Suchmaschinen, auf Einkaufsseiten und in sozialen Netzwerken wiederholt auf bestimmte Angebote zurückgreift, z. B. Informationen zu den gleichen Themen abfragt, dem werden vergleichbare Inhalte zur Verfügung gestellt, und anderes wird immer mehr von seiner Aufmerksamkeit ferngehalten. Die Informationen werden immer ähnlicher, immer einseitiger und möglicherweise auch immer radikaler. Das Phänomen der selbststabilisierenden Informationskreisläufe ist aber älter als das Internet. Es kennzeichnet die Festigung von Traditionen und Überzeugungen in Religionen, Ideologien, Nationalbewegungen. Es steht für Prozesse, die Rollen und Identitäten in einer Familie, in einem Dorf, an einem Arbeitsplatz und vermutlich schon in einem tierischen Rudel aufbauen und stabilisieren. Entsprechend gibt es eine stabilisierende Funktion in uns, die uns denken lässt, unsere Vergangenheit und Zukunft glichen sich, wir seien und blieben stets dieselben und die Welt bliebe es auch. Wenn etwas in unserem Leben gleichbleibt, dann nur, weil wir es durch die stetige Suggestion, unsere Zukunft sei unsere Vergangenheit, gleich erhalten …

Solche Kreisläufe zu kennen, kann helfen, nützliche Dinge zu ermöglichen, z. B. …

---

60 Vgl. die Beobachtung Gunther Schmidts: »Die Körperkoordination wirkt offenbar als starker Attraktor im Erlebnismuster, sie zieht sozusagen die anderen unwillkürlichen Musterelemente nach sich. Man kann ohne Abstrich sagen: ›So wie man geht, geht es einem …‹ Obwohl es zunächst nur ein So-tun-als-Ob darstellt, wenn man während eines Symptomerlebens die als zieldienlich erlebte Körperkoordination einnimmt, bewirkt dies nach relativ kurzer Zeit meist schon eine sehr zieldienliche Umschaltung«. Schmidt 2005, 115.

- eine schmerzarme oder schmerzfreie Operation ohne Betäubungsmittel,
- Sinn- und Werterleben trotz früher und anhaltender elterlicher Ablehnung,
- rasche Reduktion akuter Suizidtendenzen,
- Auflösung posttraumatischer Belastungen,
- neuen Lebensmut nach einem schweren Trauerfall,
- einen symptomarmen oder symptomfreien Suchtmittelentzug.

Vieles davon ist aus der Arbeit mit Hypnose bekannt. Allerdings wird hierfür keine bestimmte Qualität oder Tiefe von Trance benötigt, sondern eine therapeutische Dramaturgie, die Relevanz und Plausibilität …

- für das Problemerleben dekonstruiert und
- für das Lösungserleben konstruiert und stabilisiert.

2.1.3 Trennen, Verbinden und Verwandeln

Ein »Problem« ist eine Diskrepanz zwischen dem, wie es ist und wie es sein soll – in den Augen der Person, die das Problem als solches sieht. Kein Sachverhalt ist ein Problem an sich. Es ist der Betrachter, der feststellt: »Das ist nicht, wie es sein soll«. Ob wir gewisse Umstände als »Problem« ansehen, hängt davon ab, ob wir sie mit einem Problemblick betrachten. Unbenommen ist, dass es uns aufgrund gewisser Werteentscheidungen manchmal leichtfällt, einen Kontext als Problem zu betrachten und schwerfällt, eine Ressource oder Lösung darin zu sehen.

»Ressource« ist alles, was zu einer Lösung beitragen kann. Ressource oder Lösung zu sein, ist keine vorgegebene Qualität einer Sache. Ressource wird etwas durch die Bewertung des Betrachters, der darin etwas Nützliches erkennt: »Das ist, wie es sein soll.« Statt von »Lösungen« können wir auch von einem Lösungserleben sprechen. Damit wird deutlich, dass es, um eine befreiende Erfahrung zu machen, oft effektiver ist, Sichtweisen zu verändern als äußere Gegebenheiten.

Ein Grundsatz lautet: **Der Therapeut verhält sich so, dass sich Probleme trennen, Lösungen verbinden und Probleme in Lösungen verwandeln.**[61]

»Probleme trennen« heißt: Problemassoziierte Inhalte werden unterschieden (dissoziiert, fragmentiert), bis sie weder als Belastung erfahren werden noch Belastungserleben indirekt fördern, und zwar …

- in sich (Integrität),
- voneinander (Verschiedenheit),
- vom Ich-Erleben (Identität),
- vom Ist-Erleben (Realität),
- vom Jetzt (Gegenwart),
- von der Dauer (Verlässlichkeit),
- vom Hier (aktueller Ort),
- und von Lösungsaspekten (Ressourcen, Kompetenzen).

Sehr wirkungsvoll können Probleme voneinander, von etwas oder vom Ich-Erleben getrennt werden, indem sie mit etwas anderem verbunden werden – mit dem Gegenteil der Größe, von der sie getrennt werden sollen.

Will der Therapeut ein Problem vom »Ich« des Klienten trennen, kann er es mit dem »Er«, »Sie« oder »Es« seines Körpers, seiner Psyche oder einer anderen Instanz in der dritten Person verbinden. Erklärt der Klient: »Ich leide«, wird der Therapeut, statt mit »Sie leiden« darauf einzugehen, eher sagen: »Ihr Körper leidet« oder »Ihre Seele leidet«.

Will er ein Problem vom Wirklichkeitserleben des Klienten trennen, wird er problem-assoziierte Sätze mit Konjunktivformen wie »wäre« verbinden, also, statt zuzustimmen: »Es ist schlimm, wie es ist«, eher sagen: »Es wäre schlimm, wenn es so bliebe«.

Um das Problem vom Gegenwartserleben des Klienten zu trennen, kann der Therapeut eine Formulierung in der Vergangenheit wählen. Teilt ein Klient mit: »Ich habe oft Migräne«, kann der Therapeut den Satz leicht verändert spiegeln: »Bisher haben Sie oft Mig-

61 Hammel 2019, 26 f.; Domanski 2022, 48 ff.

räne.« Nimmt der Therapeut beim Klienten schon einige Zuversicht wahr, kann er sich mutiger ausdrücken: »Bisher *haben* Sie oft Migräne *gehabt*« oder nochmals mutiger: »Bisher *hatten* Sie oft Migräne« oder gar: »Bisher *hatten* Sie oft Migräne *gehabt*«. Er wählt die weitestgehende Formulierung, von der er annimmt, dass sie keinen Protest (also keine innere Anti-Suggestion) auslöst.

»Lösungen verbinden« bedeutet: Inhalte, die mit Ressourcen-, Kompetenz- und Lösungserleben in Verbindung stehen, werden unter den gleichen Gesichtspunkten in sich und miteinander verknüpft (assoziiert, identifiziert), bis sie immer mehr als wohltuend und förderlich erlebt werden.

Wiederum können Lösungen wirkungsvoll miteinander, mit dem Ich-Erleben des Klienten oder mit etwas anderem verbunden werden, indem sie von dissoziativen Formulierungen des Klienten (oder des Therapeuten) getrennt werden.

Sagt der Klient: »Es wäre schön, wenn es so bliebe«, kann der Therapeut vorschlagen: »Ist es für Sie auch in Ordnung, zu sagen: ›Es ist schön, wenn es so bleibt?‹«

Setzt sich ein Klient bei der Arbeitsweise des Therapeutischen Modellierens auf einen Platz, auf dem er sich als die Person beschrieben hat, der es gut geht, kann es sein, dass der Klient mitteilt: »*Der*, der hier sitzt, fühlt sich gut, irgendwie leicht und frei.« Der Therapeut kann erwidern: »*Sie* hier fühlen sich gut, ganz leicht und frei, ja? Woran merken Sie das?« Meist antwortet der Klient in der ersten Person: »Ich atme freier, ich habe einen klaren Kopf, ich fühle mich klar …« Damit ist das beschriebene Erleben als ein Ich-Erleben mit ihm identifiziert und weitgehend stabilisiert.

»Probleme in Lösungen verwandeln« bedeutet, ein Problemerleben in kleinen Schritten oder stufenlosen Übergängen in Lösungserleben zu transformieren.

Dies ist auf verschiedene Weisen möglich:

- Körpergefühle werden in verwandte, weniger unangenehme Gefühle umgewandelt, etwa Schmerz in ein leichtes Jucken, ein

Hitze- oder Kältegefühl, oder sie werden imaginativ an andere Orte des Körpers verschoben.

- Körperreaktionen werden in Emotionen verwandelt, z. B. Hautreaktionen in Ärger.
- Emotional belastende Erinnerungen oder Erwartungen werden mit Geschichten verbunden, deren Protagonisten erst belastet, dann zunehmend befreit sind.
- Belastende »Glaubenssätze« werden wiederholt und klanglich variiert (z. B. gesungen statt geschrien), bis eine Bedeutungsverschiebung erlebt wird.[62]

Die häufigste Anwendung von Transformationsverfahren ist das Gestalten visueller Imaginationen, in denen ein Ausgangsbild allmählich in ein Zielbild verwandelt wird.

2.1.4 Vom Folgen und Führen

Im Bereich der Hypnotherapie wird oft von Pacing und Leading geredet, also von der Notwendigkeit, dass der Therapeut dem Klienten in seinem Ausgangserleben – das heißt meist, in seinem Problemerleben –, folgt und dann die Führung übernimmt. Die Frage, inwieweit ein Therapeut seinen Klienten »führen« darf oder ob er ihm nicht vielmehr »folgen« müsste, wird kontrovers diskutiert. Fest steht, dass der Klient ein Erleben ins Gespräch einbringt, das er als Problem erlebt und zu dem er sich eine Veränderung im Sinne einer Verbesserung oder Lösung wünscht. Allein hat er diesen Weg nicht gefunden, prinzipiell hält er einen Weg in ein besseres Leben aber für vorstellbar. Deshalb hat er einen Therapeuten um Unterstützung gebeten. Wollte der Therapeut dem Klienten nur folgen, ohne etwas Neues einzubringen, was für jenen einen wertvollen Unterschied machte, könnte sich der Klient die Therapie sparen. Würde er ihn aber führen, wie in der Anekdote vom Pfadfinder, der eine alte Frau über die Straße bringt, egal, ob sie da hinüber will oder nicht, wäre auch nichts gewonnen.

62 Vgl. Schweitzer & Schlippe 2007, 83; Hammel 2009a, 179.

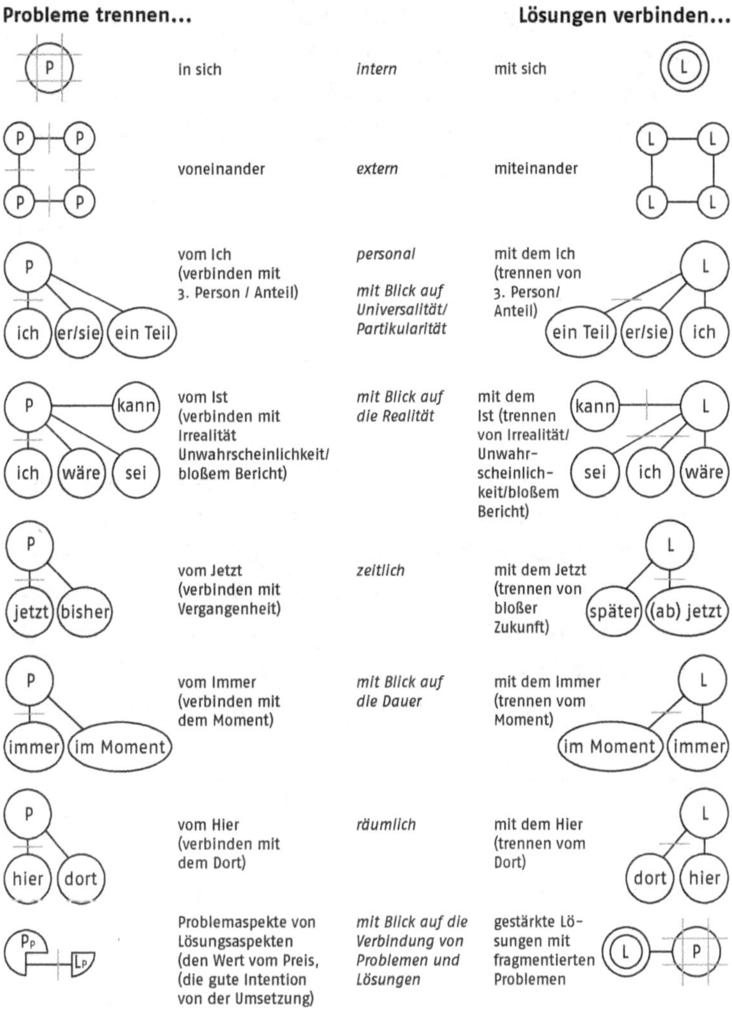

König und Minister

Eine Balance zwischen Folgen und Führen wird in dem Bild ausgedrückt: »Sie sind der König. Ich bin Ihr Minister. Auch Ihr Hausarzt, Ihr Psychiater, Ihre Sozialarbeiterin sind Minister … Ein Minister bringt seine Ideen und seine Kompetenz ein, aber der König entscheidet, wer ihn berät und was dann letztlich geschehen soll.«

Ähnlich drückt es Gunther Schmidts Bild vom Therapeuten als

Realitätenkellner aus. Ein Kellner erläutert dem Gast die Speisen, aber der Gast wählt, was für ihn passt.[63]

Die Arbeit des Therapeuten kann darin bestehen, mit dem Klienten eine Brücke vom bisherigen Problemerleben (P) zu einem möglichen Lösungserleben (L) zu bauen.

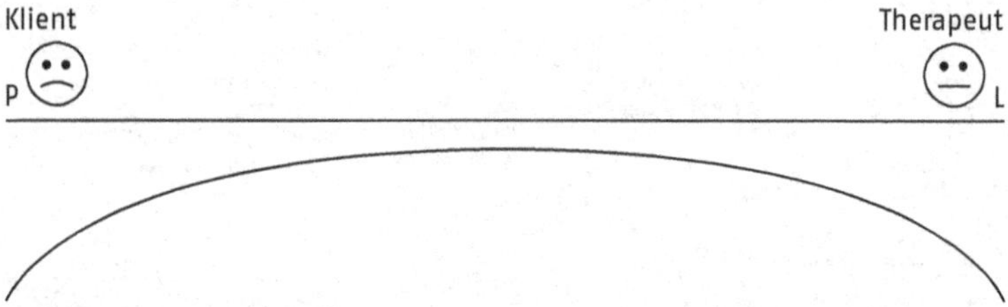

Es gibt – wenn es erlaubt ist, das einmal so zu sagen – zwei Möglichkeiten, um eine Therapie zuverlässig in den Sand zu setzen.

Möglichkeit eins: Der Therapeut kann ganz auf die Seite gehen, die Schwere des Leidens des Klienten anzuerkennen, die Problemsituation mit ihm erkunden und mit ihm in der Betrachtung des Problems verharren. Der Klient fühlt sich zwar verstanden und angenommen, ansonsten ändert sich aber nichts an seiner Situation.

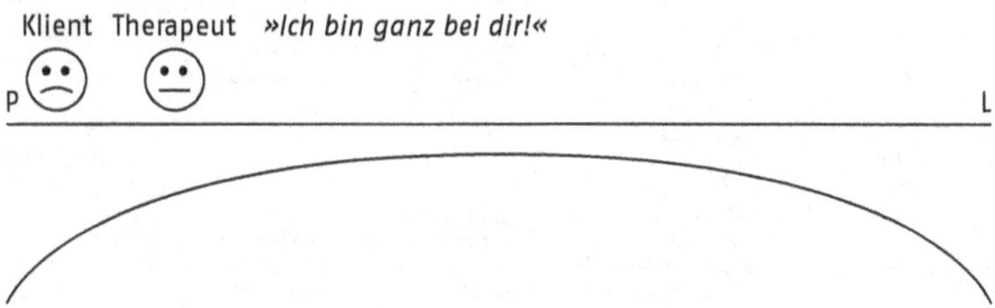

Möglichkeit zwei: Der Therapeut konzentriert sich darauf, dem Klienten zu zeigen, dass Glück und Hoffnung möglich sind, und dass das Gute entweder von selbst kommt (»Zeit heilt Wunden!«) oder der Klient sich nur bemühen muss, um Verbesserungen zu erreichen. Der Klient kann zwar sehen, dass es dem Therapeuten gut geht, aber dessen Welt ist nicht seine Welt.

63 Schmidt 2004, 65; vgl. Schmidt in Leeb et al. 2011, 18 ff.

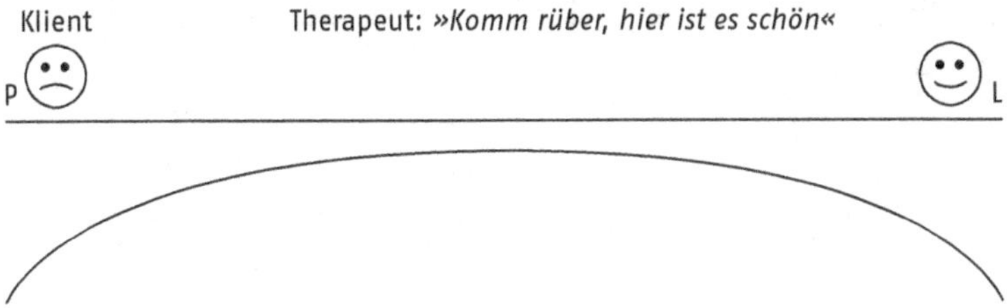

Wie könnte es anders gehen? Die Kürzel »P« und »L« in unseren Grafiken könnten statt für »Problem« und »Lösung« ja auch für »Pacing« und »Leading« stehen, also für ein Anknüpfen an das Problemerleben des Klienten und für den allmählichen Übergang zu einem Lösungserleben in kleinen, als plausibel erlebten Schritten.

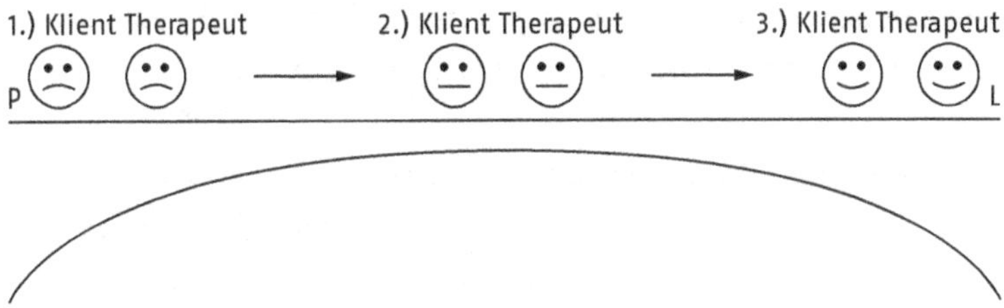

Manchmal fällt es Klienten leicht, mit dem Therapeuten den Weg in ein besseres Leben zu suchen, dann kann der Therapeut relativ früh und in hoher Dichte positive Sichtweisen anbieten. Allerdings sollte der Therapeut in seiner Freude an Lösungsorientierung den Klienten nicht »abhängen« sondern seine Gangart und Schrittgeschwindigkeit an die des Klienten anpassen. Das ist mit »Pacing« gemeint. Manchmal fällt es Klienten schwer, an die Möglichkeit eines Lösungserlebens zu glauben. Dann kann es hilfreich sein, in kleinen Schritten voranzugehen. »Der Weg von der Hölle zum Himmel ist weit.«[64] Manchmal kann oder will der Klient nicht schnell vorangehen, und manchmal ist die Kluft zwischen der anfänglichen Belastung und dem erstrebten Ziel so groß, dass es gut ist, den Weg in Etappen auf-

64 Den Satz, der in vielen Lebenslagen nützlich sein kann, äußerte ein psychotisch diagnostizierter Patient, als er bemerkte, wie sich seine Wahnvorstellung, in die Hölle zu kommen, auflöste. Vgl. Hammel 2016b, 61.

zuteilen, oder, um beim Brückenbild zu bleiben, ein paar zusätzliche Pfeiler einzuziehen …

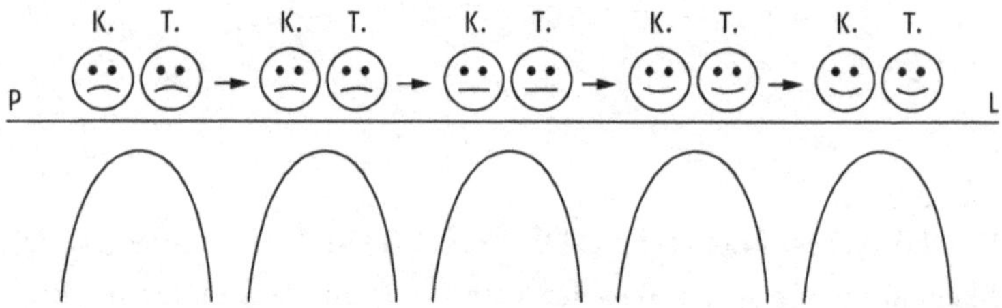

Benötigt wird in jedem Fall eine Balance zwischen einer Anknüpfung des Therapeuten beim Bisherigen, das heißt, beim Problemerleben bzw. Ausgangserleben des Klienten und Angeboten, die einen hilfreich erlebten Unterschied zum bisherigen Erleben machen und in Richtung auf ein gewünschtes Zielerleben führen.

> Würde nur Pacing angeboten, könnten die TherapeutInnen und BeraterInnen nicht der Aufgabe nachkommen, Unterschiede zur bisherigen Realität anzubieten, denn dadurch wird diese ja in Frage gestellt. Bieten sie aber die als zieldienlich gedachten Unterschiede an, könnten sie Widerstand auslösen, der die Kooperation gefährdet … Einerseits sollten sie das Erleben der KlientInnen empathisch bestätigend begleiten und wertschätzen. Andererseits sollten sie Änderungsinterventionen anbieten in der Art, dass sie selbst organisierte bewusste und unbewusste Such- und Findeprozesse für eine hilfreiche neue Musterorganisation bei den KlientInnen unterstützen.[65]

Pacing und Leading sind dabei nicht in erster Linie zwei aufeinander folgende Stufen eines Prozesses, sondern viel mehr und vor allem zwei komplementäre Seiten.

65 Schmidt 2005, 86.

2.2 Annahmen und Haltungen aus der Systemischen Therapie

Die Systemische Therapie ist nicht aus der Systemtheorie hervorgegangen. Sie hat sich im Verlauf ihrer Entwicklung mit der Systemtheorie auseinandergesetzt und sich gewissermaßen mit ihr angefreundet. Methodisch arbeitet die Systemische Therapie mit …

- einer Wertschätzung und Förderung der schon vorhandenen Stärken,
- dem Ermitteln und Vervielfältigen bereits erfolgreicher Lösungsstrategien,
- vielfältigen Fragetechniken,
- ungewohnten Deutungen für gewohnte Situationen,
- dem Entwickeln anschaulicher Visionen bzw. klarer Kriterien für das Gewünschte,
- »Hausaufgaben«, bei denen gewohnte Denk- und Verhaltensmuster in Frage gestellt bzw. neue ausprobiert werden können.

Und schließlich ist in den Gesprächen meistens viel Raum vorhanden für Humor, Optimismus und Neugier auf das Leben.

2.2.1 Nutze alles! – Utilisation

Utilisation, so sagten wir, ist das Nutzen von Elementen der therapeutischen Ausgangssituation (also des »Problems«) zum Erreichen der Zielsituation (also der »Lösung«). Solche Elemente können die Symptome des Klienten sein, Verhaltensweisen, Werthaltungen, Vorlieben und Abneigungen, biografische Erlebnisse und angeeignetes Wissen, Überzeugungen, Worte und Ideen des Klienten, aber auch Ereignisse im zeitlichen Kontext der Therapie.[66]

Meistens wird Utilisation mit der Arbeit Ericksons und kaum mit

66 Zu Utilisation als zentraler Haltung und Methodik von System- und Hypnotherapie sowie zur Entwicklung von Problem- und Lösungsmodellen für eine individuelle Therapie siehe Hammel 2011.

systemischem Arbeiten in Verbindung gebracht. Tatsächlich sind fast alle klassischen systemischen Techniken angewandte Formen der Utilisation (wohl, weil sie fast alle auf Erickson zurückgehen). Dazu gehören paradoxe Interventionen, wertschätzende Konnotation, das spielerische Arbeiten mit Ambivalenzen (therapeutische Doppelbindung) therapeutische Rituale, Beobachtungsaufgaben und die Technik des Reframings. (Hinweise zur Technik des Reframings finden sich in Abschnitt 2.2.2.)

Wollte man drei Grundsätze von Utilisation benennen, wären es wohl diese:

1. Wertschätze alles, was dir der Klient und die Situation entgegenbringen!
   Sieh in allem eine Ressource, eine Kompetenz und eine Chance!
2. Nutze alles, was dir der Klient und die Situation entgegenbringen!
   Sieh in allem einen Beitrag zum Erreichen der therapeutischen Ziele!
3. Sieh auf die mögliche gute Intention in jedem noch so ungünstigen Ergebnis!
   Rechne damit, dass hinter allem der Wunsch nach Sicherheit, Zugehörigkeit und Wohlbefinden steht!

Manches, was Klienten uns entgegenbringen, scheint ihnen und uns natürlich erst einmal gar nicht wert, geschätzt zu werden. Was ist zum Beispiel mit …

- suizidalen und selbstverletzenden Klienten?
- Klienten, die ein paranoides Weltbild haben?
- gewalttätigen oder sexuell übergriffigen Klienten?
- Klienten, die uns nicht respektieren?

Das Einfachste ist, festzuhalten, dass manches einfach wertlos ist.

Das Dilemma dabei: Wenn es uns nicht gelingt, Klienten auch mit diesem Verhalten und Erleben als absolut wertvoll zu sehen, dann werden sie entweder uns nicht akzeptieren oder keinen Weg finden, sich und andere zu akzeptieren.

Wenn es uns wiederum gelingt, sie – und womöglich etwas an ihrem Verhalten – wertvoll zu finden, dann könnten sie entdecken, dass sie die Elemente ihres Lebens nicht austauschen, sondern neu arrangieren müssen, damit es gut werden kann.

Zu vermeiden ist ganz gewiss, dass das Leiden von Menschen bagatellisiert wird, indem wir das Gute am Schlechten hervorkehren, das sie sich selbst oder anderen angetan haben oder das sie erlitten haben. Es bleibt die Frage:

Wie können wir das Wertvolle hinter dem Schädlichen entdecken, damit die Klienten aus dem Vorhandenen, was auf eine dysfunktionale Art bereits funktioniert, eine gute Zukunft bauen, statt nach etwas zu suchen, was sie nicht kennen und können?

Der Therapeut kann seinen Klienten fragen:

- Seit wann gibt es dies in Ihrem Leben und was war damals noch?
- Gab es ähnliche Herausforderungen vorher schon?
- Ist etwas über besondere Herausforderungen am Lebensanfang bekannt?
- Wenn ja, gab es ähnliche Herausforderungen schon für einen Elternteil?

Der Therapeut kann sich selbst und vielleicht auch seinen Klienten fragen:

- Wofür könnten dieses Verhalten und Erleben damals nützlich gewesen sein?
- Wie kann man es als Versuch des Organismus, Entlastung zu schaffen deuten?
- Was war vielleicht die gute Absicht des Organismus, als er das Symptom schuf?

Kommt der Therapeut damit noch auf keine gute Idee, kann er Folgendes probieren:

- Er spezifiziert, wann, in welchem Teilbereich oder aufgrund welchen Missverständnisses eine gute Intention bestanden haben kann.

- Er denkt transgenerational, in den Interessen eines größeren Systems, in Teilfunktionen des Körpers oder evolutionär.
- Er wertschätzt beide Seiten einer Ambivalenz oder eines Interessenkonflikts.
- Er würdigt niemals das leiderzeugende Tun, durchaus aber das Leid oder Missverständnis, das dazu führte.
- Manchmal ist es sicherer, Dinge im Stillen als mit Worten zu respektieren.

Was funktioniert oder nicht funktioniert, ist eine Frage der Perspektive. Der Therapeut kann sich darin üben, Funktionierendes im Nicht-Funktionierenden und Nicht-Funktionierendes im Funktionierenden zu erkennen:

- Was für ein Ziel funktioniert, kann für ein anderes Ziel nichtfunktionierend sein. *(Zwangsstörung, Ambivalenzkonflikt)*
- Was für die Gruppe funktioniert, kann für ein Individuum nichtfunktionierend sein. *(Mobbing)*
- Was fürs Individuum funktioniert, kann für die Gruppe nichtfunktionierend sein. *(»Der Staat, das bin ich«)*
- Was für eine Gruppe funktioniert, kann für eine andere nichtfunktionierend sein. *(Apartheid)*
- Was für eine Teilgruppe funktioniert, kann fürs Ganze nichtfunktionierend sein. *(Mafia)*
- Was fürs Ganze funktioniert, kann für die Teilgruppe nicht-funktionierend sein. *(Enteignung)*

Der Therapeut kann auf das Funktionierende schauen, und zwar …

- im Nicht-Funktionierenden! *(Sehen Sie auf die gute Intention!)*
- zwischen dem Nicht-Funktionierenden! *(Sehen Sie auf die Ausnahmen!)*
- neben dem Nicht-Funktionierenden! *(Sehen Sie auf andere Lebensbereiche!)*
- außerhalb des Nicht-Funktionierenden! *(Sehen Sie auf andere Lebewesen!)*

- vor dem Nicht-Funktionierenden! *(Sehen Sie auf früher schon Gelungenes!)*
- nach dem Nicht-Funktionierenden! *(Sehen Sie auf die Welt der Möglichkeiten!)*
- in vermeintlich irrelevanten Bereichen! *(Sehen Sie auf Bagatellen!)*

Der Therapeut kann auf alles Funktionierende sehen, was für den Klienten evident und unbestreitbar ist, was im Gehirn gut gebahnt sein dürfte. Er schaut auf das, was …

- besonders lange gewirkt hat oder oft geschehen ist,
- gut vernetzt ist (mit vielen Ereignissen, Menschen, Gedanken),
- ungewöhnlich ist,
- mit besonderen Kompetenzen verbunden ist,
- werthaltig und emotional besetzt ist,
- mit den äußeren Sinnen oder imaginativ wahrnehmbar ist,
- räumlich und aktuell erlebbar ist.

Um das Nicht-Funktionierende als subjektives Erleben zu dekonstruieren, bezieht er …

- das Funktionierende als vorrangig – also relevant, plausibel, sinnlich oder emotional intensiv – auf das Nicht-Funktionierende (*»Du hast einen starken Willen! Entscheide selbst, wann du einkoten willst und schreibe es in diese Tabelle.«*)
- das Nicht-Funktionierende paradox auf sich selbst! (*»Wunderschön! Ein perfekter Fehler!« »Diejenige in Ihnen, die sagt: ›Ich kann nichts‹, braucht Ihnen keine Angst zu machen. Sie kann nichts, das sagt sie ja selber.«*)
- *ein* Nicht-Funktionierendes auf das *andere* Nicht-Funktionierende, um eines davon oder beide zu destabilisieren! (*»Es geht nicht an, dass ich schon dort war, wo Sie Ihr ganzes Leben lang hinwollten. Solange Sie den Bialowiezapark nicht gesehen haben, können Sie sich nicht suizidieren. Gehen Sie erst einmal dahin.«*[67])

67 Die Intervention brachte einen in Deutschland lebenden polnischen Naturliebhaber von seinem Vorhaben ab, sich das Leben zu nehmen.

- Nicht-Funktionierendes auf Funktionierendes, um das Nicht-Funktionierende zu destabilisieren! *(»Holen Sie den Erfolgreichen bitte als Coach zu dem, der bisher abends viel trinkt und den abendlichen Genießer zu dem, der zu viel arbeitet.«*[68] *»Lassen Sie uns vereinbaren: Für jede Zigarette, die Sie rauchen, spenden Sie fünf Euro an die Bundespartei, die Sie am wenigsten leiden können.«*[69]*)*

Wie kann so etwas Nicht-Funktionierendes entstanden sein? Was kann die gute Intention eines Verhaltens oder Erlebens sein, das Schaden anrichtet und niemandem nützt? Der Therapeut spricht …

- von Absichten wie dem Bemühen um Sicherheit, Zugehörigkeit, Anerkennung, Handlungs- und Leidensfreiheit bei ungeeigneten Umsetzungsstrategien.
- nicht von der guten Absicht von Katastrophen (oder einer Schicksalsmacht dahinter), sondern beispielsweise von Werten, deretwegen wir leiden.
- von dem, was im Schlimmen immerhin zu würdigen ist, in Anerkennung des Leidens von Betroffenen, mit Respekt vor ihnen und allen Menschen.

Will er es auf dieser Grundlage dennoch wagen, Ausschau zu halten nach dem, was im augenscheinlich Unnützen und Schädlichen doch gewürdigt werden kann, hat er folgende Möglichkeit: Er kann bei der Entstehung von Symptomen mit Irrtümern im System rechnen, also gewissermaßen Missverständnissen in bester Absicht. Solche Missverständnisse gibt es im menschlichen Organismus, und zwar in den Teilen, die uns rein körperlich erscheinen, ebenso wie in denen, die wir für psychisch halten. Es gibt sie aber auch in Familien, Firmen, Vereinen, Behörden, ethnischen und staatsbürgerlichen Gesellschaften. Das System könnte einer fatalen Logik gefolgt sein, die sich oftmals bewährt hat und in einer bestimmten Situation (oder ab da) nicht mehr:

---

68 Vgl. auch »Die vier Quadranten« in 8.4.2.
69 Vgl. auch das »Ordeal« in 9.1.

- Was weh tut, ist schlecht.
- Was gut tut, ist gut.
- Hoffnung ist die Voraussetzung für Enttäuschung und deshalb zu meiden.
- Vertrauen ist die Voraussetzung für Missbrauch und deshalb zu meiden.
- Glück ist die Voraussetzung für Unglück und deshalb zu meiden.
- Emotionen bekämpfen heißt Emotionen regulieren.
- Hat eine Maßnahme nicht geholfen, tue mehr desselben, damit es hilft.
- Hat die Maßnahme geholfen, brauchst du nichts zu tun, damit es so bleibt.
- Hat die Maßnahme geholfen, mache weiter so, damit es so bleibt.
- Hat eine Maßnahme früher geholfen, hilft sie später auch.
- Hat eine Maßnahme früher nicht geholfen, hilft sie später auch nicht.
- Was ich mir nicht vorstellen kann, gibt es nicht.
- Angst hilft gegen Gefahr.
- Die Gefahr ist so groß wie die Angst.
- Die Gefahr ist so klein wie die Angst.
- Um sicher zu gehen, nimm die kleinere von zwei Herausforderungen an!
- Um sicher zu gehen, nimm die größere von zwei Herausforderungen an!
- Wut hilft gegen Ohnmacht.
- Reden ist lautes Denken und hat ähnliche Wirkungen.
- Denken ist leises Reden und hat ähnliche Wirkungen.
- Was ich nur denke, hat keine Wirkung auf meine Umgebung.
- Was jemand nicht mitgeteilt bekommt, hat keine Wirkung in ihm.
- Was gleichzeitig passiert, ist kausal verbunden.
- Ist die spezifische Ursache vergessen, helfen unspezifische Begründungen.

Utilisation ist mehr eine Haltung als eine Technik – die Haltung, alles wertzuschätzen und zu nutzen, was der Klient, sein System und die aktuelle Arbeitssituation dem Therapeuten entgegenbringen.

2.2.2 Das Beständige und der Wandel – Zirkularität und Musterunterbrechung

Die oben aufgeführte Liste von Missverständnissen ist auch eine Sammlung von Glaubenssätzen, die beliebig lange fortbestehen können, weil sie sich selbst zu bestätigen scheinen oder jedenfalls durch nichts widerlegt werden.

Jemand kann entgegenhalten: »Dass beispielsweise Angst nicht bei Gefahr hilft, merkt man, sobald sie nicht hilft.« Dagegen könnte der Glaubenssatz eines angstgeplagten Menschen lauten: »Mit weniger Gefahrenbewusstsein hätte ich womöglich noch schlechter reagiert«, und das lässt sich nicht so leicht widerlegen. Für das Gehirn des angstgeplagten Menschen scheint es nicht abwegig, es, nachdem die Angst beim vorigen Mal begründet schien, beim nächsten Mal mit noch mehr Angst zu probieren:

> »Das Symptom entwickelt sich in einer Spirale zunehmender Vermeidung und damit einhergehender wachsender Furcht. Erst durch die Vermeidung verselbständigt sich die Angst, wird dysfunktional und chronisch. Eine wachsende Angst vor der Angst entwickelt sich.«[70]

Man könnte sich an ein Gespräch des kleinen Prinzen erinnert fühlen:

»Was machst du da?« fragte er den Säufer, den er stumm sitzend vor einer Reihe leerer und einer Reihe voller Flaschen sitzend antraf.

»Ich trinke«, antwortete der Säufer mit düsterer Miene.

»Warum trinkst du?«, fragte ihn der kleine Prinz.

---

70 Claudia Weinspach in Hammel et al. 2020,13f.; vgl. Bierbaum-Luttermann & Mrochen 2019, 18: »Soziale Phobien z. B. führen durch die Fokussierung auf die ›vermutete negative Sicht des anderen auf sich selber‹ zu permanent eingeschränktem Selbsterleben. Anorektische oder auch depressive Jugendliche wenden ihr Wissen, ihre Intelligenz und letztlich auch ihre Interessen gegen sich und nutzen weitgehend unbewusst ihre Fantasie und Vorstellungskraft dazu, sich immer tiefer in den Sumpf ihrer negativen Befindlichkeiten zu manövrieren. Das heißt, dass solcherlei Erleben immer wieder reproduziert wird.«

»Um zu vergessen«, antwortete der Säufer.

»Um was zu vergessen, erkundigte sich der kleine Prinz, der ihn schon bedauerte.

»Um zu vergessen, dass ich mich schäme«, gestand der Säufer und senkte den Kopf.

»Weshalb schämst du dich?« fragte der kleine Prinz, der den Wunsch hatte, ihm zu helfen.

»Weil ich saufe!« endete der Säufer und verschloss sich endgültig in sein Schweigen[71].

Alles, was über längere Zeit ähnlich oder gleich funktioniert, wird durch Regelkreise stabilisiert, durch ineinandergreifende Kreisläufe, deren Funktionsweise uns in den meisten Fällen nicht bewusst ist. Und auch, was eskaliert, wird durch solche Regelkreise in Bewegung gehalten …

Bitte noch mehr Histamine! (Eskalationsspirale)

Bei einem allergischen Schub bemerkt der Körper vielleicht, dass ungewöhnlich viele Histamine im Umlauf sind. Ich stelle mir vor, wie da drinnen jemand ruft: »So viele Histamine! Die sind da nicht ohne Grund! Da ist Gefahr im Verzug! Wir brauchen mehr Histamine, um der Gefahr zu begegnen!« Dann hört man, wie jemand ruft: »Da sind noch mehr Histamine! Also noch mehr Gefahr! Bitte noch mehr Histamine!«

Keine Frage, dass Konflikte zwischen Partnern, rivalisierenden Gruppen oder Völkern ähnlich funktionieren. Wenn etwa ein Paar sich streitet, ist damit zu rechnen, dass die Reaktion eines Partners auf die Aktion des anderen die Aktion ist, auf die jener reagiert. Jeder meint auf die aggressiven Impulse des anderen zu reagieren und sich zu schützen – mit einem Verhalten, das der andere als aggressiv bewertet, wogegen er sich schützt – mit dem Verhalten, das der erste als aggressiv ansieht, und so weiter.

Reagiert ein Klient mit destruktiven Traumbildern oder inneren Dialogen auf eine andauernde schwierige Situation, dann ist damit

71 Saint-Exupéry 2001, 42 f.

zu rechnen, dass seine Träume nicht nur das Resultat, sondern auch eine aufrechterhaltende Kraft dieser Situation sind.[72]

Jedes wiederkehrende Ereignis, das in einem stabilen System als Folge eines anderen wiederkehrenden Ereignisses erscheint, kann gleichzeitig dessen Ursache sein.

Sich wiederholende Strukturen sind Teile eines Musters, in welches das Problemerleben so eingebettet ist, dass es sich selbst stabilisiert. Um zu verstehen, wie das erlebte Problem transformiert werden kann, lohnt es sich, Handlungs-, Interaktions- und Interpretationsmuster zu beschreiben,

- die als Modell zur Erklärung des Problems dienen können,
- die das Problem erzeugt (und die es, zirkulär gedacht, aufrechterhalten könnten),
- die das Problem als Ergebnis hervorbringen,
- die alles und deshalb auch das Problem hervorbringen (Raum, Zeit, Kausalität, Wahrnehmung, Identität).

Überzeugungen, die direkt oder indirekt Leid erzeugen, kann man durch Fragen destabilisieren oder durch Intensivierung überstabilisieren – oder beides gleichzeitig![73]

Verhaltens- und Erlebensmuster können in vielen Bereichen entdeckt werden. Solange wir nicht an unseren eigenen Modellen »kleben« und meinen, eine alternativlose Wirklichkeit zu beschreiben, lohnt sich die Übung, spielerisch Hypothesen zu solchen Mustern zu entwickeln und dabei vom Sichtbaren, Bekannten, Offensichtlichen auf dahinterliegende Lebenserfahrungen zu schließen!

Wir können beispielsweise Folgendes erkunden:

- Erinnerungsstile, aktuelle Wahrnehmung und Deutung, Erwartungsstile *(Interpretationen der Wirklichkeit)*

---

72 Vgl. Hammel 2006, 61 f.

73 Zum Konzept der therapeutischen Doppelbindung bzw. doppelten Kopplung vgl. Erickson et al. 1978, 95 f.; Hammel 2011, 218 ff.; Short & Weinspach 2007, 246 ff.

- die Strukturen der verbalen Kommunikation *(Grammatik, Metaphorik)*
- die Strukturen der verbalen kommunikativen Interaktion *(Hierarchien, gegenseitig sich verstärkende Botschaften, Missverständnisse, Übereinkünfte)*
- nonverbale sichtbare Kommunikation *(Körperverhalten, Kleidung, etc.)*
- nonverbale hörbare Kommunikation *(Stimmklang, Lautstärke, Räuspern, etc.)*
- von Klienten oder dem Therapeuten selbst körperlich und emotional Gefühltes
- Verhaltensgewohnheiten, Rituale, konditionierte Reaktionen
- Unternehmens-, Kultur- und Familientraditionen
- Berufs- und Familienerfahrungen, daraus erschließbare Kompetenzen
- Neigungen *(Vorlieben)* und Abneigungen *(Aversionen)*
- Überzeugungen *(Meinungen, Glaubens- und Werthaltungen)*
- Symptome und deren erschließbare Voraussetzungen und Folgen.

Mit Hilfe von systemischen Fragen (Abschnitt 2.2.4 und 7.1) kann der Therapeut gemeinsam mit Klienten Ideen darüber entwickeln, in welchen Mustern sie ihr Leben deuten und gestalten und was anstelle des bisherigen Verhaltens und Erlebens zielführender wäre.

Zu den systemischen Techniken, die in diesem Zusammenhang zu nennen sind, gehört das **Reframing**. Darunter ist zu verstehen, dass ein Therapeut dem Klienten die Informationen, die dieser ihm entgegenbringt, unter einem neuen Blickwinkel zurückspiegelt, so dass sich explizit oder implizit eine Neubewertung der Lage ergibt.[74]

Im folgenden Beispiel nimmt die therapeutische Intervention auf die Originalsituation Bezug, die das Paar beschreibt, ein **situatives Reframing**.

---

74 Zum Reframing vgl. Schlippe & Schweitzer 1996, 177 ff.; Mücke 1998, 314 ff.; Hammel 2009a, 272 ff. und Hammel 2011, 247 ff. Eine Sammlung universal einsetzbarer Reframings bietet Prior 2004.

So viel Liebe

Ein Paar kam in die Therapie und beklagte, dass ihre Kommunikation nicht mehr gut funktioniere und sie viele Konflikte hätten. Die Frau erklärte, wenn ihr Mann frei habe, sei er immer nur auf der Baustelle, wo ihr neues Haus entstehen solle. Sie verstehe zwar, dass der Hausbau Zeit koste, aber er sei gar nicht mehr da. Sie fühle sich alleingelassen, ohne Partner und ohne Unterstützung bei der Erziehung. Nie habe er Zeit für sie oder die Kinder. Sie wisse eigentlich gar nicht mehr, wofür sie verheiratet seien. Der Mann erklärte, seine Frau habe kein Verständnis dafür, dass der Bau des Hauses für die Familie mit viel Aufwand verbunden sei. Sie sei nur am Kritisieren und gebe ihm keine Anerkennung für das, was er zur Familie beitrage.

Ich erklärte den beiden, dass ich von der Tiefe ihrer Liebe beeindruckt sei. Mir sei klar, dass die Frau wisse, dass Verzögerungen beim Bau mit Kosten und Komplikationen verbunden sein könnten. Trotzdem sei ihr die Nähe zu ihrem Mann und das Zusammensein als Familie das Wichtigste. Und der Mann könnte sich sicher sehr viel Angenehmeres vorstellen, als jeden Feierabend und das ganze Wochenende auf der Baustelle zu verbringen. Zuhause auf dem Sofa zu sitzen, mit der Frau zu plaudern und mit den Kindern zu spielen, sei sicher auch für ihn schöner. Trotzdem bringe er dieses Opfer, aus Liebe zu seiner Frau und den Kindern. »So habe ich das noch nicht gesehen«, sagte die Frau, und der Mann stimmte zu, dass dies eine hilfreiche Sicht sei.

Möglich ist auch ein **beispielhaftes** Reframing. Der Therapeut kann fortfahren:

Rote Rosen

Ich kannte eine Frau, die erzählte mir: »Unsere ganze Ehe lang hat mir mein Mann rote Rosen gebracht. Ich habe ihm nie erzählt, dass die schönsten Rosen für mich crèmeweiße sind. Ich dachte immer: Wenn er mich wirklich liebt, dann wird er es von selbst bemerken.«[75] Das ist doch eigentlich schade, oder? Ich freue mich, dass Sie hierhergekommen sind. Indem Sie hier äußern, was Sie sich wünschen,

---

75 Hammel 2006, 67.

geben Sie einander die Möglichkeit, Ihre Liebe zueinander so auszudrücken, dass die Botschaft auch richtig ankommt!

Ebenfalls möglich sind **metaphorische Reframings**. Der Therapeut fährt etwa fort:

Die Päckchen mit der Liebe

Wenn keine Liebe bei Ihnen ankommt, gibt es mehrere Möglichkeiten. Es könnte sein, dass die Päckchen mit der Liebe abgeschickt werden und auch ankommen, aber Sie sind gerade auf Reisen. Die Post bewahrt solche Päckchen eine Woche auf und schickt sie dann zurück. Es kann sein, dass die Päckchen mit der Liebe abgeschickt werden, aber nicht ankommen. Vielleicht ist die Adresse nicht lesbar oder es stimmt etwas mit dem Porto nicht. Es kann auch sein, dass die Päckchen verpackt, aber nicht abgeschickt werden. Vielleicht gibt es Probleme in der Versandabteilung. Erst als allerletzte Möglichkeit würde ich erwägen, dass vielleicht keine Liebe auf Lager ist, aber wenn ich Sie so sehe – ich glaube, das ist nicht der Punkt.

Die meisten systemischen Interventionen wie paradoxe Interventionen, Rituale oder Beobachtungsaufgaben lassen sich auf das Konzept der Utilisation zurückführen. Für eine weitergehende Beschreibung wird auf die einschlägige Literatur verwiesen.[76]

2.2.3 Über Ressourcen, Kontexte, Beziehungen, Zukünfte, Ziele und Lösungen

Die hypnosystemische Therapie übernimmt die grundlegenden Haltungen der Systemischen Therapie als Wert- und Handlungsorientierung und erweitert sie um einige neue Sichtweisen. Entsprechend ist auch ihre Ausrichtung orientiert an Ressourcen, Kontexten, Beziehungen, möglichen Zukünften, Zielen und Lösungen, nur unterscheidet sich das Verständnis dieser Orientierungen manchmal vom klassisch systemischen Ansatz.

---

76 Hammel 2009a, 286 ff.; Hammel 2011, 210 f., 247 ff., 270 u.ö.; Mücke 1998, 319 ff., 410.

Ressourcenorientierung bedeutet: In den Vordergrund treten in aller Regel die Chancen und Möglichkeiten von Menschen. Die besonderen Fähigkeiten einer beratenen Person bzw. einer Gruppe und ihrer Mitglieder werden hervorgehoben und gestärkt. Defizite werden nicht in den Mittelpunkt gerückt. Persönliche »Schwächen« werden als subjektive Wahrnehmungen angesehen, die möglicherweise überdies vorläufigen Charakter besitzen, da sie stark von den Sicht- und Verhaltensweisen der Gruppenmitglieder bzw. vom Selbstbild des Einzelnen abhängen und diese sich verändern können. Gunther Schmidt spricht statt von »Ressourcen« oft von den »Kompetenzen« einer Person oder eines Systems,[77] womit er die gestalterische Kraft des Systems und seiner Mitglieder wertschätzend in den Blick rückt.

In der *hypnosystemischen* Arbeit wird mit einem riesigen Potenzial unbekannter Ressourcen im Unbewussten des Klienten und des ihn umgebenden Systems gerechnet. Instanzen im Körper des Klienten können Lösungen stimulieren, die das Bewusste des Klienten zunächst nicht als realistisch ansehen würde. Daher steht jede Zielsetzung unter dem Vorbehalt, dass auch bessere als die eingangs angestrebten Ergebnisse prinzipiell für erreichbar gehalten und nach Möglichkeit verwirklicht werden.

Kontext- und Beziehungsorientierung bedeutet: Statt Menschen charakterliche Eigenschaften zuzuschreiben wird davon gesprochen, welches Verhalten sie zeigen und in welchen Kontexten dieses auftritt. Auch unwillkürliches Erleben wird nicht als unabänderliche Eigenart einer Person, sondern kontextuell als Ausdruck ihrer aktuellen Beziehung zu sich und ihrer Umgebung gesehen. Betrachtet werden also die Sicht- und Verhaltensweisen der Personen eines Beziehungsgeflechts in ihren Wechselwirkungen. Überlegt und erprobt wird, welche neuen Umgangsweisen mitsamt ihren Auswirkungen zu einer größeren Zufriedenheit möglichst aller führen können.

Die Verantwortung Einzelner sowie deren besondere Belastungen werden nicht isoliert gesehen, sondern als Ausdruck der Beziehungen im sozialen System verstanden.

---

77 Schmidt 2004, 58 ff., 93 u. ö.

Kausalitäten in Beziehungsgeflechten werden eher nicht linear, sondern zirkulär gesehen, also im Sinne wechselseitiger und netzförmiger (feldartiger) Beeinflussung.

In der *hypnosystemischen* Arbeit werden die Beziehungen zwischen Seiten (Anteilen, Optionen) der Persönlichkeit (etwa dem inneren Beschuldiger und dem inneren Beschuldigten) konstruiert und wie Beziehungen zwischen physischen Personen behandelt. Es kann ein Mediationsgespräch zwischen den inneren Konfliktparteien angeboten werden. Alternativ können diese Seiten als Fabeltiere oder beliebig transformierbare Figuren eines Animationsfilms behandelt werden, um in der Logik dieser Genres plausible Lösungen zu generieren, die von den Klienten als relevant für ihr eigenes Handeln und Erleben erfahren werden können.

Zur Lösungsfindung werden oft Parallelkontexte konstruiert, etwa in einer Geschichte mit einem Protagonisten, dessen Problem Analogien zu dem des Klienten aufweist oder mit einer Problemlandschaft, die in eine Lösungslandschaft transformiert wird (vgl. Abschnitte 8.2 und 8.3).

Zukunftsorientierung bedeutet: In der klassischen systemischen Beratung steht die Vergangenheit eher nicht im Zentrum der Aufmerksamkeit, da sie nicht veränderbar ist.

In der *hypnosystemischen* Arbeit wird Vergangenheit als Erinnerung in der Gegenwart (einschließlich Körperreaktionen und Emotionen, als physiologische Erinnerungen verstanden) als veränderbar gesehen. Das Betrachten von Erinnerung wird als Pacing verstanden, an das sich das Verändern bisher leiderzeugender Reaktionen beim Betrachten als Leading anschließt.

Ziel- und Lösungsorientierung bedeutet: Gesucht wird in der Regel nach Möglichkeiten der Veränderung im größtmöglichen Konsens zwischen den Beteiligten. Es geht um die Suche nach erreichbaren Zielen und Lösungen für eine größere Zufriedenheit der Beteiligten und um den Beginn einer Umsetzung von Veränderungen im gegenseitigen Wahrnehmen und Verhalten. »Zielorientierung« kann man auch als »Auftragsorientierung« beschreiben: Der Berater ermittelt zunächst, welchen Auftrag der Klient ihm zur Unterstützung beim Erreichen seiner Ziele erteilt und verfolgt diesen Auftrag konsequent, bis die Gesprächspartner zu dem Ergebnis kommen, dass das gesetzte Ziel erreicht ist oder der Klient sein Ziel geändert hat.

Allerdings gibt es Unterschiede zwischen der klassisch systemischen und der hypnosystemischen Zielbestimmung.

Klassisch systemisch betrachtet sollten Ziele …

… positiv formuliert sein, also: »ich will …« statt »ich will nicht …«.
In der *hypnosystemischen* Arbeit können wir darüber hinaus alles, was für den Klienten unerwünscht ist, solange von seinem Ich-Erleben dissoziieren (z. B. Belastungen visualisieren und externalisieren), bis ihn nichts mehr stört. Anschließend kann er meist präzise und positiv formulieren, was er braucht. Alternativ kann er erproben, wie es ist, sich zunehmend mit dem ungefähren Gegenteil des Problemerlebens bzw. einer damit unvereinbaren Physiologie zu identifizieren. Wenn der Klient »nicht mehr diese furchtbare Angst« haben will, können wir denjenigen in den Raum holen, der er ist, wenn er »Zuversicht«, »Zufriedenheit« und »Neugier« empfindet oder wenn er »entspannt dasitzt«, »ruhig atmet« und »interessiert zuhört«. Wir können ihn erfahren lassen, wer er als diese Person ist und diesen Zustand, wenn er sich aus der Sicht des Klienten bewährt, mit ihm stabilisieren.

… konkret formuliert sein, also als Beschreibung eines wahrnehmbaren Verhaltens.
In der *hypnosystemischen* Arbeit brauchen wir nicht zu wissen, was es für den Klienten bedeutet, »endlich wieder glücklich« zu sein. Sein Unbewusstes weiß es, und das genügt. Wenn wir aus der Welt der Möglichkeiten denjenigen in den Raum holen, »der du bist, wenn du endlich wieder glücklich bist« und den Klienten bitten, dessen Körperhaltung, Gesichtsausdruck, Stimme, etc. zu beschreiben, wird er das tun, und wenn wir ihn bitten, sich dorthin zu setzen und zu erleben, wie es ist, diese Person zu sein, wird er das in aller Regel auch erleben.

... erreichbar sein, so dass die Umsetzung zu 100 % in der Macht des Klienten steht.
In der *hypnosystemischen* Arbeit können wir auch mit »dem Bild von Ihrem Partner aus Ihrem Kopf« arbeiten. Wir können herausfinden, wie sich die innerlich erlebte Beziehung zwischen der Klientin und den Familienmitgliedern wohltuend verändern kann. Dann können wir das veränderte innere Bild mitsamt der dazugehörigen Physiologie und Emotionalität stabilisieren und auf die realen Beziehungen ausstrahlen lassen. Vermutlich werden sich die Familienmitglieder gegenüber der Klientin anders verhalten, weil diese sie unwillkürlich anders betrachtet und behandelt.

Das Identitätserleben jeder Person in einem sozialen Gefüge ist das Ergebnis davon, wie diese Person jeweils von den anderen betrachtet wird, soweit sie gegen diese Betrachtungsweise keine Einwände erhebt. Wenn die Klientin ihre Familienmitglieder hilfreich anders betrachtet, verändern sich die gegenseitigen und eigenen Identitätszuschreibungen und damit das Rollengefüge im System.

... realistisch sein, so dass das Erreichen des Ziels möglich und wahrscheinlich ist.
In der *hypnosystemischen* Arbeit wird zwischen den Gestaltungsmöglichkeiten des bewussten Erlebens und denen des Unbewussten unterschieden. Was für den Klienten bewusst nicht erreichbar ist, könnte für sein Unbewusstes, mit dem wir kommunizieren, sehr wohl erreichbar sein. Wenn wir nicht wissen, ob sein Unbewusstes ein Ziel erreichen kann (etwa, ihn von einer schweren Krankheit zu heilen), können wir »so tun, als ob es ginge« und mit ihm herausfinden, wie weit sein Unbewusstes seine Ziele umsetzt.

... nicht zu klein und nicht zu groß sein, so dass das Ziel attraktiv ist.
In der *hypnosystemischen* Arbeit können kleine Ziele ein gutes Pacing für die noch kleine Hoffnung des Klienten und große Ziele ein gutes Leading im Sinne einer hilfreichen Gesamtausrichtung der Aufmerksamkeit sein. Hinter jedem Horizont liegt ein nächster Horizont und selbst hinter den besten augenblicklich vorstellbaren Zielen können nächste Ziele liegen. Wenn wir annehmen, dass das

Wesentliche an einem Ziel in der Erfüllung von Bedürfnissen besteht, können auch traumhaft große Ziele möglicherweise in kurzer Zeit erreicht werden, indem die Strategie zur Umsetzung dieser Bedürfnisse geändert wird.

… messbar sein, um eine Ergebniskontrolle zu ermöglichen.
In der *hypnosystemischen* Arbeit genügt es oft, wenn das imaginierte Ziel vor dem inneren Auge und Ohr und im Körpergefühl und der Welt der Emotionen wahrnehmbar ist und dieses Erleben, befreit vom Einfluss etwaiger Einwände innerer und äußerer Instanzen, vom Klienten auf Dauer gestellt werden kann. Den messbaren Teil der Zielsetzung wird dann der Organismus des Klienten eigenständig erreichen.

2.2.4 Gute Fragen stellen

Gute Fragen gehören zur Grundausstattung der Systemischen Therapie.[78] Fragen zu stellen, dient dem Therapeuten natürlich zur Informationsgewinnung, wesentlicher aber ist der Erkenntnisgewinn, den die Suche nach einer passenden Antwort dem Klienten bringen kann. Wirklich gut sind meist nicht diejenigen Fragen, auf die der Klient ohne Nachdenken eine Antwort hat, sondern die, die eine Suche in ihm anstoßen.[79]

Daneben dienen Fragen in der systemischen und hypnosystemischen Arbeit der Einführung neuer Ideen. Gerade weil Fragen nichts zu behaupten scheinen, haben sie gewollt oder ungewollt ein enormes suggestives Potential. Indem sie die Aufmerksamkeit auf bestimmte Betrachtungsweisen lenken, blenden sie andere mögliche Perspektiven aus, und während sich die Aufmerksamkeit in der Regel auf die Beantwortung des Kerns der Frage richtet, werden die

78 Ausführlich befassen sich mit systemischen Frageformen Schlippe & Schweitzer 1996, 137 ff., 263 ff.; Mücke 1998, 279 ff.; Simon & Rech-Simon 2000.

79 Vgl. Schmidt 2005, 82 f.: »Entscheidend sind Fragen danach, wie das System sich organisieren könnte, damit es optimal zieldienlich wirken kann: ›Wie müsste das System sich quasi um die Ziele herum so organisieren, dass es Ihnen besonders gut und schnell dient?‹«

meisten Implikationen von Fragen diskussionslos akzeptiert und dabei ins Repertoire des unwillkürlichen Denkens übernommen. Selbst wenn der Therapeut oder die Therapeutin versucht, eine Frage neutral zu stellen, hat die genaue Formulierung einen so großen Einfluss auf das Ergebnis, dass wesentliche Aspekte der Antwort oft vorherzusehen sind.[80]

Ich möchte das an einigen Beobachtungen veranschaulichen.

Frage ich in einem Seminar nach einer Arbeitseinheit von anderthalb Stunden:

»Möchtet ihr eine Viertelstunde Pause?«, ist die Antwort der Teilnehmer nach aller Voraussicht »Ja«. Die Möglichkeit, zwanzig Minuten Pause zu fordern, wird nicht in Betracht gezogen, da danach nicht gefragt wurde. Frage ich: »Möchtet ihr zwanzig Minuten Pause?«, gibt es zwanzig Minuten.

Frage ich: »Möchtet ihr 15 oder 20 Minuten Pause?« werden 20 gewählt. Bei zwei gleichwertigen Optionen wird praktisch immer für die zweite entschieden.

Biete ich »20, 25 oder 30 Minuten« an, werden 25 gewählt. Bei drei gleichwertigen Optionen wird so gut wie immer die mittlere gewählt.

Schlage ich »15, 20, 25 oder 30 Minuten« vor, werden normalerweise 25 gewählt. Bei vier gleichwertigen Optionen wird für die dritte entschieden; das ist eine Kombination aus den Regeln, dass die mittlere von drei bzw. die letzte von zwei gleichwertigen Optionen gewählt werden.

Gebe ich bei zwei angebotenen Optionen meiner Stimme bei der ersten Option diskret einen freundlicheren oder interessanteren Klang als bei der zweiten, wird die erste Option gewählt. Unterschiede in der Intonation sind vorrangig gegenüber Fragen der Reihenfolge. Gleiches gilt, wenn ich durch mimische oder gestische Signale, Sprechpausen oder eine lautere Stimme der normalerweise unterlegenen Option mehr Bedeutsamkeit verleihe.

80 Ausführliche Überlegungen zu den Implikationen von Fragen finden sich in Hammel 2014a, 255 ff.

Teile ich mit, dass bei drei gleichwertigen Optionen fast immer die mittlere gewählt wird, wird fast immer die dritte gewählt. Weil die mittlere Variante diskreditiert ist, stellt sich die Situation so dar, als ob nur zwischen der ersten und letzten Variante zu entscheiden wäre.

Frage ich: »Wieviel Pause möchtet ihr?« dauert es sehr lang, bis jemand antwortet. Am Ende werden meistens 15 oder 30 Minuten vorgeschlagen, je nachdem, welche Pausenlänge bisher am häufigsten vorkam.

Gleich, was man vorschlägt, lässt sich das Ergebnis mit einer sehr hohen Wahrscheinlichkeit vorhersagen. Regeln wie die oben gegebenen sind auf jeden anderen Frageinhalt und jede Frageform anwendbar. Sobald ein Sprecher weiß, welche Art zu fragen üblicherweise welche Antworten stimuliert, kann er nichts mehr fragen, ohne manipulativ tätig zu sein. Gegeben wird die einfachste Rückmeldung, die die Frage formal korrekt beantwortet. Das gilt so gut wie immer, außer, wenn diese Antwort im Konflikt mit den Interessen des Antwortenden steht. Bei weniger trivialen Themen ist es schwieriger, die Antworten vorherzusagen, weil die Interessenlage des Antwortenden dem Fragenden oft nicht bekannt ist.

In jedem Fall lenken Fragen die Aufmerksamkeit. Es ist schlechterdings unmöglich, neutrale Fragen zu stellen. Umso wichtiger ist es, dass sich Therapeuten dafür interessieren, wohin sie die Aufmerksamkeit der Klienten mit ihren Fragen lenken: Führen sie in Richtung einer Erweiterung seiner Denk- und Handlungsmöglichkeiten oder in Richtung einer Einengung derselben? Lenken sie auf eine intensivere Defizit- und Problemfokussierung oder auf eine Kompetenz- und Lösungsfokussierung hin? Fokussieren sie in Richtung auf Starre oder Beweglichkeit, Befürchtungen oder Hoffnungen, auf Ohnmacht oder Erleichterung?

Einige Typen systemischer Fragen haben es zu größerer Bekanntheit gebracht:

Zirkuläre Frage

»Wenn ich Ihre Tochter fragen würde, was Ihren Mann veranlasst, zu trinken, was, denken Sie, wird sie sagen?«

Skalierungsfrage

»Stellen Sie sich eine Skala von 0–10 vor: Wenn null bedeutet, Sie möchten Ihr Studium sofort beenden und zehn, Sie möchten unbedingt weiterstudieren, wo auf dieser Skala befinden Sie sich? Welchen Skalenwert würden Sie sich wünschen – einen höheren oder einen niedrigeren?

Alternativfrage

»Würden Sie das ADHS, das der Kinderarzt bei Ihrem Sohn diagnostiziert hat, wenn es denn eines ist, eher als angeboren oder als später erworben ansehen?«

Hypothetische Frage

»Angenommen, es gäbe keine Therapeuten, was würden Sie tun, anstatt hier zu sein?«

Ausnahmefrage

»Zu welchen Zeiten beobachten Sie das Problem nicht?«

Wunderfrage

»Wenn heute Nacht eine gute Fee käme und Ihr Problem wegzauberte, Sie es aber zunächst nicht merkten, weil Sie schliefen, wann und wie würden Sie es morgen bemerken?«

Aus therapeutischer Sicht ist es oft gar nicht so wichtig, was die Klienten auf diese Fragen antworten, sondern, dass durch die Beschäftigung mit ihnen neue Sichtweisen und damit neue Wahlmöglichkeiten für das Denken und Handeln entstehen.[81]

In der *hypnosystemischen* Therapie können solche Fragen sehr gut eingesetzt werden, um das Unbewusste des Klienten zu einer Suche nach neuen Ideen und Sichtweisen zu stimulieren, die das bewusste Denken bisher nicht entdeckt hat.

Daneben gibt es noch einige andere Fragen, die sich ausgezeichnet bewährt haben:

---

81 Die Wunderfrage wurde in den 80er Jahren als Teil der lösungsfokussierten Kurzzeittherapie von Steve de Shazer und Insoo Kim Berg entwickelt, vgl. Shazer & Dolan 2008, 70.

Frage nach der Idee des Klienten, wo das Problem herkommt

Erstaunlich oft teilen Klienten dem Therapeuten lange Zeit nicht mit, was ihrer Meinung nach die Gründe für das Problem sind, erstaunlich oft fragen Therapeuten nicht danach (wahrscheinlich, weil sie denken, die Klienten würden dies von sich aus mitteilen), und erstaunlich oft verkürzt sich die Therapie, wenn der Therapeut fragt:

»Was denken *Sie*, wo das Problem herkommt?«

Frage nach dem Sitzungs-Traumergebnis

»Angenommen, diese Sitzung würde aus momentaner Sicht bestmögliche und noch bessere Ergebnisse erbringen, was erleben Sie dann nachher anders als vorher?«

Ein Ziel der Frage ist, den Klienten auf ein sehr gutes Therapieergebnis einzustimmen. Die Formulierung »aus momentaner Sicht« deutet, ebenso wie die Worte »und noch besser«, an, dass aus einer späteren Sicht noch bessere Ergebnisse möglich sein werden. Ohne diese Worte würden wir die Erwartung initiieren, dass, wenn das genannte Ergebnis erreicht ist, mehr nicht möglich ist, vielleicht sogar, dass das Ergebnis nicht vollständig erreicht wird, weil das Perfekte kaum oder nie erreicht wird.

Das »Angenommen« und der Konjunktiv zu Beginn des Satzes dienen dazu, dass der Klient nicht diskutiert und zweifelt, ob diese besten Ergebnisse tatsächlich erreichbar sind. Aufkeimende Hoffnungen werden so unauffällig am Torwächter der Realitätsprüfung vorbeigeschleust – oder richtiger, am Wächter der Prüfung vermeintlicher Realitäten: Tatsächlich werden die gefühlt sehr hochgesteckten Wünsche zum Stundenende sehr oft erfüllt oder übererfüllt. Die Fortsetzung des Satzes im Indikativ (»was erleben Sie« statt »was würden Sie erleben«) dient dazu, das, was zunächst als bloße Annahme eingeführt wurde, nun als erreichbare Realität zu behandeln, um anzubahnen, dass aus guter Erwartung ein gutes Erlebnis wird.

»Anders« bedeutet im therapeutischen Kontext »besser«, weil das Ziel der Therapie ist, dass etwas anders, nämlich besser wird. »Anders« zu verwenden ist aber günstiger als von »besser« zu sprechen, weil bei der Konstatierung von Dingen, die »besser« sein werden, der skeptische Wächter des Klienten immer wieder Ideen zensieren und Bedenken äußern könnte, um vorbeugend zu verhindern, dass der Klient etwas hofft, was in Enttäuschung münden und dann Schmerz bereiten könnte. Das ist in der Therapie nicht erwünscht: Wenn positive Erwartung reduziert wird, wird immer auch ein Potential für künftige positive Erlebnisse reduziert.

Frage nach möglichen Auslöseereignissen

»Seit wann geht es Ihnen so? Und was war damals noch?«

Die doppelte Frage zielt darauf, mögliche Auslöseereignisse für körperliche, seelische oder soziale Symptome zu identifizieren. Das folgt der Regel vom Defokussieren und Refokussieren (Wirkfaktor 5 in Abschnitt 2.1.1) und dient dazu, Symptome bzw. Belastungserleben von aktuellen Auslösesituationen zu entkoppeln, indem sie wieder mit (bewusstermaßen vielleicht schon in Vergessenheit geratenen) ursprünglichen Auslösern verknüpft werden.

Um Ketten möglicher Traumatisierungen und dabei auch größere Zusammenhänge von Belastungsereignissen zu identifizieren, können wir weiterfragen:

»Was war das erste Mal oder eine frühe Situation, in der Sie sich so gefühlt bzw. verhalten haben?«

»Kennen Sie irgendetwas Ähnliches von früher?«

»Erinnert Sie das Verhalten der Person aus dieser Konfliktsituation an ein Verhalten von jemandem aus einer früheren Zeit?«

»Gab es etwas Besonderes in Ihren ersten Lebensjahren, was vielleicht dazu beitragen kann, dass solche Situationen Sie so herausfordern?«

»Kennen Sie so ein Verhalten oder Erleben von einem Ihrer Elternteile?«

»Seit wann, denken Sie, gibt es das in Ihrer Familie?«

Frage nach der Erlaubnis zum Unterbrechen

Oft ist es sinnvoll, zu Beginn einer Sitzung die Erlaubnis zum Unterbrechen erbitten:

»Entschuldigen Sie bitte, wenn ich Sie unterbreche. Das hat nichts damit zu tun, dass ich unhöflich oder nicht interessiert wäre an dem, was Sie sagen. Ich möchte Ihnen gern lang und genau zuhören. Nur: Wenn ich denke, dass wir anders schneller vorankommen, darf ich Sie dann unterbrechen?«

Meist wird der Klient das bejahen und vermutlich kann der Therapeut danach das Gespräch, ohne unhöflich zu wirken, bedarfsweise unterbrechen, um ihm, wenn das dem Ergebnis dient, eine neue Richtung zu geben.

Damit der Klient gegen Ende der Sitzung erlebt, dass sich viel zum Guten verändert hat und Hoffnung auf Besserung besteht, ist es günstig, ihm viel anzubieten, was hilfreiche Veränderungen ermöglichen kann. Zeitökonomisch betrachtet ist es ungünstig, ihn anfangs lang über sein Problem reden zu lassen (Wirkfaktor 4 in Abschnitt 2.1.1). Vertrauen aufzubauen ist wichtig, das ist aber nicht speziell von der Dauer des Zuhörens bei Sitzungsbeginn abhängig, sondern von der glaubwürdig erlebten Zuwendung zum Klienten.

Frage nach dem neuen Ziel

»Angenommen, so wie es Ihnen jetzt geht, ginge es Ihnen schon seit Jahren, und wir können das als gegeben voraussetzen, und damit wären Sie schon hier angekommen, und angenommen, unsere Sitzung würde jetzt beginnen und ich würde Sie fragen: ›Was ist Ihr Anliegen?‹, was sagen Sie mir dann?«

»Wenn Sie Ihr Gehirn bitten, Ihnen diese Sichtweisen, die Ihnen jetzt gut tun, mit einem Schon-immer-Gefühl zu versehen, und Ihr Gehirn das macht, und wir uns jetzt noch einmal orientieren, was ist dann jetzt das Ziel?«

Diese Fragen haben mehrere Funktionen. Zum einen orientieren sie den Therapeuten und den Klienten darüber, welche Ziele womöglich schon erreicht sind und nicht weiter bearbeitet zu werden brauchen, zum anderen setzen sie voraus, dass das, was momentan erreicht ist, bereits nachhaltig erreicht ist.

Die erste Frage verwendet die bereits erläuterte Struktur mit »angenommen« plus Konjunktiv und der Fortführung im Indikativ. Beim Klienten kommen keine Zweifel auf, weil zunächst nur ein Gedankenspiel angeboten wird und später, bei der diskreten Transformation von Annahmen in erlebte Wirklichkeiten, auch nicht, weil das Gedankenspiel schon akzeptiert ist. Ein weiterer Realitätscheck findet nicht statt. Daher stabilisiert die Frage die Überzeugung des Klienten, dass das Therapieergebnis von Dauer ist.

In der zweiten Frage ist ein »Gruß ans Gehirn« (s. Abschnitt 8.6) eingebaut, der dafür sorgt, dass das bisher Erreichte vom Klienten als dauerhaft erreicht behandelt wird. Da die Bitte nicht an den Klienten (»Sie«), sondern an eine Instanz in der dritten Person (»Ihr Gehirn«) gerichtet ist, wird sie von unwillkürlichen Instanzen umgesetzt und ist damit der Welt der Einwände entzogen. Für den unwahrscheinlichen Fall, dass der Klient hierzu noch Zweifel einbringen wollte, mündet der Satz in eine Frage ein, die vom bewussten Denken vorrangig behandelt wird, weil Fragen auf Antworten dringen und weil die Frage den Satz abschließt. Daher werden die Implikationen des Satzbeginns nicht mehr bewusst bearbeitet und werden – eben weil kein Einwand erhoben wird – vom Unbewussten akzeptiert.

Frage zur Integration von Ressourcenerleben

»Wenn Sie mit diesem Erleben nochmal an die Ausgangssituation denken, was ist dann jetzt anders?«

»Können Sie mir auf der Grundlage dieser Bilder und dieses veränderten Lebensgefühls noch einmal Näheres über die Situation von vorhin erzählen?«

Die Fragen verknüpfen die Physiologie des Ressourcenerlebens mit dem inneren Film aus dem bisherigen Problemerleben.

Die erste Frage dient einem verbalen Feedback des Klienten, wie es ihm ginge, wenn die Problemsituation jetzt stattfände. Erfahrungsgemäß vermittelt die Rückmeldung des Klienten ein sehr realistisches Bild vom Ergebnis.

Die zweite Frage zielt auf ein nonverbales Feedback: Während der Klient erzählt, liest der Therapeut aus der Intensität der hörbaren Stresssignale (Stocken, Stottern, Räuspern, Krächzen, Näseln, Schluchzer und Klirrgeräusche in der Stimme, etc.) ab, wie belastend oder unkompliziert die simulierte Situation für den Klienten jetzt ist.

Beide Fragen laden den Klienten ein, die inneren Bilder erinnerter oder erwarteter Problemsituationen jetzt mit den Emotionen und Körperreaktionen des aufgebauten Ressourcenerlebens noch einmal an sich vorbeiziehen zu lassen.

Sinnvollerweise wurde zuvor (der Regel »Lösungen verbinden« folgend) ein ganzes Ressourcennetzwerk geschaffen und (gemäß der Regel »Probleme trennen«) das Problemerleben in viele voneinander unterschiedene relevanz- und plausibilitätsgeminderte Teilaspekte fragmentiert. Geschwächt erlebte Belastungen werden mit gestärkt erlebten körperlich-seelischen Ressourcen in Verbindung gebracht – eine Art Ressourcenimpfung. Oft gibt es auch eine Impfreaktion: Fühlten sich die Klienten eben noch pudelwohl, geht es ihnen nach dieser Frage oft nicht mehr so gut. Schließlich haben wir ihre bisher belastenden Erinnerungen mitaktiviert; das sind immer noch keine Lieblingserinnerungen. Wir können weiterfragen:

Frage nach dem Therapiefortschritt

»Angenommen, ich hätte Sie zu Beginn der Sitzung gebeten, an diese Situation zu denken, wäre es genauso unangenehm gewesen oder mehr oder weniger?«

Die Antwort ist regelmäßig, dass es vor den therapeutischen Interventionen wesentlich unangenehmer gewesen wäre, sich die Situation vorzustellen. Dadurch wird erreicht, dass sich der Klient nicht mehr auf die Idee fokussiert: »Das Problem ist trotz Therapie immer noch da«, sondern auf die Idee: »Das Problem ist durch die Therapie viel geringer geworden.«

Fragen generieren neue Information im Kopf des Therapeuten und des Klienten. Darüber hinaus verändern sie oft die gesamte Aufmerksamkeitsfokussierung des Klienten, seinen Umgang mit der problematisch empfundenen Situation und die Bedeutung, die er dem bisherigen Problem beimisst.

2.3 Annahmen und Haltungen aus Psychodrama, Aufstellungs- und Teilearbeit

In der hypnosystemischen Arbeit werden Phänomene, die aus Aufstellungen, Teilekonzepten und aus dem Psychodrama bekannt sind, vielfach genutzt. Das gilt etwa für die Fähigkeiten …

- Erlebnisaspekte personifiziert vor dem inneren Auge zu sehen,
- sich als »viele« zu erleben,
- sich realitätsnah in andere Menschen zu versetzen,
- sich als ein Mensch zu erleben, der man nicht oder noch nicht ist,
- imaginierte Lebensmöglichkeiten körperlich zu erleben,
- die Physiologie aus einer Imagination für das reale Erleben zu behalten.

Die gezeigten Techniken gehören in den Bereich des Therapeutischen Modellierens (vgl. die Abschnitte 2.3, 7.3 und 8.5).[82] Gearbeitet wird mit personifizierten Optionen, nicht mit »Anteilen«. Die externalisierten Personen repräsentieren keine unveränderlichen und unverlierbaren Bestandteile des Klienten, sondern Möglichkeiten des Selbsterlebens, die sein Unbewusstes wieder auswählen (reassoziieren), abwählen (dauerhaft dissoziieren) oder neugestalten (transformieren) kann.

Belastende Aspekte des Erlebens als »Teile« oder »Anteile« zu sehen, würde eine relativ starke Assoziation und Identifikation mit dem Problemerleben und -verhalten bedeuten. Klienten könnten die Idee haben, »Teile der Persönlichkeit« seien etwas, das man nicht verlieren kann oder darf, wie »Körperteile«. Ziel der Therapie ist es dagegen, dass der Klient zwischen sich und dem Problemerleben unterscheidet und Wege findet, sein Leben ohne die bisher daraus resultierende Belastung zu führen.

Wenn wir diese dissoziierten Formen des Erlebens von Klienten als »Möglichkeiten ihres Erlebens« auffassen, als »Leute, die sie sein

82 Eine ausführliche Darstellung des Therapeutischen Modellierens findet sich in Hammel 2019.

können« (aber nicht müssen), unterstützen wir die Idee, dass Veränderung möglich ist.

Da sich diese Art zu arbeiten, etwas von anderen Vorgehensweisen unterscheidet, die imaginierte Personen (»Anteile« u.ä.) visualisieren, möchte ich die therapeutischen Einsatzmöglichkeiten an einigen Beispielen skizzieren.

2.3.1 Drinnen und draußen

Mit Familienmitgliedern und anderen wichtigen Menschen unseres Lebens können wir uns auch dann auseinandersetzen, wenn sie gerade nicht bei uns sind; wir tragen ja die inneren Bilder und Filme von ihnen in uns! Wir erleben diese Filme als Erinnerung, als Erwartung, als Fantasie (wie es auch hätte sein können oder wie es werden könnte) oder als Gemisch von alledem. Alles, was wir dabei imaginativ sehen, hören, fühlen, erleben wir hochrealistisch mit allen Emotionen und allen physiologischen Reaktionen. Meistens sind ja die Menschen, die unser Leben prägen, gar nicht physisch in der Nähe, während wir uns mit ihnen auseinandersetzen. Auch wenn wir sie kaum mehr treffen oder sie bereits gestorben sind, sind sie in unserem Kopf weiter hochaktiv.

Der Vater aus dem Kopf

»Ich möchte nicht, dass wir mit meinem Vater arbeiten. Er tut mir nicht gut«, sagt eine Frau in der Therapie. »Ich möchte auch nicht mit Ihrem Vater arbeiten«, antworte ich. »Ihr Vater ist mir egal. Er ist ja auch nicht hier. Sie sind hier. Mit Ihnen arbeite ich. Mich beschäftigt aber, dass, obwohl Ihr physischer Vater weg ist, Ihr inneres Bild von Ihrem Vater herummobbt und Sie quält. Ich möchte, dass der Vater in Ihrem Kopf damit aufhört, damit Sie Frieden haben. Können wir daran arbeiten?« »Ja«, sagt die Frau. »Dann lassen Sie uns das Bild von Ihrem Vater einmal aus Ihrem Kopf herausholen. Raus aus Ihrem Kopf und dort hinüber!« Ich deute in die gegenüberliegende Ecke des Raumes. »Schauen Sie ihn an, dort drüben! Wie ist das, wenn er dort ist, aus Ihnen raus, und Sie sind hier?« »Schon viel besser«, sagt die Frau. Sie atmet tief und frei.

Dass die Frau diese Intervention als befreiend erlebt, hat zwei Gründe. Zum einen ist es günstig, zwischen dem physischen Original eines Menschen und dem inneren Bild zu unterscheiden, das wir von ihm haben. Zum anderen haben wir das Bild des Vaters aus der Frau herausgeholt und dabei den Abstand zwischen ihr und dem Vater vergrößert. Das folgt der Regel »Probleme trennen«. Es geht nicht darum, den Vater als »Problem schlechthin« zu sehen. Im aktuellen Kontext ist er für die Frau mit dem Problem assoziiert, weshalb es günstig ist, ihr inneres Bild des Vaters von ihrem Ich-Erleben und Hier-Erleben zu unterscheiden. Hätte der Therapeut gesagt: »Holen wir Ihren Vater einmal hier in den Raum!« und hätte ihm denselben Platz zugewiesen, auf dem nun der aus dem Kopf geholte Vater steht, hätte die Frau vermutlich nicht befreit, sondern belastet reagiert. Die Regel lautet »Lösungen verbinden«, und nicht Probleme.

Die himmlische Liebes- und Weisheitsuniversität

»Irgendwann kommt der Tag, da Ihr Vater tot ist. Ich stelle mir vor, dass er da auf der anderen Seite Jesus und Buddha und allen liebevollen, weisen, heiligen Menschen begegnet, Hildegard von Bingen, Theresa von Avila und anderen, die weniger bekannt sind. Dort muss er ansehen, was er angerichtet hat, und sie lassen ihn nicht wegschauen. Sie fragen aber auch: ›Was muss er erlitten haben, bevor er zu einem wurde, der seiner Tochter so etwas zugefügt hat, was kein Vater seiner Tochter jemals tun darf?‹ In dieser himmlischen Liebes- und Weisheitsuniversität bleibt er, bis er gereift, erlöst und erleuchtet ist. Ob das zehn oder hundert oder tausend Jahre sind – die haben Zeit da drüben. Wenn Ihr Vater dann erlöst und erleuchtet zurückkommt und hier vor Ihnen steht, wie schaut er Sie jetzt an?« »Er guckt, als ob er sagt: ›Es tut mir leid!‹ Er guckt, als ob er etwas fragen will. Irgendwie tut er mir auch leid.«

»Was sagt er zu ihnen? … Meinen Sie, dass er, wenn er so verändert zurückkommt, sein Bedauern spüren kann? Wie drückt er es aus? … Und wenn er noch weitergekommen ist, kann er Ihnen irgendwann auch sagen, dass Sie eine tolle Tochter sind? … Wenn er noch länger da war, kann er Ihnen irgendwann vielleicht auch sagen, dass er stolz auf Sie ist? … Wie sieht er aus, wenn er das sagt? Sein Gesicht, seine Haltung? … Wie geht es Ihnen, wenn Sie das hören?«

Noch einmal »Probleme trennen«: Wir haben den Vater aus dem Kopf der Frau in ein Draußen hinter der bekannten Außenwelt bugsiert. Er ist doppel-dissoziiert, in die jenseitige Welt, von der aus er nicht mehr physisch interagieren kann. Danach kommt eine Phase: »Probleme in Lösungen verwandeln«. Der Problem-Vater wird mit narrativer Plausibilität in einen Lösungs-Vater transformiert. Als Lösungs-Vater unterliegt er aber der Regel: »Lösungen verbinden«. Also kann er in den Raum zurückkehren, und obwohl er dieses Mal von draußen in den Raum geholt wird, kommt von der Frau kein Protest. Vielmehr gibt es deutliche Anzeichen, dass sich die Beziehung zu ihrem Vater aus dem Kopf verbessert hat.

Und noch einmal »Lösungen verbinden«: In einem Yes-Set wird die Idee vorangetrieben, wer der Vater der Klientin seinem Potential nach ist, wenn man ihn sich von allem befreit vorstellt, womit er sich und andere erniedrigt hat. Dieser Prozess ist hier nur skizziert – er wird höchst individuell gestaltet sein, in jedem Augenblick daran orientiert, was für die Klientin jeweils passend, möglich und angemessen ist.

Eine Art Fegefeuer kann integriert werden: Der Vater erfährt eine schmerzliche Läuterung, indem er sich anschauen muss, was er angerichtet hat, ohne ausweichen zu können. Damit wird anerkannt, dass das, was die Klientin erlitten hat, schwer wiegt und nicht verharmlost werden darf. Das Bild enthält dann ein Pacing-Angebot für die Wut der Klientin, verzichtet wird aber auf die Maxime, Gleiches mit Gleichem zu vergelten. Stattdessen steht die Frage im Raum, ob die Klientin sich Sühne wünscht, in welchem Maß und in welcher Weise. Die Erfahrung sagt, dass die meisten Menschen keine Sühne brauchen, wenn sie erleben, dass ihr Leiden – wenn möglich, von dem, der es ihnen zugefügt hat – gesehen, anerkannt und für schwerwiegend und ungerechtfertigt erklärt wird. In der tatsächlichen Welt geschieht dies selten, aber zum einen ist es auch sehr hilfreich, wenn ein Therapeut, ein Seelsorger, ein Richter oder eine andere Autoritätsperson diese Anerkennung ausdrückt, zum anderen kann veranlasst werden, dass das Bild der verletzenden Person eine solche

Transformation durchläuft. In manchen Fällen ist es auch erlaubt, diese Verwandlung mit einer Mischung aus Ernst und Humor vorzunehmen.

Die himmlische Seelenwaschanlage

Wir können uns einig werden, dass Menschen, von denen solche Verletzungen ausgingen, nach ihrem Ableben in einer himmlischen Seelen-Waschanlage mit Bädern und Bürsten gereinigt werden müssen. Wir streifen den Gedanken, dass Schmutz nicht nur aus ihrem Tun und Unterlassen entstanden ist, sondern auch aus dem, was sie selbst erlitten haben. Gemeinsam überlegen wir, wie diese Bäder beschaffen sein müssen, welche Reinigungsmittel verwendet werden, ob früher verstorbene Angehörige sie schrubben oder Jenseits-Bedienstete (Engel oder Teufel?) das übernehmen oder ob sie sich selbst darum zu kümmern haben und natürlich, wie die Gereinigten aussehen und eingekleidet werden, wenn sie dem Bad entsteigen.

Die Trickfilmgestaltung und das humoristische Element bei diesem Vorgehen ermöglichen eine feine Ausbalancierung zwischen möglichen Rachebedürfnissen (Wut-Pacing) bzw. dem Wunsch, dass die Verletzung gesehen und anerkannt wird, und Zugehörigkeitsbedürfnissen (Annahmewunsch-Pacing). In einer solchen guten Balance kann es geschehen, dass der Klient eine Haltung der inneren Aussöhnung entwickelt, was nie gefordert werden darf, aber doch heilsam wirken kann.

In der Sitzung nach einer solchen Intervention haben sich Klienten etwa so geäußert:

»Ich habe mit meiner Mutter telefoniert. Mein Vater war mit am Telefon. Das war zum ersten Mal seit langem, und vielleicht zum ersten Mal überhaupt, ein gutes Gespräch.« »Es ist komisch: Ich habe meinen Vater getroffen. Er hat sich verändert. Er ist viel freundlicher geworden.«

Die physischen Menschen um uns werden zu imaginierten Menschen in uns. Die Menschen in uns können wir wieder zu imaginierten Menschen machen, die wir um uns sehen. Wie die imaginierten Menschen mit uns umgehen, bestimmt, wie wir mit ihnen umgehen und wie wir mit uns umgehen. Und wie wir mit den imaginierten

Menschen um uns umgehen, so gehen wir auch mit den physischen Menschen um, für die diese imaginierten Menschen stehen. Und wie wir mit den physischen Menschen um uns umgehen, bestimmt, wie sie mit uns umgehen.

Wenn wir belastende imaginierte Menschen *in uns* zu Menschen *um uns* machen, werden wir entlastet. Wenn wir *belastende* imaginierte Menschen um uns auf eine plausibel erlebte Weise in *entlastete, entlastende* Menschen transformieren, werden wir weiter entlastet. Wenn es uns gelingt, eine hilfreiche neue Beziehung zu den *imaginierten* Menschen um uns aufzunehmen, verändert sich auch die Beziehung zu den dazugehörigen *physischen* Menschen in hilfreicher Weise.

Zu Beginn des Gesprächs hat der Therapeut zwischen dem »physischen Vater« und »dem Vater in Ihrem Kopf« unterschieden. Das folgt dem Leitspruch »Probleme trennen«. Der Problem-Vater wird in das physische Original und die Kopie im Kopf der Klientin aufgeteilt. Als der Lösungs-Vater nach zehn oder hundert oder tausend Jahren aus dem Himmel zurückkehrt, hat der Therapeut diese Unterscheidung geflissentlich vergessen. Die Klientin hat die Unterscheidung auch vergessen, so sehr, dass sie den physischen Vater ein wenig wie den imaginierten, aus dem Himmel zurückgekehrten Vater behandelt, der sich unwillkürlich entsprechend verhält.

Die Unterscheidung zwischen dem physischen und dem vorgestellten Vater hat eine gefühlte Plausibilität. Schließlich sind die Leute in unserem Kopf nicht die Leute, wie sie sich selber kennen, oder? Andererseits: Was kennen wir denn jemals von anderen Menschen außer dem Bild, das wir in unserem Kopf von ihnen haben? Selbst, wenn ein anderer Mensch vor mir steht, habe ich nur das Bild von ihm in meinem Kopf und nie den Menschen selbst. Es mag einen Unterschied geben zwischen der Welt um uns und der Welt in uns, für unseren Kopf und unser Verhalten aber gibt es keinen. Genauer gesagt: Es gibt den Unterschied zwischen drinnen und draußen für uns nur dann, wenn wir ihn machen. Der Therapeut hat die Wahl, diese Unterscheidung immer dann zu treffen, wenn das der Arbeit nutzt (»Probleme trennen«) oder sie eben nicht zu treffen, wenn *dies* der Arbeit nutzt (»Lösungen verbinden«).

2.3.2 Ich als viele

Wir können nicht nur unser Bild bestimmter Menschen externalisieren, möglich ist auch die Personifizierung und Externalisierung beliebiger anderer Erlebnisinhalte, etwa …

- Krankheitssymptome und Schmerzen,
- Körperreaktionen, die auf Belastung hinweisen *(Stirnrunzeln, Räuspern)*,
- Verhalten und Verhaltensimpulse *(die, die suizidal ist, sich ritzt oder überisst)*,
- Emotionen wie Traurigkeit, Angst oder Wut,
- Erstarrungs- und Betäubungsreaktionen *(Verwirrung, Leere, Depression)*,
- Figuren, die Einwände gegen die Wirksamkeit der Therapie haben *(Skepsis)*,
- das Kind, das die Klientin war, als etwas Schlimmes geschah *(Trauma)*.

Gemäß der Regel »Probleme trennen« werden problemassoziierte Inhalte personifiziert aus der Klientin dissoziiert und auf einen Platz im Raum projiziert. Die Belastung der Klientin (bzw. die Beeinträchtigung der therapeutischen Arbeit durch das Phänomen) sinkt in dem Moment, in dem die Klientin …

- sich vorstellt, wie eine solche Person ihren Körper verlässt,
- dieser Person einen bestimmten Platz zuweist, an dem sie sie fortan sieht,
- diese Person nach Aussehen, Stimme, etc. beschreibt,
- ihre nun veränderte Physiologie (inklusive Emotionen) wahrnimmt und beschreibt.

Diese Veränderungen im Erleben sind nicht das Objekt von Spekulation, sondern in der Regel unmittelbar an der veränderten Mimik, Gestik, Atmung, Durchblutung und Beweglichkeit der Klientin ablesbar.

Statt Einzelaspekte von Belastungen vom Ich zu dissoziieren, kann man auch zwei oder mehrere Seiten einer Ambivalenz vom Ich und voneinander dissoziieren. Einem syrischen Flüchtling (nennen wir ihn Hassan), der darunter litt, dass er nicht wusste, ob sein jüngerer Bruder noch lebt oder in den Wirren des Bürgerkriegs umgekommen ist, schlug ich Folgendes vor.

Die drei Hassans

»Stellen Sie sich vor, der Hassan, der glaubt, dass Ihr kleiner Bruder tot ist, könnte aus Ihnen heraustreten und sich Ihnen gegenüberstellen. Schauen Sie ihn sich an, wie er dasteht, tieftraurig, vielleicht verweint, mit hängenden Schultern. Vielleicht steht er auch nicht, sondern hockt da oder kauert. Schauen Sie ihn sich an, wie er trauert.

Nun stellen Sie sich bitte vor, der Hassan, der glaubt, dass Ihr kleiner Bruder lebt, tritt ebenfalls aus Ihnen heraus und stellt sich Ihnen gegenüber, neben den ersten Hassan. Schauen Sie ihn sich an, wie er dasteht, leicht und voller Hoffnung, in stiller Vorfreude darauf, dass er seinen Bruder eines Tages wiedersieht. Schauen Sie ihn sich an, in all seiner Kraft und Lebendigkeit!

Nun stellen Sie sich vor, aus ihm tritt seitlich derjenige Hassan heraus, der es dreht und wendet, der zweifelt, prüft und diskutiert: Ist es so oder anders? Was ist die Wahrheit, und wie finde ich Gewissheit darüber?

Dort stehen diese drei. Schauen Sie sie an, in ihrer völligen Verschiedenheit. Ich bitte Sie, dass Sie manchmal mit ihnen reden, mal mit dem einen, mal mit dem anderen, mal mit dem dritten. Jeder hat ein Recht auf Ihre Aufmerksamkeit, aber, weil sie so verschieden sind, reden Sie mit jedem der drei Hassans so, wie es zu ihm passt. Sie verstehen mich: Nicht gleichzeitig, sondern abwechselnd.«

Hassan sah erleichtert aus und erklärte, damit gehe es ihm gut. Die Therapie ging noch eine Weile weiter; die Frage nach seinem Bruder brachte er nicht mehr auf.[83]

83 Eine weitere Intervention, die bei diesem Thema desselben Klienten zum Einsatz kam, findet sich in Hammel et al. 2021, S. 60 f.

Den Expartner aufteilen

Man kann nicht nur sich, sondern auch das innere Bild anderer Menschen in mehrere Personen aufteilen. Einer Frau, die von ihrem Mann (nennen wir ihn Dieter) wegen einer anderen verlassen wurde und die klagte, dass sie ihn immer noch liebe, obwohl keine Hoffnung bestehe, dass er wieder zurückkehre, schlug ich Folgendes vor:

»Stellen Sie sich vor, wir nehmen Ihr inneres Bild von Dieter aus Ihrem Kopf und stellen ihn einmal dorthin. Ist das in Ordnung?

Nun stellen Sie sich einmal vor, wir können ihn in mehrere aufteilen. Nach links schieben wir denjenigen Dieter, der Ihnen nicht guttut, der Sie verraten hat, dem Sie gerne einen Tritt geben möchten, und um den es auch nicht schade ist, wenn er geht. Können Sie sich den vorstellen?

Weiter rechts steht nun der Rest-Dieter, der eigentlich in Ordnung ist, vielleicht sogar gut. Den können Sie da sehen, oder?

Lassen Sie uns den nochmal in zwei aufteilen. Nach halblinks schieben wir den, mit dem es Ihnen geht, wie Suff und Kater: Erst ist es wunderschön, in Ihren Träumen an ihn zu denken, bis Sie aufwachen und denken: ›Scheiße, ich hab ihn ja verloren!‹ Und dann geht es Ihnen schrecklich. Der, der Ihnen erst guttut, wenn Sie träumen und dann schlecht, wenn Sie aus dem Traum erwachen, tut Ihnen insgesamt auch nicht gut. Der kommt nach halblinks. Ist das in Ordnung?

Ganz rechts steht nun der, der alles repräsentiert, was Ihnen nachhaltig guttut, der, an den Sie denken können ohne, dass es weh tut. Diesen Dieter können Sie mitnehmen.

Jetzt können wir die Tür aufmachen. Dem Dieter ganz links können Sie sagen: ›Es ist Zeit für dich. Ich brauche dich nicht mehr. Geh mit Gott, aber geh!‹

Dem halblinks können Sie sagen: ›Du tust mir auch nicht gut. Dich brauche ich auch nicht mehr. Geh, aber geh mit Gott!‹ Dem rechts können Sie sagen: ›Du kannst bleiben!‹ Wie ist das für Sie?«[84]

Die Frau zeigte sich von dem Vorschlag angetan, wirkte erleichtert und lenkte das weitere Gespräch auf andere Themen.

84 Die Intervention wird auch in Hammel et al. 2021, S. 61 f. beschrieben.

Die Aufteilung in mehrere »Leute« funktioniert auch da, wo die Belastung nicht durch eine reale Person verkörpert ist.

Symptome und Werte trennen

»Stellen Sie sich vor, derjenige, der Arthrose in der Schulter hat, der also diese Schmerzen und Bewegungseinschränkungen kennt, könnte aus Ihnen heraustreten und sich dorthin stellen. Was denken Sie, wie sieht er aus?

Stellen wir uns einmal vor, dass wir ihn in zwei aufteilen: Nach links geht der mit den Symptomen und nach rechts der, der gute Absichten verfolgt und bisher wahrscheinlich nur noch keinen besseren Weg gefunden hatte als den mit der Arthrose. Das ist einer, der hat Werte! Wie sieht er aus? Was denken Sie, sind wohl seine guten Absichten und seine Werte?

Ich denke, Werte sind immer gut. Ist es Ihnen recht, dass der von rechts zu Ihnen zurückkehrt und wieder in Sie hineinkommt?

Was ist eigentlich jetzt aus Ihren bisherigen Schmerzen geworden? Und wie ist es mit der Beweglichkeit Ihres Armes?«

Klienten, die diese Intervention in der Therapie erproben, berichten in der Regel, dass ihre Schmerzen deutlich reduziert oder ganz verschwunden sind und ihr Arm sich besser bewegen lässt. Die Veränderung ist meist nachhaltig. Dazu ist es allerdings günstig, das Ergebnis weiter zu stabilisieren. Der Einfluss von Einwänden innerer und äußerer Skeptiker wird verringert, indem der Therapeut die Wirksamkeit der Intervention als plausibel darstellt und die Bedenken unplausibel erscheinen lässt bzw. deren gute Intention würdigt und von ihren ungünstigen suggestiven Wirkungen unterscheidet.

So können wir auch im Kontext von Trauer »diejenige, die Trauer-Symptome hat« und »die aus der Trauer, die Werte hat«, von der Klientin und voneinander dissoziieren. Die Klientin kann erproben, wie es sich anfühlt, mit ihren Werten (Liebe, Treue) in Verbindung zu sein und sich von den Trauersymptomen (Schmerz, Schlaflosigkeit) unterschieden zu erleben. Dieser neue Zustand wird dann etwa mit Methoden des Therapeutischen Modellierens und der therapeutischen Grüße weiter stabilisiert.

Die trauernden Menschen, mit denen ich dieses Vorgehen erprobt habe, haben dieses, soweit ich mich erinnere, ausnahmslos als sehr entlastend erlebt.

Wenn wir belastete Personen, die aus einem Menschen dissoziiert wurden, von vornherein nicht als »Persönlichkeitsanteile« sehen, sondern als Erlebnismöglichkeiten, als Optionen, die das Unbewusste verwirklichen oder abwählen kann, dann lassen sich diese Personen auch, mit aller gebührenden Wertschätzung (und mit bemerkenswerten Auswirkungen für das Erleben von Klienten), verabschieden.

Flaschengeister befreien

»Stellen wir uns die unsichtbaren Leute hier einmal vor wie Flaschengeister aus tausendundeiner Nacht. Wenn so ein Flaschengeist entkorkt wird, sagt er meistens so etwas wie: ›Ich danke dir, du hast mich erlöst. Hundert Jahre war ich in dieser Flasche gefangen. Ich kehre heim in mein Reich, aus dem ich einst kam. Rufe mich, wenn du mich brauchst, so will ich dir zu Diensten stehen!‹ Sie können zu dem Geist sagen: ›Wenn ich dich brauche, rufe ich dich, und wenn ich dich nicht rufe, brauche ich dich nicht. Geh hin in Frieden!‹ Dann löst sich der Geist auf. Stellen Sie sich vor, wie das aussieht, wenn diese Leute, die wir uns vorgestellt haben, zu einem immer dünneren Nebel werden, bis sie weg sind. Jetzt sind Sie und ich allein im Raum. Wie ist das?«

Fast alle Klienten empfinden diese Vorstellung als äußerst befreiend und wohltuend. Und wenn es jemand anders sieht, dann brauchen wir die Dschinne nur zu rufen – schon sind sie wieder da!

2.3.3 Lösungsassoziierte Personen ins Spiel bringen

Anstatt belastete Personen imaginativ aus einer Klientin heraus auf einen Platz zu projizieren, können hilfreiche Personen, die sie möglicherweise sein kann, in den Raum gebracht und nach einer Beschreibung ihrer physiologischen Erscheinung in die Klientin hereingeholt werden. Gemäß der Regel »Lösungen verbinden« tun wir dies mit Figuren, die mit Ressourcen, Kompetenzen, Lösungen, also mit dem Zielerleben des Klienten in Verbindung stehen.

Die Klientin, die eine solche Person betrachtet, geht in Rapport mit diesem inneren Bild. Ihre Mimik, Gestik, Atmung, Beweglichkeit, etc. gleicht sich zunehmend der dieser Figur an, während sie …

- diese Person beschreibt,
- Neugier entwickelt, ob sie sich dort tatsächlich wie diese Person fühlen wird,
- sich auf deren Platz setzt und an sich wahrnimmt, was hier anders ist,
- diejenige auf dem vorigen Platz von sich auf dem neuen Platz unterscheidet.

Auch diese Veränderungen sind während des Prozesses unmittelbar an der veränderten Physiologie der Klientin abzulesen.

Möglich ist es auch, belastete Figuren (die »vielen« aus Abschnitt 2.3.2) in entlastete zu transformieren. Dafür kommt auch »die Klientin, die Sie waren, als Sie herkamen, die vor unserem inneren Auge auf dem Platz von vorhin sitzt« in Frage. Eine Möglichkeit, Problem-assoziierte Figuren in Lösungs-assoziierte zu verwandeln, ist die in 2.3.1 skizzierte Himmelsreise. Eine andere Möglichkeit ist der Einsatz von Klonen.

Die Klonin bringt Befreiung

»Stellen Sie sich vor, während Sie hier sitzen und bemerken, wie viel besser es Ihnen geht, können wir eine Klonin von Ihnen aus Ihnen heraustreten lassen, eine zweite von Ihrer Sorte, und die kann sich in mehrere von Ihrer Sorte aufteilen, und die bitten wir, es sich weiter genauso gut und noch besser gehen zu lassen, während sie sich genau dorthin stellt, wo die belasteten Personen stehen, die vorhin aus Ihnen herausgetreten sind und ihnen ein Update gibt, damit es denen so gut geht wie Ihnen. Ich stelle mir dazu so einen grünen Upload-Balken vor, der immer länger wird: 1, 2, 3 %, usw., … bis er bei 100 % angekommen ist. Schauen sie einmal, wie diese Leute jetzt anders dasitzen und wie sie anders schauen! Können Sie es mir beschreiben? Eine Klonin kann auch zu derjenigen gehen, als die Sie vorhin auf dem vorigen Stuhl gesessen haben und die mit Ihrem guten Erleben anfüllen. Schauen Sie sich die einmal an. Wie verändert sie sich?«

Um belastete oder skeptische Personen in hilfreiche Figuren zu transformieren, können diese, nachdem sie aus der Klientin dissoziiert sind, mit einer neuen Aufgabe betraut werden, in der sie diese wirksamer unterstützen. Eine Person, die Einwände gegen die Wirksamkeit der Therapie hat, kann dafür gewürdigt werden, dass sie Enttäuschung vermeiden möchte und zugleich darauf aufmerksam gemacht werden, dass sie durch Effekte selbsterfüllender Prophezeiung vermutlich genau das bewirkt, was sie verhindern möchte. Ihr kann ein Job als wissenschaftlicher Beobachter oder als Minister für Zuversicht und Optimismus[85] im Leben der Klientin angeboten werden (vgl. Abschnitt 9.1).

2.3.4 Die transgenerationale Perspektive

Fragen wir Klienten »Seit wann haben Sie dieses Problem?«, so antworten manche: »Schon immer«. Das klingt nach einer unpräzisen Antwort, trifft die Sache aber meistens recht genau. Fragen wir nämlich weiter: Gab es um die Zeit Ihrer Geburt, also direkt bei Ihrer Geburt oder in dem halben Jahr davor und danach irgendwelche Besonderheiten in Ihrer Familie, dann hören wir oft von Begebenheiten mit einem hohen traumatischen Potential. Vielfach drückt auch die Stimme, der Sprachfluss und die sichtbare Physiologie der Klienten Belastung aus, während sie davon sprechen.

Manche Klienten erzählen, dass sie als Frühgeborene die ersten Wochen ihres Lebens in einem Brutkasten verbracht haben, andere, dass sie unerwünscht waren und vielleicht sogar abgetrieben werden sollten. Andere sprechen davon, dass sie von den Eltern weggegeben wurden, dass die Mutter depressiv war oder die Eltern sich wegen schwerer Trauerfälle oder zu viel Arbeit kaum um das Kind kümmern konnten.

Dies könnte wohl als Erklärung für die Entstehung langjähriger körperlicher und psychischer Probleme ausreichen. Geben wir uns

85 Hammel 2017a, 54 ff.

aber noch nicht zufrieden und fragen weiter: »Hatte eines Ihrer Elternteile ähnliche Symptome?«, wird dies erstaunlich häufig bejaht. Fragen wir weiter: »Haben Sie eine Idee, woher das bei Ihrer Mutter (bzw. Ihrem Vater) kommen könnte?«, wird manchmal auf ein belastendes Erlebnis, oft in deren Kindheit, verwiesen. Oft stellt sich heraus, dass schon ein Elternteil dieses Elternteils dasselbe, als problematisch beschriebene Verhalten und Erleben gut kannte. Manchmal lässt sich das Phänomen auch noch mehrere Generationen weiterverfolgen. Nicht selten führt die Nachfrage nach den Ursprüngen des Problems auch zu Vorfahren, über die in der Familie zumindest verbal keine genauen Informationen mehr tradiert sind. Bei Frauen folgt die Weitergabe nach meiner Beobachtung am häufigsten der Linie: Mutter – Großmutter – Urgroßmutter … bei Männern häufig der Linie: Vater – Großvater – Urgroßvater … Natürlich ist auch die Weitergabe in einer genealogischen Zickzacklinie möglich.

Um zu verstehen, wie Problemmuster (z. B. ein depressives Verhalten und Erleben) von Generation zu Generation weitergegeben werden, wurde lange Zeit die Alternative »genetische« versus »erworbene« Faktoren diskutiert. Entwickelt wurden Vulnerabilitätskonzepte, nach denen in manchen Familien eine genetische Disposition für bestimmte Belastungen bestünden, die durch bestimmte biographische Erlebnisse sozusagen ausgebaut werden, so dass der Organismus den Schritt von einem Symptompotential hin zum konkret erfahrenen Symptom vollzieht. In der Systemischen Therapie und in der Arbeit mit Systemaufstellungen werden familiäre Muster oftmals so verstanden, dass sie in einem kollektiven Bewusstsein oder Unbewusstsein einer Familie oder Gruppe gespeichert sind. Diese Sicht wird teils neurobiologisch durch das Phänomen der Spiegelneuronen erklärt, mit deren Hilfe Personen einer Gruppe unwillkürlich ein gemeinsames Erleben erschaffen, teils wird es spirituell als Schöpfen aus einem unsichtbaren Wissenspotential gedeutet, teils auch in Anlehnung an quantenphysikalische Phänomene als Raum-Zeit-unabhängige physikalische Speicherung von Information gesehen.[86]

---

86 Zur Identifikation und Therapie transgenerationaler Belastungen s. die Abschnitte 2.4.3 und 7.3.3.

Neue Deutungsmöglichkeiten für die transgenerationale Weitergabe von Information innerhalb einer Familie (und teils über Familiengrenzen hinweg) ergeben sich aus dem Forschungsgebiet der Epigenetik.

> Ein psychisches Trauma löst beispielsweise nicht nur unmittelbar eine starke Stress- und Angstreaktion des Körpers aus. Sofern es wiederholt auftritt oder besonders heftig ist, verändert es auch die Epigenome *[genaktivierende und -deaktivierende Molekularstrukturen auf den DNA-Strängen, Anm. d. Verf.]* in jenen Zellen des Gehirns und Hormonsystems, die Angst auslösen oder die Empfindlichkeit der Stressregulation bestimmen. Dadurch verändert sich auch die Art und Weise, wie unser Körper und Geist in Zukunft auf vergleichbare Situationen reagieren. Eine derartige epigenetische Anpassung macht sich dann mitunter noch Jahrzehnte später bemerkbar. Sollte sie zusätzlich über die Keimbahn an folgende Generationen vererbt werden, verändert sie zumindest theoretisch sogar die Biologie der Nachkommen. Auf diesem Weg werden wir im Laufe unseres eigenen Lebens und durch den Lebensstil und die Erfahrungen der Vorfahren epigenetisch geprägt. Persönlichkeit und Krankheitsanfälligkeit sind deshalb nicht nur eine Frage der geerbten Gene, sondern immer auch der epigenetischen Prägung aus der Vergangenheit.[87]

Versuche zu transgenerationaler Epigenetik wurden vor allem mit Ratten und Mäusen, aber auch mit anderen Wirbeltieren, Insekten, Würmern und Pflanzen vorgenommen. Beobachtet wurden spezifische epigenetische Veränderungen im Sperma von traumatisierten Mäusen und Ratten, die in gleicher oder abgewandelter Form auch bei deren Kindern und Enkeln auftraten. Diejenigen Nager, die wie ihre Eltern traumaspezifische Veränderungen des Epigenoms aufwiesen, verhielten sich depressiv und zeigten ausgeprägte soziale Ängste, und zwar auch dann, wenn weder sie noch ihre Mutter den

87 Spork 2017, 357.

traumatisierten Vater je getroffen hatten (Zeugung durch In-Vitro-Fertilisation). »Manche Symptome, welche die gestörten Mäuse zeigten, sind auch bei Borderline-, Depressions- oder Schizophreniepatienten sehr prominent vertreten.«[88] Die beschriebenen Wirkungen waren bis zur Enkel- und teils Urenkelgereration nachweisbar.[89] Nachgewiesenermaßen erfolgt die epigenetische »Vererbung der Folgen von Traumata … sowohl über die Väter als auch über die Mütter; in beiden Fällen sind die Keimzellen beteiligt.«[90]

Bei Tieren, die nach einer Traumatisierung (als »Therapie«) in eine ausgesprochen positiv stimulierende Umgebung mit Spielkameraden, Spielzeug und reichlich Bewegungsmöglichkeiten gesetzt wurden, entwickelten sich die depressiven und sozialphobischen Verhaltensweisen zurück und die korrespondierenden epigenetischen Strukturen ebenfalls. Auch deren Nachkommen verhielten sich wie ihre normal aufgewachsenen Artgenossen und hatten ein arttypisches Epigenom. Bei Tieren, die nach der Traumatisierung in einer eher neutralen Umgebung aufwuchsen, blieben die epigenetischen Besonderheiten stabil, und sie vererbten diese an ihre Nachkommen[91].

In anderen Versuchskonstellationen zeigten sich die Nager, die auf diesem Weg traumatische Information von ihrem Vater oder ihrer Mutter »geerbt« hatten, besonders stressresistent oder besonders zielgerichtet und flexibel.[92] In einem (noch nicht durch Anschlussversuche validierten) Versuch wurde bei Mäusen eine Angstreaktion für Kirschblütenduft induziert und an die nächste Generation weitergegeben.[93]

Um festzustellen, ob diese Ergebnisse auf Menschen übertragbar seien, untersuchten zwei Wissenschaftlerinnen, Elisabeth Binder und Rachel Yehuda, das Erbgut von 32 jüdischen Holocaust-Überlebenden und verglichen es mit dem Erbgut gleichaltriger Juden, die

---

88 Die Zürcher Neuro-Epigenetikerin Isabelle Mansuy, zit. nach Spork 2017, 270.
89 Ibid., 149 f., 269 ff.
90 Mansuy et al. 2020, 131.
91 Spork 2017, 274, Mansuy et al. 2020, 137; Gapp et al. 2016.
92 Spork 2017, 143 f., 273 f.; Mansuy et al. 2020, 134 f.
93 Spork 2017, 275.

nicht dem Holocaust ausgesetzt wurden. Bei den Holocaust-Opfern war die Aktivierbarkeit eines spezifischen Gens zur Stressregulation sehr viel häufiger verändert als in der Vergleichsgruppe. Die Stressempfindlichkeit der Betreffenden ist in diesem Fall (bei Menschen wie bei Tieren) reduziert. Die Epigenome der Kinder dieser Holocaust-Überlebenden wiesen an derselben Stelle eine klar erhöhte Aktivierbarkeit des Gens zur Stressregulation auf, so dass diese eher stressanfällig sind. Das ist laut Binder »eine mögliche Erklärung dafür, dass bei Nachkommen von Holocaust-Überlebenden das Risiko für Stresskrankheiten wie Depressionen, bipolare Störungen oder Angsterkrankungen erhöht ist«. »Andere Einflüsse, etwa neue Traumatisierungen in früher Kindheit, konnten wir klar ausschließen«, erklärt Binder.[94] Vergleichbare Ergebnisse erbrachten Untersuchungen bei Frauen, die den Völkermord in Ruanda überlebt hatten sowie bei deren Kindern. Sowohl das Epigenom der betroffenen Frauen als auch das ihrer Nachkommen wies traumaspezifische Veränderungen auf.[95] Prinzipiell ähnlich war das Ergebnis einer epigenetischen Untersuchung an Blutzellen von 10- bis 19-Jährigen Jugendlichen, deren Mütter während der Schwangerschaft von ihren Partnern misshandelt worden waren.[96]

»Dass also auch wir Menschen prinzipiell unsere Traumata vererben können, ist damit weitgehend geklärt. Offen bleibt indes, welche Mechanismen genau dafür verantwortlich sind«, fasst Spork zusammen. Als Ursache komme sowohl die »… Weitergabe über die Keimbahn wie bei Mäusen und anderen Versuchstieren als auch ein erhöhter Stresshormonspiegel bzw. das Verhalten der Eltern in der perinatalen Entwicklungsphase des Kindes in Frage.«[97]

Umgekehrt gilt, dass epigenetische Strukturen, die offenbar aus Traumatisierungen rühren und zu einem psychisch belastenden Erlebens führen, auch zurückgebildet werden können. So entdeckten Forscher in den Blutzellen von 28 Patientinnen mit häufigen Panikattacken eine bestimmte epigenetische Veränderung eines spezifi-

94 Ibid., 282 ff.; vgl. R. Yehuda et al. 2016.
95 Mansuy et al. 2020, 92.
96 Spork 199 f.
97 Ibid., 284 f.

schen Gens, das bei Panik-erfahrenen Patienten oft besonders stark aktiviert ist.

> Nach einer sechswöchigen kognitiven Verhaltenstherapie waren die Panikattacken bei einem Teil der Patientinnen verschwunden – und mit ihnen die zugehörige epigenetische Signatur … Bei jenen Patientinnen, bei denen die Therapie nicht angeschlagen hatte, war die epigenetische Markierung dagegen sogar noch prägnanter geworden.[98]

98 Ibid., 57 f. mit Verweis auf Ziegler et al. 2016.

TEIL 2

Was uns kränkt und was uns heilt

In Beziehung werden wir verletzt, nur in Beziehung werden wir gesunden.

Es gibt einen alten Text, der davon spricht, wie Menschen versuchen, Beziehung zu gestalten, ohne aus einem Werterleben heraus zu handeln. Seine Gültigkeit besteht, wie ich meine, unabhängig von Religionen und Weltanschauungen:

> Wenn ich mit Menschen- und mit Engelszungen rede, aber keine Liebe habe, so bin ich ein tönendes Erz, eine lärmende Zimbel.
> Und wenn ich die Gabe prophetischer Rede habe und alle Geheimnisse kenne und alle Erkenntnis besitze und wenn ich allen Glauben habe, Berge zu versetzen, aber keine Liebe habe, so bin ich nichts.
> Und wenn ich all meine Habe verschenke und meinen Leib dahingebe, dass ich verbrannt werde, aber keine Liebe habe, so nützt es mir nichts.[99]

Es kommt dem gleich, wenn wir heute sagen:

Wenn ich alle Therapieschulen durchlaufen und unzählige Techniken erlernt hätte, so dass mein beraterischer Werkzeugkasten

99 1. Kor. 13, 1–3 nach Zürcher Bibel 2019.

überquölle, und ich lebte nicht aus Mitgefühl, Annahme, Respekt und Wertschätzung, so würde es niemandem nutzen.

Bewusst und unbewusst, im Stillen und in der Öffentlichkeit, wo es gehört wird und wo es niemand sieht, eine respektvolle, liebevolle, achtungsvolle Haltung einzunehmen, die berechtigten Bedürfnisse und die guten Absichten hinter allem zu suchen,[100] ist wichtiger, um dazu beizutragen, dass Menschen sich als heil erleben, als alle Modelle und Techniken. Und doch gilt auch: Wer eine Haltung findet, die Klienten nahezu bedingungslos fördert *und* hilfreiche Modelle und Techniken sucht, findet und verfeinert, wird nochmals mehr erreichen als der, der sein Leben ohne eine solche Ausstattung der Liebe verschreibt.

Das folgende Kapitel skizziert Modelle, die sich als hilfreich erwiesen haben, um sich mit therapeutischen Mitteln in der Welt psychisch, körperlich, sozial und manchmal auch interkulturell und global assoziierter Leiden zu orientieren.

---

100 Für Erickson bedeutet Utilisation »die vom Patienten gezeigten Verhaltensweisen zu akzeptieren und ihnen zu folgen, wie ungünstig diese in der klinischen Situation auch erscheinen mögen«. Rossi 1995 ff., Bd. 6, 344.

KAPITEL 3

Blick zurück und Blick nach vorn

In jedem lebenden System besteht eine Balance aus unterschiedlichen Tendenzen, namentlich solchen, die …

- auf dessen Stabilisierung, also auf die Aufrechterhaltung eines Status quo,
- auf Expansion, also auf Wachstum und Vermehrung oder
- auf Veränderung, also auf Anpassung an eine wechselnde Umgebung

zielen.

> Damit also ein lebendes System sein Leben sichern und es reproduzieren kann, erzeugt es sich selbstrückbezügliche Regeln, die seinen Aufbau auch erst wieder ermöglichen und die u.a. auch wieder dafür sorgen sollen, dass die Regeln weiter aufrechterhalten werden. Da diese aber wieder in Auseinandersetzung mit einer sich ständig fluktuierend ändernden Umwelt geschieht, reicht es nicht aus, die bisherigen Regeln alle starr zu belassen (Homöostase), sondern einen Teil der Regelungen muss es auch immer wieder in Abstimmung mit der Umgebung verändern, gerade um zu sichern, dass seine Stabilität weiter ermöglicht wird: ›Wer einigermaßen der Gleiche bleiben will, muss sich ständig verändern‹.[101]

101 Schmidt 2005, 51 f.

3.1 Rolle und Identität

Was ist nun »identisch« an unserer Identität? Identität ist die Kehrseite von Rolle, also dem Platz, den wir im System haben (in unserer Herde und unserem bzw. ihrem Territorium). Identität erleben wir, wenn unsere Sicht von uns selbst und die Sicht der wichtigen anderen Personen auf uns weitgehend zur Deckung kommen.[102] Neben dieser interpersonalen Beschreibung ist auch eine intrapersonale Beschreibung möglich: Identität erleben wir, wenn unsere Selbstbeschreibung ein Kontinuum darstellt, wenn wir also unsere Selbstsicht in der kürzlich vergangenen Zeit und im Jetzt als zusammenpassend erleben. Das impliziert, dass das, was wir als Identität bezeichnen, zum großen Teil weder angeboren ist noch lebenslang gleichbleibt, sondern dass es sich wandelt. Es gibt lediglich psychobiologische Funktionen unseres Organismus, die die durch musterhaftes Wiederholen von Verhaltensweisen und Interpretationen, durch Relativieren (z.B. Vergessen) von Unterschieden zwischen früherem und aktuellem Erleben und durch Umdeutung von Selbstveränderung als Veränderung der Umwelt ein stabiles Selbsterleben fördern:

> Je nachdem, wohin, d.h., auf welche der vielen möglichen Erlebnisbereiche gerade fokussiert wird, wird man partiell zu jemandem anderen, springt praktisch eine unserer vielen möglichen Persönlichkeitsvarianten ins Bewusstsein und übernimmt die ›Regierungsfunktion‹ … Quasi gibt es uns gar nicht als statische Wesen, wir er-finden und er-zeugen uns eigentlich Sekunde für Sekunde unseres Er-Lebens durch Fokussierung von Aufmerksamkeit. Hypnotherapie macht sich diese Prozesse nur zunutze … Das ist allerdings keine neue Entdeckung. Alle schamanistischen Heilungsprozeduren … gehen nach dem gleichen

102 Vgl. Watzlawicks Gedanken, dass »wir Menschen uns nur in dem Maße wirklich fühlen, in dem unser Selbstbild von einem anderen bestätigt und damit sozusagen ratifiziert wird«, Watzlawick et al. 1974, 95.

> Prinzip vor …: ›Energy flows, where attention goes …‹ Dort, wo die Aufmerksamkeit hingeht, geschehen verwirklichte Physiologie, Emotion und Denken.[103]

Cordula Meyer-Erben und Ute Zander-Schreindorfer unterscheiden im Anschluss an Reinhold Bartl zwei Möglichkeiten der Aufmerksamkeitsfokussierung:

> eine gewünschte Richtung, in der Wohlergehen, Zufriedenheit, Stimmigkeit oder ein Flow-Gefühl entsteht, oder eine unerwünschte Richtung, oder eine unerwünschte Richtung, die als Problem wahrgenommen beziehungsweise in der Symptomverhalten mit dem Erleben von Leid gezeigt wird. Beide Ebenen verfügen jeweils über einen besonderen Wissensschatz, den wir für die Suche nach Lösungen nutzen können.[104]

Bartl nennt in diesem Zusammenhang drei Instanzen oder Wissensquellen, die unsere Aufmerksamkeit fokussieren:

> Das bewusste ›Ich‹, das unwillkürliche ›Es‹ und den Körper. Das bewusste ›Ich‹ kann beschrieben werden als unser bewusstes Denken, es umfasst unser Bild von uns selbst mit all unseren Stärken, Schwächen, bewussten Wertvorstellungen etc., die ›Ich will (aus guten Gründen) Welt‹ der Rationalität. Das unwillkürliche ›Es‹ umfasst die unwillkürlich auftauchenden Gefühle und Regungen, die ›Es geschieht/fühlt (aus guten Anliegen) Welt‹ der Intuition. Die dritte Instanz ist der Körper, welcher von dem führenden Hirnforscher Damasio als die Bühne der Gefühle bezeichnet wurde. Der Körper reagiert auf die Impulse des unwillkürlichen ›Es‹.[105]

---

103 Schmidt 2005, 39.
104 Meyer-Erben & Zander-Schreindorfer, 17.
105 Bartl 2016, wiedergegeben nach www.hager-katharina.at/grundlagen.

3.1.1 Der Platz in der Herde

Der britische Anthropologe und Psychologe Robin Dunbar erklärt die Entstehung der Sprache in der menschlichen Frühzeit als kommunikatives »Kraulen« in größeren sozialen Gefügen. Klatsch und Tratsch sei der Kitt, der Gruppen seit Anbeginn der Menschheit zusammenhalte. So gesehen, schreibt der Historiker Yuval Harari,

> dient unsere Sprache vor allem der Verbreitung von Klatsch und Tratsch. Der *Homo sapiens* ist ein Herdentier, und die Kooperation in der Gruppe ist entscheidend für das Überleben und die Fortpflanzung. Dazu reicht es nicht aus, zu wissen, wo sich Löwen und Büffel aufhalten. Es ist viel wichtiger zu wissen, wer in der Gruppe wen nicht leiden kann, wer mit wem schläft, wer ehrlich ist und wer andere beklaut … Mit Hilfe von verlässlichen Informationen über zuverlässige Mitmenschen konnten die Sapiens ihre Gruppen stark erweitern, enger miteinander zusammenarbeiten und komplexere Formen der Zusammenarbeit entwickeln.[106]

Wenn jeder in einer Gruppe in etwa das Gleiche über die anderen denkt und möglichst jeder genauso über sich denkt wie die anderen über ihn, können Fragen der Rangfolge leichter einvernehmlich gelöst werden, als wenn zwischen Gruppenmitgliedern unüberbrückbare Unterschiede in der Deutung der hierarchischen Situation bestehen. Dadurch wird das Potenzial für Rivalitätskonflikte reduziert. Was wir als Tratsch bezeichnen, dient also vermutlich der kollektiven Anpassung der Selbst- und Fremdbilder in einer Gruppe, d. h. der Angleichung von intersubjektiv zugeschriebenen Rollenbildern und subjektiv erlebten Identitäten im Gruppengefüge.

Wenn ein Kind zur Welt kommt, lernt es Mutter, Vater, Geschwister, Großeltern und andere Bezugspersonen kennen und entwickelt unwillkürlich Modelle von ihrem Verhalten und ihrer Bedeutung für sein Leben. Ein Bild davon, wer es selbst ist, kann es nur im Spiegel der Behandlung durch andere entwickeln. Was andere zu ihm sagen

106 Harari 2013, 35 f.; Dunbar 1998.

und wie sie es behandeln, ist im Wesentlichen seine einzige Informationsquelle darüber, welcher Platz ihm im System zukommt. Zu seiner Identität wird daher alles, was uns von den wichtigen Personen in seiner Umgebung zugeschrieben wird, sofern es dagegen nicht Einspruch erhebt.

Welche Möglichkeit hat ein Kind, Einspruch zu erheben gegen die Art, wie es von anderen betrachtet und beschrieben und geprägt wird? Wahrscheinlich kann man sagen, dass der Platz, den ein Kind in einer Familie einnimmt, zu einem großen Teil von denen, die schon länger Teil des Systems sind, zugewiesen wird. Wie hart oder weich die Vorgaben sind, die die Älteren in der Familie und die Gesellschaft als Ganzes den Jüngeren machen – das ist in den verschiedenen Familien und Gesellschaften unterschiedlich geregelt. Der Platz in der Herde wird immer wieder ausgehandelt oder erkämpft – zwischen Geschwistern meist in hoher Frequenz, zwischen Kindern und Erwachsenen eher in Phasen oder Wellen.

> Individuelle Erlebens- und Verhaltensprozesse werden also auch aufgefasst als Phänomene, die in Interaktionsnetzwerken ablaufen und auf die solche Regelungen einwirken. Sie können nicht mehr nur aus Betrachtungen des ›Ich‹, ›Selbst‹, usw. beschrieben werden … Jedes Verhalten jedes Beteiligten ist gleichzeitig Ursache und Wirkung des Verhaltens der anderen Beteiligten (Zirkularität). So ist es auch wenig sinnvoll, bestimmte ›Charaktereigenschaften‹ zu definieren, etwa eine Person ›sei‹ so oder so, sondern ihr ›Sosein‹ wird verstanden als Teil eines Wechselwirkungsprozesses, einer Interaktion in ihrem systemischen Sinnzusammenhang.[107]

In größere Verwirrung kann ein Mensch geraten, wenn sein gesamtes System sich so verhält, als ob Gegebenheiten vorlägen, die der tatsächlichen Situation widersprechen und keine Frage individueller Interpretation sind. Die betroffene Person erlebt einen Konflikt zwischen der geglaubten oder vorgegebenen Wirklichkeitskonstruktion

107 Schmidt 2005, 52 f.

des umgebenden Systems und der Information ihres Körpers, verbunden mit einem vagen Eindruck von Inkongruenz: »Etwas stimmt hier nicht«. Eine solche Situation kann eintreten, wenn …

- Linkshänder als Rechtshänder behandelt werden,
- Mädchen als Jungen behandelt werden oder umgekehrt,
- ein Kind als eine andere Person behandelt wird (»du bist wie dein verstorbener Bruder / wie deine Großmutter«),
- *ein* Kind erwartet wurde, Zwillinge kamen und die Eltern größere Schwierigkeiten haben, sich auf die Situation einzustellen,
- einem Kind keine oder falsche Information über seine leiblichen Eltern (bzw. ein Elternteil) und entsprechend über seine gesamte Verwandtschaft gegeben wird,
- ein in bestimmten Bereichen eher minderbegabtes Kind als ausgesprochen begabt behandelt wird oder umgekehrt,
- einem homosexuell veranlagten Kind Homosexualität als inexistentes Phänomen oder als verwerflich dargestellt wird, etc.

Da wir verschiedenen Gruppen zugehören, die uns unterschiedliche Rollen zuweisen und uns verschiedene Identitätsmerkmale zusprechen, haben wir, je nachdem, in welchem Umfeld wir uns bewegen, verschiedene Identitäten oder Seinszustände, zu denen ein unterschiedliches Verhalten und Erleben gehört[108]. Dieser Unterschied kann (aus der Innen- oder Außenperspektive erlebt) sehr diskret oder ganz augenscheinlich sein. Was sich aus der Außenperspektive als Rollenkonflikt beschreiben lässt, kann regelmäßig auch als Konflikt zwischen verschiedenen Identitäten beschrieben werden.

Wenn unser Identitätserleben in unterschiedlichen Systemen schwer oder gar nicht miteinander in Einklang zu bringen ist, erleben wir uns in einem Konflikt, wann immer sich diese Systeme begegnen. Das gilt insbesondere, wenn die Systeme ihre Anforderungen gleichzeitig an uns stellen, so dass wir uns für eine der uns zugewiesenen und von uns angenommenen Identitäten auf Kosten der anderen Identität entscheiden müssen.

---

108 Die Ego-State-Therapie spricht von Ich-Zuständen (ego states).

Wenn ein Kind zur Welt kommt, ist es vollkommen von denen abhängig, die es versorgen. Einen Platz in der Herde zu haben, ist überlebenswichtig. Wenn wir nicht jemand sind, über den etwas berichtet wird, dem Eigenschaften, Fähigkeiten, Beziehungen und Besonderheiten zugeschrieben werden, erleben wir uns als bedeutungslos. **Zugehörigkeit zu einer Herde, mit der wir im Geben und Nehmen verbunden sind, ist die biologische Essenz von Sinnerleben. Ohne Zugehörigkeit erleben wir keinen Sinn.**

Zugehörigkeitserleben *ist* Sinnerleben, d.h. auch: Um Zugehörigkeit zu anderen Menschen zu erleben, insbesondere zu solchen, die ihnen Sicherheit und einen guten Status ermöglichen, sind Menschen zu enormen, zum Teil grausamen, fremd- und selbstschädigenden oder absurd anmutenden Verhaltensanpassungen, einschließlich Korrekturen ihrer Wahrnehmung und Erinnerung, bereit. Das haben die Experimente von Solomon Asch und von Stanley Milgram[109] sowie das Stanford-Gefangenenexperiment von Philip Zimbardo[110] deutlich gezeigt. In diesen Zusammenhang gehört die Abgrenzung der eigenen Person bzw. Gruppe von anderen Menschen, die einen vermeintlich geringeren Status haben (aggressiver Nationalismus, Rassismus, Homophobie, Abwertung des anderen Geschlechts etc.). Die Unterscheidung von »gut« oder »schlecht« (»böse«, »minderwertig«) beruht in menschlichen Gemeinschaften fast ausschließlich auf der jeweiligen Definition der Grenzen von »wir« (Personen mit den eigenen Statusmerkmalen) und »die anderen« (Personen mit erkennbar abweichenden Statusmerkmalen). Umgekehrt gilt: Wer die Lebensgeschichte von Menschen mit depressiven Symptomen erfragt, wird regelmäßig auf emotionale Vernachlässigung, Unwillkommensein oder Beziehungsabbrüche in ihrer frühen Kindheit stoßen.

Wie kommt es, dass manche Menschen sich selbst beschimpfen und herabwürdigen? Das kann doch eigentlich nicht gut sein – und doch muss es eine Funktion erfüllen.

---

109 Zusammengefasst in Mücke 1996, 94 ff.
110 www.stanford-prison-experiment.de.

Im Zweifel nehmen Menschen jede zugewiesene Identität an – also jede Position im System, die mit bestimmten Weisen des Verhaltens und Erlebens verbunden ist – wenn keine andere zur Wahl zu stehen scheint. Sie verhalten sich, als ob sie sagen wollten: besser irgendeine Identität als gar keine.

Angenommen, ein Vater schlägt und beschimpft sein Kind, und das Kind wehrt sich – es schlägt und schimpft zurück – dann ist die Wahrscheinlichkeit hoch, dass das Kind noch mehr geschlagen und beschimpft wird. Das Kind lernt, dass die Situation noch schlimmer wird, wenn es sich wehrt. Es wehrt sich nicht mehr und fügt sich. Wenn es leise oder laut darauf besteht, dass es nicht die Person ist, als die es behandelt wird, erlebt es zugleich eine Inkongruenz zwischen der Sicht seines Vaters auf es und seiner eigenen Sicht – eine Inkongruenz, die ein Erleben von Übereinstimmung und gesicherter Zugehörigkeit sehr schwierig macht.

Um in einem solchen System Zugehörigkeit und Identität erleben zu können, muss das Kind nicht nur auf den äußeren Protest verzichten, sondern auch innerlich der mit Schlägen und Beschimpfungen eingeforderten Rolle in der Familie zustimmen.

Daher entwickelt es nicht nur ein inneres Bild von seinem Vater, der es schlägt, beschimpft und beschämt, sondern auch eine eigene innere Stimme oder Figur, mit der es sich ebenso behandelt, wie es behandelt wurde. Die gute Absicht dieser Person ist es, durch Übereinstimmung mit der Rollenzuweisung des Vaters ein Erleben von Zugehörigkeit und Identität zu ermöglichen.

Unser Verständnis dessen, wer wir sind, orientiert sich allerdings nicht nur daran, wer wir im System der anderen Menschen sind, sondern auch daran, wer wir im System der übrigen belebten und unbelebten Welt sind. Wir verorten uns nicht nur gegenüber einer Herde, innerhalb deren wir zunächst Zugehörigkeit und dann einen guten Platz suchen, sondern auch gegenüber einem Territorium, in dem wir Sicherheit und gute Entwicklungsmöglichkeiten suchen.

Hier keine Kontinuität zu erleben, wirkt sich ebenfalls verstörend auf die Erfahrung einer stabilen, als stimmig empfundenen Identität aus. Die Frage »Wer bin ich?« stellt sich nicht nur für diejenigen, die keinen stimmigen Ort im Kreis einer Gruppe haben, der sie sich zugehörig fühlen, sondern auch für die, die aus ihrer vertrauten Umgebung herausgerissen sind. So finden wir Depression nicht nur bei denjenigen Menschen, die aus leidvoller Vorerfahrung alarmiert (»getriggert«) auf die Erfahrung von Verlust, Einsamkeit und Ausgeschlossensein reagieren, sondern auch bei einem großen Teil der Menschen mit Migrationserfahrung.

Das gilt umso mehr, wenn die Ausreise nicht als eigene, freiwillige Entscheidung erlebt wurde und wenn eine Rückkehr in die Heimat ausgeschlossen ist. Sehr ungünstig kann sich in diesem Zusammenhang die vollständige Auflösung eines gesellschaftlichen Systems auswirken, in dem Menschen Orientierung gefunden haben. Beispiele hierfür sind die Abschaffung der DDR als Staat, Rechts- und Gesellschaftssystem, die Auflösung Jugoslawiens und die Aufteilung Polens zwischen der UdSSR und Hitler-Deutschland im 20. Jahrhundert.

Auch Grenzverletzungen, Grenzverschiebungen und Zusammenschlüsse von Territorien, die unfreiwillig hingenommen werden, können nachhaltige Irritationen hinterlassen. Dies bezieht sich auch auf regionale, familiäre oder individuelle Territorien wie Grundstücke, Wohnungen, das Büro, den Platz in der Kirche oder im Kino, den man für sich beansprucht oder das Auto, das man fährt.

Zu beobachten ist, dass Menschen, in deren Wohnung eingebrochen wurde, oft traumatisiert reagieren, selbst dann, wenn sie zur Zeit des Einbruchs abwesend waren. Auch Menschen, denen persönliche Gegenstände aus dem Auto oder vom Fahrradgepäckträger entwendet wurden, zeigen zuweilen traumatische Reaktionen.

Verletzungen eines als geschützte Privatsphäre erlebten Bereichs in der Familie, gegenüber Nachbarn oder am Arbeitsplatz können ebenfalls als nachhaltig verstörend erlebt werden. Um Grenzverletzungen zu vermeiden, werden Territorien markiert, durch Schlagbäume, Zäune, Türen, durch Handtücher auf Liegen, Kosmetikartikel auf der Badkonsole des neuen Freundes, etc.

Der Pantomime Samy Molcho äußert den Gedanken, dass auch das Aufräumen der Wohnung eine Reviermarkierung darstelle. Der Partner oder das Kind der aufräumenden Person könne mit derselben Methode dann nichts markieren und wähle meist das Herumliegenlassen von Gegenständen als Markiermethode. Beim Herumliegenlassen bzw. Aufräumen von Dingen löschen die Partner ihre Reviermarkierungen gegenseitig, was zu Konflikten führe.[111]

Vermutlich lassen sich so auch Streitigkeiten über die richtige Art, eine Spülmaschine zu befüllen und Diskussionen zwischen Autofahrern und Beifahrern erklären.

Da wären wir nochmals in der Welt der Herde, der Rollen und Identitäten. Kann man Familienmitglieder markieren? Katzen tun das, indem sie ihren Hals an den Beinen von Menschen reiben und dort eine Geruchsmarkierung hinterlassen. Könnte ein Knutschfleck eine ähnliche Funktion haben? Das Kaufen von Kleidung und Schmuck für den Partner? Ein Ehering? Können Uniformen und Kleidungsstile dazu dienen, Menschen zu markieren?

Apropos Markierung: Gibt es in menschlichen Gruppen eine »Hackordnung«? Kann eine Misshandlung, die Flecken hinterlässt, einen behaupteten Besitzanspruch einer Person über die andere dokumentieren? Eine Klärung der Rangfolge mit unterschiedlichen Formen von Gewalt oder Gewaltandrohung ist in Familien und an Arbeitsplätzen öfter zu beobachten. Gehaltsstufen und militärische Ränge sowie unterschiedliche Ausstattungen von Dienstwagen und Büros können als Versuch angesehen werden, eine solche Rangordnung sichtbar zu machen. Dabei kommt die offizielle Rangordnung nicht immer mit der informellen, unsichtbaren Ordnung zur Deckung. Hier kann das Dienstalter, Lebensalter und je nach Kultur auch das Geschlecht oder ein anderweitig bestimmter gesellschaftlicher Status (Adelstitel, akademischer Titel, Kaste) eine Rolle spielen.

Rangordnungen markieren innerhalb einer Gruppe, die sich als »Wir« versteht, höhere und niedrigere Einstufungen von Personen auf einer bestimmten Bewertungsskala. Daneben gibt es zugeschriebene Identitäten von »gut« und »böse«, »kompetent« und »inkompetent«, »gesund« und »krank«, oftmals auch von »Täter« und »Opfer«.

---

111 Molcho 1994, 189 ff.; vgl. Eibl-Eibesfeldt 1997, 489. Ich verwende solche Überlegungen im Therapiegespräch, um Auseinandersetzungen über Ordnungsfragen die Härte zu nehmen und zu einem humorvollen Blick darauf einzuladen.

3.1.2 Täter und Opfer

Therapeuten identifizieren sich oft eher mit Personen, die sie als Opfer empfinden als mit denen, die sie als Täter sehen. Warum eigentlich? Sind Menschen besser, die Leid erdulden als die, die Leid zufügen? Ist es wichtig zu wissen, aus welcher Absicht oder welchem Bedürfnis heraus die einen Leid erzeugen und andere es erdulden? Ist es wichtig, zu erkennen, ob und wie sie sich wehren? Ist es von Belang, die Vor- und Nachgeschichte der sogenannten Täter bzw. Opfer von Gewalt zu kennen?

Bei Menschen, die gelitten haben, verbietet sich eine Parteinahme für die Person, die ihnen Leiden zugefügt hat. Und doch ist es manchmal, auf der Grundlage der Anerkennung des erlittenen Unrechts, möglich, etwas zu sagen, um das Deutungsgefüge so zu verschieben, dass Menschen eingeladen werden, vom Erleiden ins Gestalten zu kommen …

Was Ihre Mutter Ihnen zugefügt hat

»Wenn ich höre, was Ihre Eltern Ihnen zugefügt haben, kann ich mich über sie aufregen. Wenn ich dann aber Ihre Mutter hier in Therapie hätte, würde sie mir vielleicht erzählen, was ihre Mutter ihr zugefügt hat, und dann würde ich mich über Ihre Großmutter aufregen. Wenn ich dann Ihre Großmutter hier hätte und die mir wiederum über ihre Mutter erzählen würde, würde ich mich über die Urgroßmutter aufregen. Und dann denke ich, vielleicht ist es besser, zu sagen: ›Ich finde es traurig, was diese Menschen getan und davor wahrscheinlich auch erlitten haben.‹«

Ich hege die Befürchtung, dass Therapeuten, die sich mit Emphase auf die Seite der Erleidenden stellen und dabei gegen diejenigen Partei ergreifen, die ihnen Leid zugefügt haben, ihre Klienten versehentlich dazu einladen können, auf der Seite der Erleidenden zu bleiben oder sich unter der Rechtfertigung des Gelitten-habens unbemerkt auf die Seite derer zu begeben, die anderen Leid zufügen. In der Ausbildung und Supervision verwende ich daher einige weitere Geschichten, um Therapeuten dazu einzuladen, das Thema von vielen Seiten zu betrachten:

Insekten sind gruselig

In Erinnerung geblieben ist mir ein Gespräch mit einer Schülerin, die mir erklärte:

»Insekten finde ich gruselig.«

»Warum?«

»Die machen so schauerliche Sachen, wie Ihre Eier in andere Insekten legen, so dass sich ihre Maden in denen entwickeln und sie von innen heraus auffressen. Ich mag mir das gar nicht vorstellen. Meinen Bruder stört das nicht.«

»Und warum stört das deinen Bruder nicht?«

»Der identifiziert sich mit dem Tier, das seine Eier in andere legt und nicht mit dem, das aufgefressen wird.«

Die Schülerin verurteilte ihren Bruder nicht. Sie stellte nur den Unterschied zwischen sich und ihrem Bruder fest. Ich fand das bemerkenswert.

Partisanen

Partisanen sind bei den Soldaten verhasst, weil sie aus dem Hinterhalt schießen. Das gilt als feige. Die Soldaten sind bei den Partisanen verhasst, weil sie in einer Überzahl kommen. Das finden *sie* feige. Wie jemand kämpft, entscheidet sich daran, welche Möglichkeiten er hat. Terroristen und Freiheitskämpfer sind dieselben Leute. Je nachdem, auf welcher Seite man steht, heißen sie verschieden.

Katze und Maus

»Gott liebt die Katze und die Maus.«[112]

Immer wieder scheint es mir notwendig, aus jener Parteinahme, die aus Anteilnahme entsteht, zurückzukehren in die Haltung der Multiperspektivität.

Manchmal wird von Tätern und Opfern geredet, als ginge es um Fakten oder bleibende Identitäten, um etwas, worüber eindeutig gesprochen werden könnte. Aber …

---

112 Zu Aphorismen als Interventionsart vgl. Hammel 2009a, 321 f.

Eine Rose ist eine Rose ist eine Rose. Eine Distel ist eine Distel ist eine Distel. Blüten und Stacheln. Wer entscheidet, was Kraut ist und was Unkraut? Nach welchen Kriterien? Wenn ich einen Konflikt moderiere – für wen ergreife ich Partei? Für die Opfer? Was ist, wenn beide sich für Opfer halten?
Was ist, wenn der Reigen sich dreht? Die Opfer von einst sind die Täter von jetzt sind die Opfer von einst. Die Täter von einst sind die Opfer von jetzt sind die Täter von einst. Wie viele Täter sind Opfer von Tätern, die Opfer von Tätern sind, die Opfer von Tätern sind?
Wie viele Opfer bleiben Opfer oder werden Täter, weil es im Schatten des Leids ein Verlust an Bedeutung wäre, weder Opfer noch Täter, sondern nichts davon zu sein? Wie viele Opfer sühnen, ohne satt zu werden? Manche Art, Opfer zu unterstützen, kann ein Beginn davon sein, sie zu Tätern zu machen. Wer sagt mir, dass sie auf halbem Wege Halt machen und Täter des Guten bleiben? Indem ich Täter bekämpfe, beginne ich, sie zu Opfern zu machen. Wer sagt mir, dass *sie* auf halbem Wege Halt machen und das Böse nicht tun, wenn sie Böses erleiden?
Des einen Nutzen ist des anderen Schaden, des einen Lob des anderen Tadel, des einen Hilfe des anderen Strafe. – Wenn der Berater ausbricht aus diesen Gedanken, nur dann durchbricht er den Kreislauf der Schuld. Wie kann das gelingen? Muss der Berater vorher die eigene Biografie befrieden?[113]

Täter, Tat und Opfer (Die Schere)

Vielleicht geht es nicht darum, anzuerkennen, dass jemand ein Opfer war, sondern, dass dieser Mensch gelitten hat und dieses Leiden unverdient über ihn kam. Vielleicht geht es darum, sein Identitätserleben und seine Lebensgeschichte von diesem Leiden und von der Lebensgeschichte des sogenannten Täters zu entkoppeln. Das müsste allerdings so geschehen, dass nicht eine zusätzliche Last auf den gelegt wird, der zuvor gelitten hat, ohne Bagatellisierung des Geschehenen und ohne Forderungen an den belasteten Klienten. Wenn

113 Nach www.stefanhammel.de/blog/2008/01/16/38.

einige Verzeihen fordern, erscheint mir das, als solle man den Täter von seiner Verantwortung entbinden.[114] Wenn die Tat mit einem Faden am Täter befestigt wäre und das Opfer mit einem Faden an der Tat hängt, wirkt das, als solle das Opfer den Täter mit dem Akt des Verzeihens von der Tat abschneiden, und selbst mit der Tat allein bleiben. In einer Zeichnung könnte man das so darstellen:

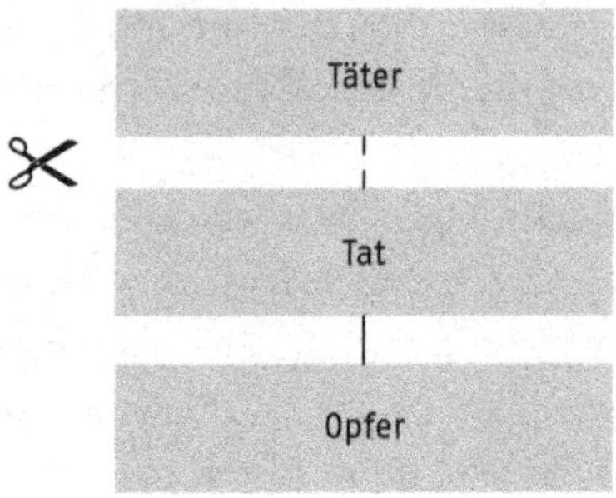

Besser wäre es, das Opfer von der Tat abzuschneiden. Dann kann der Täter zusehen, was er allein mit seiner Tat anfängt. In der Zeichnung sähe das dann so aus …«[115]

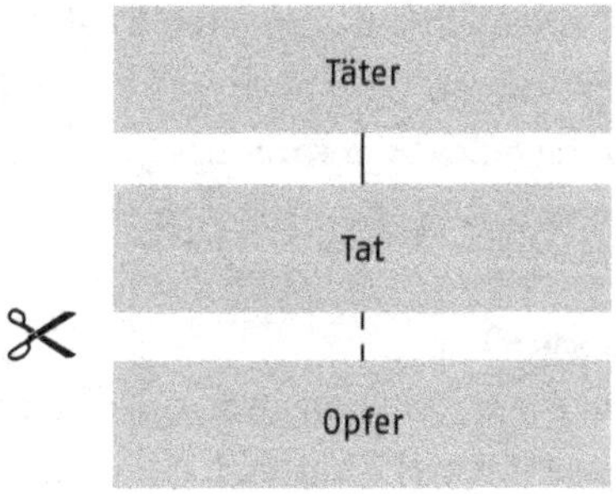

114 Astrid Vlamynck überlegt: »Anderen verzeihen ist grundsätzlich gut. Wir können es aber nicht erzwingen. Verzeihen kommt automatisch als krönender Abschluss, wenn alle Themen ausreichend Zeit und Raum hatten. Dann können wir wissen, dass die anderen leider nicht anders konnten … Die wenigsten wollten schaden. Aber auch solche gibt es. Leider!« Vlamynck 2019, 136.

115 Das gedankliche und graphische Konzept verdanke ich Alexandra Spitzbarth. Seminargespräch 2018.

Wer den Weg des Verzeihens sucht, kann sich zunächst von der Identifikation mit der Tat lösen, indem diese eindeutig mit dem Täter assoziiert wird und bei Bedarf in einem späteren zweiten Schritt die Identifikation zwischen dem Bild der von ihm selbst gelösten Tat und dem Bild des Täters lösen.

Was wir individuell als »Identität« beschreiben, entspricht dem, was wir sozial als »Rolle« beschreiben. Ein Bild davon, wer wir sind, gewinnen wir nur im Spiegel der Behandlung und Betrachtung wichtiger anderer. Wir werden zu der Person, als die wir behandelt werden, soweit wir kein Veto dagegen einlegen, indem wir sinngemäß sagen oder denken: »Ich bin nicht die Person, als die du mich behandelst. Ich bin anders, als du mich siehst.« Ein solches Veto einzulegen, ist einem Kind selten möglich. Es erfordert Reflexion, und dafür sind neue Begegnungen vonnöten mit Menschen oder Gruppen, die uns ein hilfreicheres Bild von uns selbst ermöglichen als das, was uns frühere Bezugspersonen angeboten hatten.

»Ich bin nicht die Person, als die du mich behandelst« – um das auszudrücken, ist es günstig, Gedanken und Worte dafür zu finden, wer ich stattdessen bin. Das bedeutet, innere Filme mit Bildern und Dialogen, mit Körpergefühlen und Emotionen von einer erlebten »Identität stattdessen« zu finden. Diese Abgrenzung der Identität vom Rollen- und Identitätsangebot anderen Personen und Gruppen ist natürlich bedeutungsvoll bei Traumatisierung – also in dem Kontext, in dem von Tätern und Opfern geredet wird.

Besonders häufig werden Menschen durch das Verhalten ihrer Eltern oder anderer Personen ihrer Herkunftsfamilie traumatisiert. Hier besteht ein Dilemma: Um ein positives Selbstbild zu entwickeln, scheint es vielen Klienten notwendig, sich von den Personen loszusagen, die dieses Bild nicht gefördert haben und oft auch weiterhin nicht unterstützen. Auf der anderen Seite gibt es ein starkes Bedürfnis nach Zugehörigkeit zu den Personen der Herkunftsfamilie, und ihr Rollen- und Identitätsangebot hat eine hohe Plausibilität für die Klienten. Spätere Identitätsangebote wirken oft konstruiert und nicht glaubwürdig. Zuweilen fühlen Klienten sich unloyal und schuldig, wenn sie sich von den Interpretationen ihrer Herkunftsfamilie distanzieren. Gleiches gilt oft bei religiösen und weltanschaulichen Gemeinschaften mit familienähnlichen Strukturen. Wer sind sie, wenn nicht die, für die sie sich lange gehalten haben, weil sie dafür gehalten wurden?

Von einem biologischen Standpunkt aus kann man sagen: Menschen sind Herdentiere. In einer Herde gibt es nichts Wichtigeres als Zugehörigkeit. Wer ausgestoßen ist, ist vom Tod bedroht.[116] Ein guter Platz im System ist essentiell. Wer allerdings aus einer schwachen Position heraus zu viel Widerstand gegen die Rollenangebote der Herde und ihrer Anführer leistet, erwirbt sich keine bessere Position, sondern einen Außenseiterplatz oder den Ausschluss aus der Herde.

Kinder, die gegen gewalttätige Eltern aufbegehren, haben mit mehr Gewalt zu rechnen. Hinzu kommt das Problem, dass sie meist kein alternatives Angebot vorlegen können, wer sie sind, und erst recht keines, das die Großen akzeptieren, so dass daraus eine anerkannte Rolle in der Familie würde. Es gilt, einen Platz in der Familie zu haben. Einen Platz zu haben bedeutet, eine Rolle zu haben, und eine Rolle zu haben, bedeutet, eine Identität zu haben. Im Zweifel entscheidet sich ein Kind: lieber eine schlechte Rolle als gar keine. Lieber eine Identität als minderwertiger Mensch als gar keine Identität. Da wir nicht regelmäßig unsere Identität neu erfinden, werden solche Entscheidungen ins Erwachsenenalter hinübergetragen und dort tausendfach reaktualisiert. Es scheint, dass Menschen die Traumata ihrer Kindheit nicht loslassen, weil diese gedanklich mit Zugehörigkeiten, Rollen und Identitäten verbunden sind. Es scheint, als würde vielfach keine Lösung gefunden, die beides realisiert: Zugehörigkeit zur Herkunftsfamilie erfahren und gleichzeitig Autonomie und Andersartigkeit leben.

Wie können wir Menschen helfen, sich von der ihnen zugeschriebenen Rolle und Identität loszusagen, ohne den Sinn für Zugehörigkeit zu ihrem Herkunftssystem zu verlieren, das auch für das Erleben von Identität bedeutsam ist?

Wie kann das Identitätserleben von Menschen, die als Opfer beschrieben werden oder sich selbst so beschreiben, losgelöst werden

---

116 Veranschaulicht wird das durch die Sitte eines indigenen Stammes in Alaska, der in Hungersnöten Angehörige in der Wildnis aussetzte, die zum Unterhalt des Stammes nichts beitrugen. Siehe Wallis 1993, 14 ff.

von den Rollenzuschreibungen des sogenannten Täters und seines Systems – ohne dass wir das zugefügte Unrecht verharmlosen oder implizit rechtfertigen?

Wieder brauchen wir eine hilfreiche Unterscheidung, folgen also dem Grundsatz »Probleme trennen«. Bewährt hat sich die Unterscheidung …

1. … zwischen Rollenzuweisung und Identität (Sozialgeräusche):
»Ein Grundsatz der Systemischen Therapie lautet: ›Was Hans über Peter sagt, sagt viel über Hans und nichts über Peter.‹«[117]

»Ich habe einen Satz gelesen: ›Egal, was deine Mutti sagt, du bist eine Prinzessin‹. Wie denken Sie darüber? – Kein Kind kommt schlecht zur Welt, und wenn Eltern etwas Schlechtes über das Kind denken, hat das mit ihnen und nicht mit dem Kind zu tun.«

»Wenn Sie eine Fotosafari machen und die Büffel am Wasserloch Sie angrunzen, tun sie es nicht wegen Ihnen. Das haben die nicht für Sie erfunden. Es gibt verschiedene Sozialgeräusche: Warn-Grunzen, Territorialabgrenzungs-Grunzen, Hierarchie-Klärungs-Grunzen, Brunft-Grunzen und anderen Sozialgeräuschen unterscheiden. Sie können sagen: »So grunzt man also da, wo ihr herkommt«. Und wenn Sie nach Hause kommen, können Sie feststellen: Da ist es genauso. Mit Ihnen hat das nichts zu tun.«[118]

2. … zwischen erlebter Behandlung und persönlichem Wert (Hundert-Euro-Note):
»Wieviel ist diese 100-Euro-Note wert? Sind Sie sich sicher? Nun schauen Sie einmal! Wenn ich sie zerknittere und auf ihr herumtrampele, was ist sie jetzt wert?«[119]

117 Die Intervention verdanke ich Sabine Müller-Löw aus Mainz.
118 Vgl. Hammel 2009a, 137f.
119 Vgl. Beaulieu 2005, 7f.

3. … zwischen der Bewertung des Beschuldigten und des Beschuldigers:
»Wer müsste sich schämen? Schämen sollte sich normalerweise nicht derjenige, der beschämt worden ist, sondern derjenige, der ihn beschämt hat. Wie sehen Sie das?«[120]

4. … zwischen Intention und Umsetzung:
»Ein anderer Grundsatz lautet: ›Eltern handeln bestmöglich.‹[121] Das heißt nicht, dass das, was passiert ist, bestmöglich ist. Es könnte schlechtestmöglich sein. Es heißt nur: Ihre Eltern haben nicht darum so gehandelt, weil sie Schlechtes wollten, sondern, weil sie es nicht besser hingekriegt haben. Vermutlich, weil sie es nicht besser wussten. Sie waren überfordert oder falsch informiert, zum Beispiel über Prioritäten im Leben.«

»Was muss Ihr Vater erlitten haben, um zu einem zu werden, der so etwas tut, was kein Vater je seiner Tochter antun darf?« (vgl. »Die himmlische Liebes- und Weisheitsuniversität« und »Die himmlische Seelenwachanlage« in Abschnitt 2.3.1).

5. … zwischen nicht erlebter und inexistenter Liebe:
»Wenn keine Liebe angekommen ist, heißt das nicht immer, dass keine Liebe da war. Manchmal werden die Pakete mit der Liebe eingepackt und nicht abgeschickt, und manchmal werden sie abgeschickt und kommen nicht an« (vgl. »Die Päckchen mit der Liebe« in Abschnitt 2.2.2).

6. … zwischen Zugehörigkeit zum System und Zustimmung bzw. Autonomie:
»Ich gehöre zu euch, und ich mache es anders. Anders, als ihr es getan habt, anders, als ihr es für richtig hieltet, und anders, als ihr es für mich vorgesehen habt.«

---

120 Die Intervention verdanke ich Ortwin Meiss. Seminargespräch 2018; Meiss 2016, 139 ff.

121 Diese Intervention verdanke ich Louise Beisel aus Heidelberg.

»Ich nehme beides: Ich gehöre auf meine Art zu euch und bin anders, als ihr mich seht. So anders, das könnt ihr euch gar nicht vorstellen« (vgl. »Ich nehme beides« in Abschnitt 3.1.4).

7. … zwischen Verworfenem und Bewahrtem (Erdbeerquark und Jauche):
»Wenn ich Ihnen ein Gericht aus Erdbeerquark und Jauche servieren würde, würden Sie es essen? Nein … Wenn Sie aber jemand gefangen hielte, würden Sie es essen, um nicht zu verhungern. Wenn Kinder ein Gemisch von Gewalt und Liebe bekommen, oder von Vernachlässigung und Zuwendung, nehmen sie, was sie bekommen. Stellen Sie sich eine Anlage vor, die das jetzt entquirlt, bis zum letzten Molekül. Links kommt der Erdbeerquark raus, also alles, was Sie erlebt haben, was Liebe und Respekt, Förderung und Erweiterung Ihrer Möglichkeiten entspricht, rechts die Jauche, was Gewalt, Vernachlässigung, Respektlosigkeit, Erniedrigung und Einengung Ihrer Möglichkeiten entspricht. Wenn es perfekt getrennt ist, kommt der Container mit dem Erdbeerquark zu Ihnen und der mit der Jauche zu einem Entsorgungsunternehmen, die das vielleicht in einer Methangasanlage in Wärme und Elektrizität verwandeln.«[122]

All diese Vorgehensweisen haben gemeinsam, dass die Aspekte des Erlebens, die mit positiv erlebter Zugehörigkeit und Selbstsicht assoziiert sind, bewahrt und von den Aspekten unterschieden werden, die mit Erniedrigung und Gefährdung assoziiert sind.

Anzuerkennen ist in aller Regel, dass das Geschehene (die Tat) keine Bagatelle ist, dass es unverdient erlitten wurde und dass es keine Botschaft über Wert und Wesen der leidenden Person enthält. Personen, die sich traumatisierend verhielten, werden nicht mit Blick auf ihr Tun entlastet, sondern mit Blick auf ihr prinzipielles Potential als Menschen bzw. auf ihr eigenes Leiden gewürdigt, das als Anbahnung ihres leiderzeugenden Tuns verstanden wird.

122 Vgl. Hammel 2016a, 53.

3.1.3 Krise

Wer wir sind, deuten wir im Spiegel dessen, wie die Gruppen, denen wir angehören, uns deuten und behandeln.

Wenn eine nahe Bezugsperson verstirbt, verschiebt sich der Deutungsrahmen, in dem Menschen sich selbst und einander Rollen und Identitäten zuschreiben. Diese Verschiebung geht einher mit einer Suche nach der Bedeutung des verstorbenen Menschen im eigenen Leben, aber auch mit Fragen nach dem eigenen Platz im Leben des Verstorbenen, der Gruppe und der Welt. Die Antworten, die ein Hinterbliebener sich auf solche Fragen gibt, hängen auch von den Antworten der anderen im System ab, wie auch deren Antworten von den Antworten weiterer Menschen mit abhängen.

Wie ein Vogelschwarm gemeinsam seine Kurven dreht, ohne dass die Entscheidung über den Weg einem einzelnen Vogel zuzuschreiben wäre – sie ergibt sich vielmehr aus der Interaktion aller Mitglieder des Schwarms – so verändert sich das Verhalten und Erleben aller Mitglieder in einer Gruppe, wenn Veränderungen in der Gruppenzusammensetzung eine neue Deutung der Stellung der Mitglieder erfordern.

Aber das ist die Außenperspektive. Der Blick von innen sieht anders aus. Betäubung, emotionaler Schmerz, innere Kämpfe und Verwirrung spielen eine zentrale Rolle bei dem, was wir Trauer nennen.

Trauer wird von Menschen regelmäßig als Realitäts- und Identitätskrise erlebt. Menschen beschreiben Trauererfahrungen beispielsweise mit Worten wie diesen:

- »Es ist alles so irreal.«
- »Ich stehe neben mir.«
- »Ich weiß manchmal gar nicht mehr, wer ich bin.«
- »Es ist, als hätte mir jemand den Boden unter den Füßen weggezogen.«
- »In mir geht alles durcheinander.«

Trauererfahrungen von Menschen, die glauben, dass ihr Angehöriger nicht »weg« oder erloschen ist, sondern unsichtbar »da« ist und weiterlebt, sind weniger heftig.

Umgezogen

Eine Altenpflegerin sagte: »Ich bin umgeben von so vielen Menschen, die ich mag, und es sterben so viele – wenn ich um die alle trauern würde, käme ich mit dem Trauern gar nicht mehr nach. Ich sage mir: ›Die sind umgezogen‹«.

Wenn wir trauernde Menschen einladen, die Verstorbenen nicht als »verloren« oder »weg« anzusehen, sondern als solche, die unsichtbar weiter mit ihnen gehen, führt das regelmäßig zu einer erheblichen Reduzierung ihrer Belastung. Es geht in der Trauerarbeit nicht um das Akzeptieren eines Verlustes, sondern um eine Transformation der Trauer hin zu einem Mitnehmen des verstorbenen Menschen ins weitere Leben. Auf diese Beobachtung, die für eine gelingende Trauerbegleitung zentral ist, hat Roland Kachler nachdrücklich hingewiesen.[123] Worte wie diese können nach meiner Erfahrung trauernde Menschen in kurzer Zeit enorm entlasten:

Der erste Tag des unsichtbaren gemeinsamen Lebens

»Der Tag, an dem Ihr Bruder gestorben ist, ist der erste Tag Ihres unsichtbaren gemeinsamen Lebens. Für Sie ist er ja nicht weg. In Ihrem Herzen ist er da. Ich möchte, dass Sie nicht ohne Ihren Bruder, sondern mit ihm als unsichtbarem Begleiter weiterleben. Sie können das aus einem tiefen Glauben tun oder Imagination nennen.«[124]

Hilfreich kann es sein, trauernden Menschen zu vermitteln, dass das, was sie erleben, einen Sinn ergibt und dass die Neuorganisation ihres Inneren, die sie durchleben, auf ein gutes Ziel hinläuft, auch, wenn das im Moment für sie noch nicht erkennbar ist.[125]

Man kann fragen, warum Trauer Menschen oft so intensiv und lange anhaftet, obwohl sie sich als enorm kräftezehrend und damit als Gesundheitsrisiko erweist. Eine mögliche Antwort ist, dass Menschen unbewusst der Idee folgen: »Je größer der Schmerz, desto größer die Liebe«, dass also die Werte, die mit der Trauer verbunden sind, unbewusst mit dem Ausdruck von Symptomen verbunden sind.

123 Kachler 2010, 186 ff.; Kachler 2018, 186 ff.; Kachler 2021, 199 ff.
124 Hammel 2016a, 116.
125 Vgl. die Metapher »Den Schrank aufräumen« in Hammel 2006, 108.

Das Trennen der erlebten Symptome von den bisher damit assoziierten Werten (Abschnitt 2.3.2) hat sich in Situationen von Trauer und Trennung sehr bewährt.

Trennungen von Partnerschaften und Familien sind für die Betroffenen zuweilen noch schwerer zu verkraften als Todesfälle. Das liegt zum einen daran, dass es oft ein langes Hin und Her von Hoffnung und Enttäuschung gibt, zum anderen daran, dass dem Verhalten des jeweils anderen eine Bedeutung für die eigene Identität zugewiesen wird. Wenn eine Beziehung instabil wird, werden auch die Deutungen der eigenen Identität und der des anderen instabil. Der andere scheint nicht der zu sein, für den man ihn lange hielt, und auch man selbst erkennt sich oft nicht wieder und wird vom anderen als persönlichkeitsverändert gedeutet.

Da wir ein Bedürfnis nach Verlässlichkeit in unserer Selbst- und Weltdeutung haben, sind diese Schwankungen in unseren Rollen- und Identitätsmodellen sehr belastend.

Noch komplizierter werden solche Dynamiken in Dreierbeziehungen sowie in Familien, wenn Kinder oder andere wichtige Angehörige für wechselnde Seiten oder für eine unerwartete Seite Partei ergreifen.

Eine Intervention, um das Leiden an einer Dreiecksbeziehung oder an einer Trennung zu reduzieren, findet sich unter dem Titel »Den Ex-Partner aufteilen« in Abschnitt 2.3.2.

Mobbing kann von den Betroffenen als Spaltung der Identität erlebt werden – das Innere ist unentschieden, welches Identitätserleben vorrangig erlebt werden soll – ein attraktiveres, das von weniger Menschen vertreten wird oder von Menschen, die aktuell nicht anwesend sind, oder eines, das von (nach Einfluss, Rang oder Zahl) mächtigen Personen vertreten wird, die dem Betroffenen eine negative Rolle zuweisen und ihn entwerten. Welche Wirkung hat das auf das Identitätserleben eines Menschen?

Für seinen Umgang mit der Situation wird entscheidend sein, ob es ihm gelingt, die Menschen, die ihn früher umgeben haben, weiter als seine vorrangige Bezugsgruppe zu sehen, an der sich bestimmt, wer er ist, oder ob er denen, die ihn nun umgeben, unwillkürlich den Vorrang für seine Selbstdeutung gibt. Das kann der Fall sein, weil die Menschen, die ihn jetzt umgeben, aktuell sichtbar und hörbar sind und der Eindruck von deren Umgang mit ihm jederzeit durch neue Eindrücke aufgefrischt und bestätigt wird, während die Erinnerungen an frühere Bezugspersonen verblasst sein können.

In ähnliche Schwierigkeiten können **kasernierte oder inhaftierte Menschen** kommen, die von ihren Bezugspersonen abgeschottet sind. Isolationshaft wird oft als eine Form von Folter bezeichnet. Das erklärt sich zum einen daraus, dass Zugehörigkeit ein so urtümliches Grundbedürfnis ist, dass ein starker Alarm ausgelöst wird, wenn wir auf unbestimmte, längere Zeit keine Zugehörigkeitserfahrung machen, zum anderen damit, dass sich das Identitätserleben des Gefangenen auflösen kann, wenn die Erinnerungen an die Gruppe, der er angehört, verblassen.

Das Bedürfnis nach Zugehörigkeit wird unter dem Eindruck von Ohnmacht und Isolation noch stärker, so stark, dass Gefangene sich in Isolation relativ leicht mit denjenigen solidarisieren, die sie gefangen halten und sich ihren Auffassungen anschließen (Stockholm-Syndrom, Gehirnwäsche, Selbst-Denunziation).

Veränderte Zugehörigkeiten können innerhalb von Tagen oder Wochen zu einem veränderten Identitätserleben mit einem entsprechend veränderten Weltbild und Sozialverhalten führen.

3.1.4 Neue Zugehörigkeiten

Therapeutinnen und Therapeuten wird im Allgemeinen zugetraut, sich in Fragen der Persönlichkeit auszukennen. Die ihnen zugeschriebene Autorität in solchen Angelegenheiten ist außerordentlich nützlich, um Klienten Angebote zu unterbreiten, wie sie sich und ihre Stellung in der Herkunftsfamilie und unter den aktuellen Bezugspersonen im privaten und beruflichen Rahmen hilfreich neu deuten können.

Im Allgemeinen ist es günstig, wenn Klienten in der Therapie zu einer neuen Deutung von sich selbst kommen – von ihren Begabungen und Möglichkeiten, von der Bewertung ihres Verhaltens und

Erlebens, von ihrem Potential, ihrer Rolle im Gefüge der wichtigen anderen Menschen und von dem, was sie sonst als Persönlichkeit auszeichnet. Ein solches neues Bild wird nur dann von ihnen angenommen werden, wenn es für sie anschaulich, relevant und plausibel ist (wie Plausibilität geschaffen werden kann, wurde in Abschnitt 2.1.1 erörtert).

Der Therapeut kann also mit seiner professionellen Autorität, seiner positiven Zuwendung und ressourcenorientierten Haltung zum Bürgen eines neuen Rollen- und Identitätserlebens für den Klienten werden.

Um neue, hilfreiche Rollen- und Identitätsmöglichkeiten zu finden und sich so im Feld der wichtigen anderen Menschen (seiner »Herde«) gut zu verorten, können hilfreiche Menschen aus früherer oder aktueller Zeit, Ahnen, mögliche oder fiktive Personen oder ressourcenhaltige »Anteile« des Klienten auftreten (vgl. z. B. das noch nicht gezeugte Kind in der Kinderwunschtherapie in 8.5.3). Wenn der Klient die innerlich erlebten Arrangements seiner Heimat und Herde neu organisiert, wird er mit seiner impliziten verbalen und nonverbalen Kommunikation unwillkürlich andere Verortungsangebote an die wichtigen Personen seiner Umgebung senden, so dass das Rollengefüge in seiner Umgebung in Bewegung kommen kann.

Die gute Mutter in dir – aus dir – für dich

Eine beruflich sehr erfolgreiche Seminarteilnehmerin setzte sich äußerst liebevoll und engagiert für andere Menschen ein, die ihre Hilfe brauchten oder gebrauchen konnten. Selbst nahm sie kaum Hilfe von anderen an. Es schien mir, als wäre es ihr Stolz, mehr zu geben, als zu nehmen. Ich sagte zu ihr: »Du weißt, dass ich deine Kompetenz und deinen Einsatz für andere sehr schätze. Man könnte es wiederum auch so betrachten, dass du gern anderen gibst und nicht so gern von anderen nimmst, weil du ganz sicher sein möchtest, dass kein Minus auf dem Konto von Geben und Nehmen entsteht, dass also niemand etwas von dir fordern kann, weil er dir einmal etwas gegeben hat, vielleicht sogar mehr, als er von dir bekommen hat. Vielleicht hast du irgendwann schlechte Erfahrungen damit gemacht, von anderen etwas anzunehmen, und später haben sie von dir etwas gefordert. Wie siehst du das?« Der Frau stiegen Tränen in die Augen: »So habe ich das noch nie gesehen, aber ich glaube, das ist so.«

»Stell dir einmal vor, diejenige, die du bist, die sehr, sehr liebevoll sein kann, wie eine allerbeste Freundin oder große Schwester oder eine ganz liebevolle Mutter, die würde aus dir heraustreten, sich vor dich hocken und dir ganz warm und liebevoll in die Augen schauen und dich bitten, dass du von ihr Wärme und Verständnis, Solidarität, Wertschätzung und jede Art von liebevoller Anerkennung annimmst – könntest du es von ihr annehmen? Bei ihr ist es vielleicht leichter; sie ist ja eine Variante von dir, und wenn du ihr jemals etwas zurückgeben solltest, dann weißt du erstmal, weil du sie kennst, dass sie das nicht fordert, und wenn du ihr doch etwas zurückgeben wolltest, würdest du es ja letztlich dir geben. Wenn sie dir die Wärme und Wertschätzung und Anerkennung gibt, die du von anderen nicht annimmst, geht das?«

»Ja, das kann ich«, stimmte sie sichtlich bewegt zu. Sie teilte später mit, dass diese Begegnung für sie sehr hilfreich gewesen sei und viel in ihr bewegt habe.

Zunächst verändert eine solche Intervention die Haltung, die die Frau zu sich selbst einnimmt, dann beeinflusst sie ihre Fähigkeit, von anderen Fürsorge anzunehmen, dann deren Möglichkeiten, sich für die anderen einzusetzen und sie zu beschenken, was nochmals Auswirkungen hat auf die Bereitschaft der anderen, sich von ihr (und vielleicht von anderen) beschenken zu lassen. Die Menschen, die die Klientin umgeben, werden ihre Rollen ihr gegenüber neu austarieren, was wiederum deren Verhältnis untereinander beeinflusst: Wer von ihren Freundinnen entwickelt nun ein besonders warmes oder entspanntes oder verbindliches Verhältnis zu ihr? Die Veränderung einer Beziehung im System (auch einer Beziehung zu sich selbst) bewirkt Verschiebungen bei allen relevanten Beziehungen.

Als was für eine Person sich ein Mensch selbst betrachtet, ergibt sich daraus, zu wem er sich zugehörig fühlt, mit wem er solidarisch ist und wem gegenüber er sich kritisch verhält, wessen Werthaltungen er teilt oder verurteilt. Es ergibt sich aus seiner Positionierung im Feld der wichtigen anderen, von denen er sich in seiner Imagination oder aktuellen Situation umgeben sieht. **Wie ein Mensch gelernt hat, dass die anderen ihn sehen und behandeln, so wird er sich selbst sehen.** Das gilt, sofern er sich nicht von den Rollen-zuweisenden anderen abgrenzt und damit ausdrückt: Ich bin nicht der, als den *ihr* mich seht; ich bin der, als den *andere* (etwa meine Großeltern, meine Freunde, meine Therapeutin) mich sehen.

Eine systematische Neubewertung des bisher Erlebten unter dem Gesichtspunkt neuer Werte-Priorisierungen ermöglicht, dass ein Mensch sich denen zugehörig fühlt, die *diesen* Werten folgen und sich als einer der ihren erlebt. Wenig erfolgversprechend ist es allerdings, zu versuchen, die Erinnerung an Menschen zu entwerten oder auszulöschen, die einerseits zu einer Traumatisierung beigetragen haben, andererseits als elterliche Bezugspersonen auch eine Orientierung im Leben angeboten haben. Günstiger ist es, all das zu bewahren, was bewahrenswert ist – vielleicht sogar umso mehr, wenn es wenig war – und zu verwerfen, was zu verwerfen ist. Mit dem bewussten Denken ist eine solche umfassende Sortierung biografischer Erinnerungen unmöglich. Wer weiß aber, wozu das Unbewusste fähig ist?

Bei Klienten mit frühen, umfassenden innerfamiliären Traumatisierungen (oft assoziiert mit dem Begriff »Borderline«) gibt es gute Erfahrungen mit der Intervention »Erdbeerquark und Jauche« aus Abschnitt 3.1.2. Hier wird die Grenzlinie zwischen dem, was der Klient für sich als angemessene Behandlung annimmt und dem, was er als ihm unangemessen verwirft, nicht entlang der Annahme oder Verwerfung eines Elternteils, sondern quer dazu gezogen. So wird eine unwillkürliche Unterscheidung erzeugt zwischen Verhaltensweisen, die ihn gestärkt und solchen, die ihn geschwächt hatten. Die Entscheidung, wo diese Linie genau verläuft, wird dem bewussten Denken und Erinnern entzogen und einer kompetenten unbewussten Instanz zugeordnet.

In ähnlicher Weise kann der Klient eingeladen werden, Bedürfnisse nach Autonomie und Zugehörigkeit gegenüber Eltern und anderen Bezugspersonen neu zu ordnen, indem nicht mehr das angebliche Wohlverhalten von früher als Merkmal der Zugehörigkeit anerkannt wird, sondern der eigene Entschluss. Die folgende Intervention kann helfen, sich im neuen Rollen- und Identitätserleben zu orientieren.

Ich nehme beides (Autonomie und Zugehörigkeit)

Die Klientin kann eingeladen werden, zu ihren Eltern zu sagen: »Ich nehme beides: Ich gehöre zu euch und ich mache es anders – anders als ihr es gemacht habt, und auch anders als ihr dachtet, dass ich es machen soll«. Die Klientin trennt damit zwei bisher verschmolzene Konzepte und lässt die Eltern aus ihrem Kopf dasselbe tun: Sie unterscheidet die Zugehörigkeit zur Herkunftsfamilie vom dort erwarteten Verhalten (bzw. ihrer Autonomie) und dabei ihren gefühlten Wert als Person von bestimmten Wertvorstellungen der Familie.[126]

In Abschnitt 2.3.1 haben wir schon erörtert, welche Veränderungen möglich werden, wenn eine vom Klienten als traumatisierend erlebte Person imaginativ aus dem Kopf des Klienten entnommen und in einer »himmlischen Liebes- und Weisheitsuniversität« so lange unterwiesen wird, bis der Klient an ihnen eine Läuterung, eine Freilegung ihres Potentials und vielleicht eine Spur von Erleuchtung an ihnen wahrnimmt.

Unter der Voraussetzung, dass das erlebte Leid anerkannt und nicht verharmlost wird, ist die Wirkung einer solchen Intervention, dass Klienten – um die zeitlos-gegenwärtig erlebten quälenden Erinnerungen zu modifizieren – ein besseres Verhältnis zum »Vater in ihrem Kopf« (oder der betreffenden Person) entwickeln, weitreichend. Bisher hatte jener einen unguten Beitrag zur Sicht und Selbstsicht des Klienten im Rollengefüge seiner Umgebung geleistet. Dieser Beitrag wird nun gewissermaßen korrigiert, so dass er dem Klienten nun ein besseres Rollen- und Identitätsangebot unterbreitet. Die veränderte Beziehung des Klienten zur transformierten Bezugsperson erzeugt auch veränderte Beziehungen …

- zu sich selbst
- zu der betreffenden Person (wenn sie noch lebt) als physisch-reale Person,

126 Hammel 2017a, 59.

- zu anderen Bezugspersonen (z. B. der Mutter) und
- dieser Bezugspersonen untereinander.

Natürlich ist die Frage berechtigt: Was geschieht, wenn die physische Person, von der die Traumatisierung ausging, dem Klienten weiter abwertende Rollenangebote macht? Kollabiert dann das – vielleicht vorübergehend – erreichte positive Therapieergebnis?

Die Erfahrung zeigt eher, dass Interventionen, die das Bild des Klienten von der Person, die sich belastend verhalten hat, verändern, tendenziell auch dann leidreduzierend wirken, wenn jene nicht grundsätzlich von ihrem Verhalten ablässt.

Grundsätzlich müssen wir vorsichtig sein, bei aktuell fortgesetzten Erniedrigungen und Misshandlungen nicht ausschließlich Interventionen wie die oben vorgestellten anzubieten. Nicht jeder Mensch verhält sich angemessen, nachdem er vom Gegenüber respektvoll angeschaut und behandelt wird. Allerdings beruhte schon das Konzept der Feindesliebe bei Jesus nicht auf der Idee, dass Nettsein Gegner in Freunde verwandelt, sondern eher darauf, die eigene Würde zu wahren und den anderen mit seinem Verhalten in Frage zu stellen, indem dessen abwertendes Verhalten nicht gespiegelt, sondern ins Gegenteil verkehrt wird.[127]

Hier ist es besser, Menschen nach Möglichkeit aus der Zone des Leidens herauszunehmen – etwa durch eine Krankschreibung oder Versetzung von Menschen, die an ihren Arbeitsbedingungen übermäßig leiden. In anderen Fällen kann es gelingen, Menschen zu einem hohen Grad gegen das Leiden an ihrer Situation zu immunisieren, indem diese entemotionalisiert wird.

127 Die alttestamentarische Idee der Feindesliebe zeugt nicht von ansteckender Freundlichkeit. Eher handelt es sich um eine geschickte Transformation von Rachegelüsten, vielleicht zur Verhinderung von Gegengewalt und Fehden: »Wenn dein Feind hungrig ist, gib ihm zu essen, und wenn er durstig ist, gib ihm zu trinken. Denn so häufst du glühende Kohlen auf sein Haupt, und der HERR wird es dir vergelten« Vgl. Spr. 25,21–22, Zürcher Bibel 2019. Jesus zitiert den Satz und begründet dabei das Prinzip der Feindesliebe mit einer Aufhebung der moralischen Dualismen in der Allparteilichkeit Gottes: »Liebt eure Feinde und betet für die, die euch verfolgen, so werdet ihr Söhne und Töchter eures Vaters im Himmel; denn er lässt seine Sonne aufgehen über Böse und Gute und lässt regnen über Gerechte und Ungerechte« Matth. 5,44–45, ibid.

3.2 Verlassenheit und Trauma

In Beziehungen werden wir verletzt, und in Beziehungen werden wir geheilt.

Das heißt auch: Nicht alle unsere gängigen therapeutischen Arrangements sind günstig, um Erfahrungen von Heilung zu generieren. Einige sind vermutlich für niemanden besonders günstig und einige sind für bestimmte Kulturen und individuelle oder familiäre Prägungen ungeeignet. Jede Therapie muss an die Bedürfnisse und Gewohnheiten der Klienten angepasst sein, die sie anspricht.

Ein Ruander berichtete von den Erfahrungen seines Stammes mit Psychotherapie:

> Wir hatten viele Probleme mit westlichen Psychotherapeuten, die gleich nach dem Genozid zu uns kamen. Wir mussten einige von ihnen bitten, zu gehen. Sie kamen her, und es gehörte nicht zu ihrer Therapie, draußen in der Sonne zu sein, wo man anfängt, sich besser zu fühlen. Sie hatten keine Musik und keine Trommeln, um dein Blut wieder in Bewegung zu bringen. Sie hatten kein Verständnis dafür, dass alle sich einen Tag frei genommen hatten, damit die ganze Gemeinschaft zusammenkommt, um zu versuchen, dich aufzurichten und zur Freude zurückzubringen. Sie haben nicht zur Kenntnis genommen, dass die Depression etwas ist, was von außen eindringt, was darum auch wieder ausgetrieben werden kann … Stattdessen holten sie die Leute einzeln in diese schäbigen kleinen Zimmer, ließen sie für eine Stunde dort herumsitzen und redeten mit ihnen über schlimme Dinge, die ihnen passiert waren. Wir mussten sie dazu bringen, das Land zu verlassen.[128]

Was wir Trauma nennen, hat mit dem gefühlten Verlust von Sicherheit und Zugehörigkeit zu tun, mit dem Abhandenkommen des

128 Andrew Solomon in www.esquire.com/news-politics/news/a27628/notes-on-an-exorcism. Zu räumlich und energetisch orientierten Sichtweisen von Depression in Schamanismus, Buddhismus, Christentum und westlicher Philosophie vgl. Alz 2022, 173ff.

Platzes (oder eines guten Platzes) in der Gemeinschaft, einer emotional und physisch abgesicherten Existenz, mit Einsamkeit, aber auch mit Verlust der Kontrolle über eine eigene sichere Sphäre, mit Verlust der Heimat. Das Erleben, einer Gefahr hilflos ausgeliefert zu sein, trägt ebenso zum traumatischen Potenzial einer Situation bei wie der Eindruck, dass die Gefahrenquelle nicht klar verortet oder die Entwicklung einer Gefahrenlage nicht eingeschätzt werden kann.[129]

Der französische Neuropsychiater Boris Cyrulnik berichtet, es gebe eine enorme Rate von Traumatisierungen bei Soldaten, die sich auf ein Sirenensignal hin in 30 Sekunden in Sicherheit bringen müssen, weil ihr Camp von Raketen beschossen wird – obwohl es dabei kaum zu Toten und Verletzten komme. Die Traumatisierungsrate sei deutlich höher als bei Einsätzen mit Feindkontakt, weil sich die Soldaten hier nicht als »Herr des Geschehens« erlebten, sondern als Dinge, auf die Raketen geschossen werden.[130]

Soldaten, die einen gefährlichen Einsatz unternehmen mussten, so berichtet Cyrulnik, wurden gebeten, vorher einen Brief an ihre Lieben zuhause zu schreiben, ihn in einen Umschlag zu stecken und erst nach dem Einsatz zu überlegen, ob sie ihn abschicken oder was sie sonst damit machen möchten. Bei den betreffenden Soldaten habe man später fast nie Anzeichen einer Traumafolgestörung gefunden. Tatsächlich sei die Rate der Traumatisierungen bei ihnen geringer gewesen als bei denen, die im Lager zurückblieben.[131] Cyrulnik sieht diesen Effekt darin begründet, dass die Soldaten beim Schreiben des Briefs innerlich auf eine vertraute, nahe menschliche Beziehung

---

129 Die Ausbreitung von Verschwörungstheorien und die Radikalisierung mancher ihrer Vertreter in der Coronakrise ist offensichtlich auf das Bedürfnis zurückzuführen, unklare Gefahrenlagen scharf fokussieren zu können und ihnen entgegenzutreten. Ähnlich wie die Konditionierung von Triggerreaktionen in überlastenden Situationen scheint mir auch die Entwicklung individueller und kollektiver Wahnsysteme dazu zu dienen, schwer greifbare Bedrohungen handhabbar zu machen.

130 youtu.be/rdl3inJYbQk, Min. 20:20ff.; 22.10.2020, vgl. Hammel et al. 2021, 11.

131 Hammel et al. 2021, 12f., s. vorige Fußnote. Cyrulnik bezieht sich auf einen Versuch, den seine Kollegen Patrick Clairvoy und Michel Delage von der Universität Toulon für das französische Militär ausgewertet haben. Delage arbeitete als Professor im Sanitätsdienst der französischen Armee und als Chefarzt im Militärkrankenhaus Saint-Anne in Toulon. Ob der Versuch so stattgefunden hat, kann ich nicht verifizieren.

ausgerichtet hatten, in der sie ihr Leben meisterten. Die im Lager zurückgebliebenen Soldaten seien auf ein Geschehen fokussiert gewesen, in dem sie sich nicht gestaltend erlebten. Nach meinem Verständnis simulieren die Soldaten, die sich auf den Versuch einlassen, ein Erleben von Heimat und sicherer Zugehörigkeit. Der Umstand, dass sie den Brief vor dem Einsatz nicht abschicken, sorgt dafür, dass dieses Erleben als Rahmen fortbesteht, in den das Gefahrenerleben eingebettet wird. Im Zusammenhang von Kriegstraumatisierungen verweist Cyrulnik auf die Belastung, die es bedeutet, sich wie ein Ding zu erleben, mit dem etwas gemacht wird. Besonders tiefgreifende Formen von Traumatisierung ergeben sich aus einer Erniedrigung durch andere Menschen, die einen subjektiven Gewinn daraus ziehen, dass sie andere wie Nicht-Menschen behandeln – also wie Tiere, Pflanzen, Dinge oder einfach gar nichts. Derjenige, der dies – meist in sozialer Isolation – erleidet, hat dagegen anzukämpfen, dass die Rolle als Nichtperson zu seiner Identität wird. Seine Herausforderung besteht darin, der alternativlos an ihn herangetragenen Identität als Ding zu widerstehen, obgleich keine Menschen anwesend sind, die ihm sein Menschsein spiegeln und bestätigen. Dazu gehört auch die verstörende Erfahrung, wenn andere uns »als Luft behandeln« und unsere verbal geäußerten Fragen und Beiträge ignorieren. Wenn wir uns als Teil eines Systems erleben, das umfassend so mit uns umgeht, haben wir dem Erleben zu widerstehen, uns selbst als inexistent zu behandeln.

Trauma erzeugt Erstarrung: Erstarrung der Muskulatur, der Durchblutung, der Stimme, der Fähigkeit, frei zu atmen, der Wahrnehmungen, etwa der Körpergefühle, des räumlichen Hörens, der Regulierung der Helligkeit, der Emotionen, der Gedanken und vieler anderer Körperfunktionen. **Was Erstarrung löst, löst Trauma auf.**

3.2.1 Ursprünge

Generell nennen wir Erlebnisse traumatisch, bei denen sich ein Mensch einer überwältigenden Bedrohung, verbunden mit Angst und Entsetzen, zuweilen auch Ekel, hilflos ausgeliefert sieht. Ohnmächtig durchlebt er, was ihm widerfährt. Von Trauma spricht man, wenn sich die damit verbundenen körperlichen, seelischen und sozialen Abwehrreaktionen nicht selbst zurückentwickeln, sondern bestehen bleiben.

Auch Zeugen eines solchen Geschehens können traumatisiert werden, wenn sie sich mit der geschädigten Person so identifizieren, als seien sie selbst betroffen.

Fragen wir Menschen, die in Therapie kommen: »Seit wann kennen Sie diese Belastung, und was war damals noch?«, erzählen sie fast immer – und zwar unabhängig davon, ob es sich um psychische oder körperliche Symptome geht – von Zeiten besonderer Belastung. Berichten sie von zwischenmenschlichen Konflikten und fragen wir: »Kennen Sie ähnliche Verhaltensweisen oder Gefühlslagen von sich auch schon aus früherer Zeit?«, erklären sie sehr häufig, dass ihnen Ähnliches schon aus der Kindheit bekannt ist.

Verfolgen wir die Geschichte ihrer Belastungen wie Depression, Manie, Psychose, Sucht, Zwang und Angstproblemen auf diese Weise zu ihren frühesten auffindbaren Vorstufen zurück, stoßen wir fast ausnahmslos auf Erfahrungen alarmierter Einsamkeit. Zum Spektrum dieser Erfahrungen gehören insbesondere …

- physische Isolation *(Brutkasten, Hospitalisierung, Internierung, Wegsperren)*,
- Verlust naher Bezugspersonen *(Todesfälle, Trennung, Weggabe von Kindern)*,
- frühe Gefahr fürs eigene Leben *(akut oder chronisch, auch als Fötus)*,
- emotionale Isolation *(Depression und Trauer Angehöriger, auch als Fötus)*,
- soziale oder physische Vernachlässigung,
- Unwillkommen-sein,
- Gewalt und Erniedrigung durch Bezugspersonen,
- Inszenierung schwer lösbarer Gewissenskonflikte durch Bezugspersonen.

Manche denken beim Begriff Trauma an ein belastendes Einzelereignis: Oft sind aber die biografischen und sozialen Gegebenheiten, in denen ein solches Ereignis verarbeitet wird, entscheidender als das, was faktisch passiert. So lässt sich erklären, dass dasselbe Ereignis *einen* Menschen schwer schädigt und den *anderen* gar nicht.

Das traumatische Potential einer Situation ist, soweit ich sehe, nicht unbedingt vom tatsächlichen Grad einer Gefahr abhängig, sondern wird im Wesentlichen von drei Faktoren bestimmt:

- der Grad der chronisch erlebten Isolation und Schutzlosigkeit –
  Es geht also um Einsamkeit, Vernachlässigung, emotionale Isolation.
- die subjektive Intensität der Bedrohung –
  auch hochplausible bedrohliche Fantasien können also traumatisierend wirken.
- der Zeitanteil der Gefährdung an der bisherigen Lebenszeit –
  vor allem frühe und dann dauerhafte oder häufige Belastungen sind ungünstig.

Beim Anteil der erlebten Bedrohung ist nicht nur an das Lebensalter zu einer bestimmten Zeit zu denken, sondern daran, wie lange und oft ähnliche Belastungen auf den Klienten gewirkt haben, die in der aktuellen Situation möglicherweise wachgerufen (»getriggert«) werden.

Trauma organisiert sich in Ketten. Gehen wir auf einer Zeitlinie in der Biographie eines Menschen vorwärts (also von den Ursprungsereignissen bis zur Therapiestunde), dann bedeutet das: Je früher, je intensiver und je öfter ein Mensch Belastungsereignissen wie den eingangs genannten ausgesetzt ist, desto wahrscheinlicher ist es, dass er auf spätere, damit assoziierte Ereignisse mit erhöhter Alarmbereitschaft reagiert und sie traumatisch verarbeitet. Daraus ergibt sich, dass Menschen, die frühe Traumatisierungen erlebt haben, im Lauf ihrer weiteren Biografie meist weitaus mehr traumatisch verarbeitete Erlebnisse ansammeln als andere, die von Anfang an in einem beschützten Rahmen aufgewachsen sind. Die Zahlen in der folgenden Grafik bezeichnen zunächst die Reihenfolge der Belastungsereignisse, drücken aber auch einen Aspekt des Belastungspotentials des jeweiligen Ereignisses aus: Je niedriger die Zahl, desto höher sind die möglichen Auswirkungen des jeweiligen Ereignisses. Oder: Je früher im Leben traumatisierende Situationen eintreten, desto mehr Folgeprobleme können sich daraus ergeben.

Beobachtungen aus der Therapiearbeit sprechen dafür, dass Menschen, die als Fötus erhebliche Belastungen erlebt haben (Unfälle, Abtreibungsversuche, Depression oder schwere Trauer der Mutter, Tod eines Zwillingskinds), oft vergleichbar reagieren wie Menschen, die als Säugling traumatisiert werden. Nur gibt es für einen Fötus insofern weniger Möglichkeiten, traumatisiert zu werden, als er Bedrohungen nicht über die Augen und Ohren und nur eingeschränkt über die Körperoberfläche wahrnimmt.

Festzuhalten ist, dass frühe und häufige Traumatisierungen meistens zu größeren Ansammlungen späterer traumatisch verarbeiteter Erlebnisse führen. Für die Therapie, die meist rückwärts von den heutigen Belastungen aus auf die vorhergegangenen Ereignisse schaut, bedeutet das:

Wann immer Menschen sehr viel stärkere Abwehrreaktionen zeigen, als dies aus der Situation erklärlich scheint, lohnt es sich, nach der Vorgeschichte zu fragen: »Das ist verständlicherweise belastend. Welche früheren Erfahrungen könnten dazu beitragen, dass es für Sie noch unangenehmer als für manche anderen Menschen ist? Haben Sie etwas ansatzweise Ähnliches vielleicht schon früher einmal erfahren?« Oftmals werden uns darauf die Ereignisse 7, 6, 5 oder auch gleich Ereignis 1 erzählt. Und natürlich können wir auch gleich fragen: »Gab es ganz am Anfang Ihres Lebens irgendetwas Besonderes?« Nicht selten kommt dann »Episode 1« zu Gehör, die Wesentliches dazu beiträgt, die weitere Arbeit zu strukturieren.

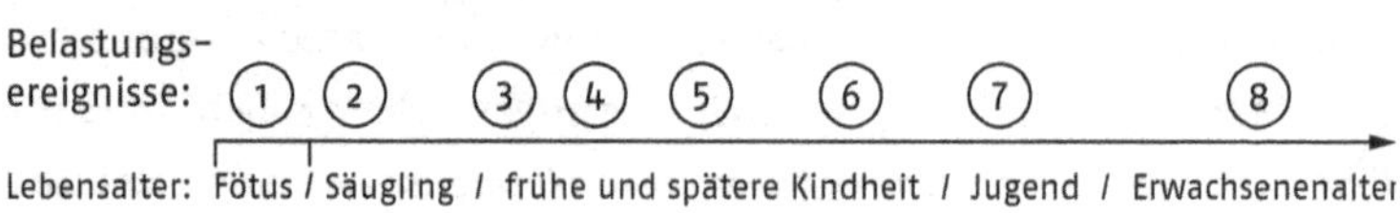

Einen jungen Mann fragte ich beispielsweise: »Seit wann haben Sie Angst vor Spinnen?« »Schon ganz lange, schon als Kind.« »Was ist das erste Mal, an das Sie sich erinnern, dass Sie Angst vor einer

Spinne hatten?« »Ich weiß nicht, ob das das erste Mal war, aber ich habe mit einem kleinen Stock in einem Loch in der Erde gestochert. Plötzlich kam eine Spinne heraus und hat mich angegriffen; jedenfalls kam mir das als Kind so vor.« »Wie alt waren Sie da?« »Drei.« »Gab es irgendetwas Besonderes, als Sie drei waren?« »Als ich drei war, haben sich meine Eltern getrennt.«

Bemerkenswert ist aber auch der Umstand, dass es bei einigen Kindern (und dann bei denselben Menschen im Erwachsenenalter) traumatisch anmutende Reaktionen gibt, für die kein unmittelbares Auslöseereignis im Leben des Kindes zu erkennen ist, umso deutlicher aber eine Belastung im Leben eines Elternteils (und manchmal noch deutlicher eines Großelternteils) erkennbar ist, die dieses Verhalten des Kindes gut erklären kann. Die Traumageschichte des Kindes erscheint hier wie eine Fortsetzung einer Serie von Traumatisierungen in der Familiengeschichte:

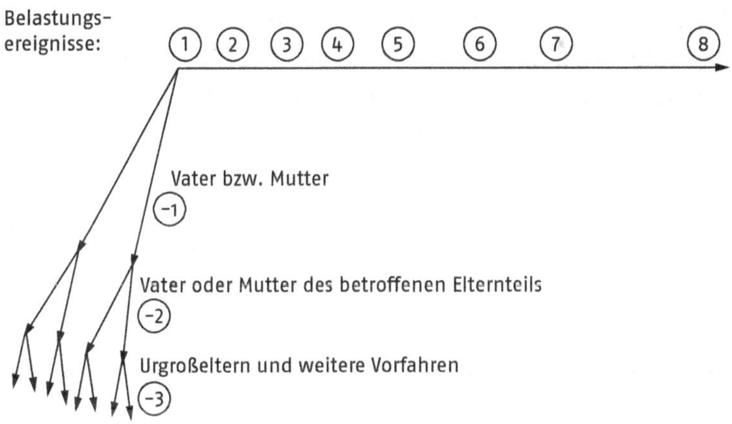

Wir sagten, dass kleinere Zahlen für frühere Ereignisse und daher für Situationen mit einem prinzipiell höheren Belastungspotential stehen. Bei Belastungen aus der Familienvorgeschichte ist mein Eindruck, dass diese stärker wirken, wenn sie seit mehreren Generationen wirken, als wenn sie nur einen Elternteil betreffen.

Es stellen sich hier grundsätzliche Fragen. Beispielhaft ausgedrückt:

Ist es möglich, dass ein Kind klaustrophobisch reagiert, weil sein

Vater im Krieg verschüttet und mehrere Tage lang lebendig begraben war?

Kann ein Kind eine Essstörung entwickeln, weil dessen Mutter als junge Frau dem Hungertod nahe war?

Kann ein Mensch suizidal werden, weil sich mehrere Familienmitglieder vor seiner Geburt suizidiert haben, obwohl über die Umstände ihres Todes in der Familie nie gesprochen wird?

Vielleicht können solche durchaus häufig zu beobachtenden Phänomene in künftigen Zeiten durch epigenetisch oder anderweitig in einem Menschen gespeicherte Informationen von früheren Generationen erklärt werden. Vielleicht können auch im Gesamtverhalten einer Familie oder Gruppe Informationen codiert sein, die das Unbewusste eines Einzelnen entschlüsseln kann.

Trauma organisiert sich in Wolken. Treten mehrere Belastungsereignisse in naher zeitlicher Folge auf, summieren sich deren Belastungen. Die Wolke von Ereignissen kann wie ein Gesamtereignis betrachtet werden. Am Ende kann eine kleine, eher symbolische, Zusatzbelastung ausreichen, um einen Zusammenbruch herbeizuführen.

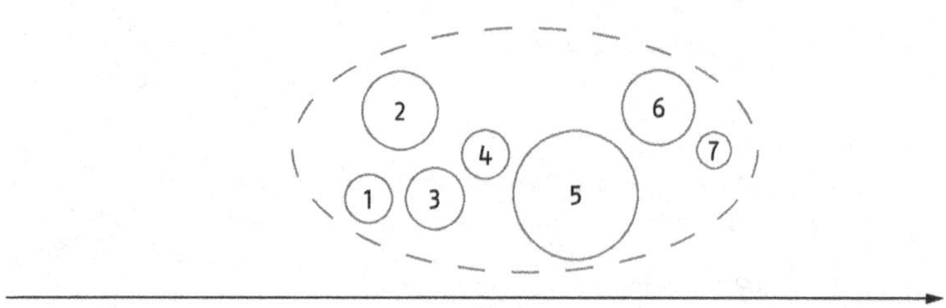

Eine Frau, die mit den Symptomen einer schweren depressiven Episode in Therapie kam, fragte ich: »Gab es einen Auslöser dafür, dass Sie in diesen Zustand kamen?« Sie erzählte von Schwierigkeiten mit ihrer Mutter und mit ihrer Tochter. »Am Ende hat es genügt, dass ein Kunde zu mir sagte: ›Was Sie mir anbieten, ist nicht das Richtige für mich‹, und ich bin zusammengebrochen«.[132]

132 Vgl. Hammel 2014a, 151.

3.2.2 Auslöser

Vereinfacht kann man zwischen einer traumatisierenden Ursprungssituation (bzw. Ketten und Wolken solcher Situationen) und Auslösereizen von traumatischem Verhalten unterscheiden.

Zu einem Auslösereiz kann alles werden, was während der Ursprungsbelastung oder in zeitlicher Nähe dazu als kennzeichnend für die Situation erlebt wurde. Das können Aspekte der Gefahrensituation (die Haarfarbe des Bankräubers) oder relativ beliebige Reize sein, die zeitnah zum Ursprungsereignis erlebt wurden und die eine Gefahr symbolisieren können (die Autobahn, auf der die Geisel nach ihrer Befreiung nach Hause fuhr). Auslösereize können sehr spezifisch (Spinnen) oder ziemlich generalisiert (der Raum außerhalb der Wohnung) sein oder es kann sich um eine bestimmte Reizkombination handeln. So entwickelte eine Frau, die von einem galoppierenden Pferd gestürzt war, eine Phobie, deretwegen sie nicht mehr über Brücken gehen konnte. Insbesondere eine schwingende Hängebrücke erwies sich als besonders schwierig. Die Reizkombination ist hier Höhe **und** Instabilität **und** Bewegung.

Auslösereize können jeden Wahrnehmungskanal betreffen:

- akustisch *(Silvesterknaller für einen Kriegstraumatisierten)*
- optisch *(Bankgebäude für die Geisel des Bankräubers)*
- kinästhetisch *(Berührung des Kopfes nach einem Sturz mit Kopfverletzungen)*
- olfaktorisch *(ein Parfüm wie das des Vergewaltigers)*
- gustatorisch *(Honig, seit einer in der Kindheit erzwungenen Verkostung)*
- immunologisch *(Pollen, die während des Ursprungsereignisses geflogen sind)*.

Wir sagten, Trauma organisiert sich in Ketten, und Trauma organisiert sich in Wolken. Es kann sein, dass es eine Serie aufeinanderfolgender Ursprungsereignisse gibt, in denen jeweils unterschiedliche phobische Auslösereize entstanden sind.

Zum Beispiel könnte der Klient eine Autobahnphobie entwickelt haben, nachdem er längere Zeit in einem Stau stand. Vom Therapeuten nach möglichen Gründen befragt, warum die Stauerfahrung sich so ausgewirkt hat, könnte er erklären, zum einen habe sich damals seine Frau von ihm getrennt, zum anderen habe er vorher schon eine Fahrstuhlphobie gehabt, nachdem er einmal mehrere Stunden in einem Fahrstuhl eingesperrt war. Allerdings sei er »schon immer« etwas klaustrophobisch gewesen.

»Schon immer?«, kann der Therapeut fragen: »Seit Ihrer Geburt? Was war denn damals?« Der Mann könnte antworten, er sei zu lange im Geburtskanal gewesen und mit der Saugglocke geholt worden. Danach sei er einige Tage auf der Intensivstation beobachtet worden, weil er unter Sauerstoffmangel gelitten habe.

»Hat denn jemand von Ihren Eltern oder Großeltern mit Klaustrophobie oder Ähnlichem zu tun gehabt?«, kann der Therapeut nachhaken. Der Mann könnte antworten, tatsächlich habe auch sein Vater mit Klaustrophobie zu kämpfen, seitdem er als junger Mann im Krieg verschüttet und erst nach mehreren Tagen ausgegraben wurde.

Obwohl anscheinend schon genügend mögliche Gründe für die Entwicklung der Symptomatik des Klienten gefunden worden sind, lohnt es sich manchmal, noch weiter zu fragen, ob es auf der Seite der Mutter oder bei den Großeltern väterlicherseits Lebensereignisse gab, die mit Angst, Enge oder Ersticken zu tun haben.

Es scheint also so zu sein, dass der Mann sich seit seiner Geburt klaustrophobisch verhält, dass er seit dem Fahrstuhlerlebnis eine Phobie gegen Fahrstühle und andere abgeschlossene bewegte Vehikel (Auto, Bahn, Flugzeug) hat und seit dem Stau zusätzlich eine Phobie gegen das Befahren der Autobahn entwickelt hat.

Zusätzlich könnte es sein, dass er seit dem Sauerstoffmangel bei der Geburt eine asthmatische Tendenz hat, die sich bei den Erlebnissen im Fahrstuhl und der Autobahn verstärkt hat.

Außerdem könnte er seit der Erfahrung auf der Autobahn Albträume entwickelt haben und zu Schlafapnoe neigen.

3.2.3 Wirkungen

Auffällig werden die Auswirkungen von Traumatisierungen, wenn sich aus ihnen psychisch oder körperlich assoziierte Über- oder Unterreaktionen ergeben, die die Betroffenen selbst und die Menschen in ihrer Umgebung in ihrem Wohlbefinden und ihren Handlungsmöglichkeiten einschränken.

Zu unterscheiden sind unmittelbare Reaktionen des Klienten auf traumatische Auslöser, komplexe chronische Reaktionen (Syndrome, psychische und körperliche Erkrankungen) und Auswirkungen, die sich aus der Interaktion mit anderen Menschen bzw. größeren Systemen ergeben (Konflikte).

Jemand könnte fragen, ob die im Folgenden beispielhaft aufgeführten Symptome »immer« traumatisch zu erklären seien. In der Systemischen Arbeit sagt man: »Immer stimmt nie«. Es handelt sich um Beispiele für Symptome, die in auffälliger Häufung als Reaktionen auf traumatische Reize beobachtet wurden.

Beispiele für eher psychisch konnotierte Reaktionen sind:

- Erstarrung,
- stockendes Denken und Sprechen,
- emotionale Gefühllosigkeit,
- Hilflosigkeits- und Ohnmachtserleben,
- Konfusion,
- Panik,
- Wut und aggressive Impulse (Schreien, Schlagen),
- Ekel,
- Absencen (Trancezustände, z. T. mit Unansprechbarkeit),
- unkontrolliertes, inadäquat anmutendes Weinen.

und, mehr chronisch erlebt:

- depressive Episoden
- manische Episoden
- psychotische Episoden
- süchtige Episoden
- selbstverletzendes Verhalten,

- Essstörungen,
- Schlafstörungen,
- sexuelle Störungen
- und viele andere.

Beispiele für eher körperlich konnotierte Reaktionen sind:

- Krämpfe,
- Übelkeit,
- Hals- und Kopfschmerzen,
- körperliche Gefühllosigkeit
- Hautjucken,
- Herzrasen, Durchblutungsstörungen,
- kurzes, flaches oder angestrengtes Atmen,
- gepresste, klirrende oder krachende Stimme,
- vorübergehende Sehschwäche,
- Schwindel und Beeinträchtigungen des Gleichgewichts,
- Bewusstlosigkeit,
- epileptische Zustände

und, mehr chronisch erlebt:

- Autoimmunerkrankungen (Allergien, Asthma, Morbus Crohn),
- Entzündungserkrankungen (Mandelentzündung, Blasenentzündung),
- Fibromyalgie,
- Bluthochdruck,
- Migräne,
- Tinnitus,
- Verspannungen (Bruxismus, Torticollis, Hexenschuss)
- und viele andere.

Aus der Beobachterperspektive kann unterschieden werden zwischen Auslösern, die anderen belanglos und harmlos erscheinen (Motten, Essensgerüche) und solchen, die anderen zwar nachvollziehbar Beunruhigung auslösen können, aber keine extremen Reaktionen erwarten ließen (Polizisten, Hunde). Ebenso kann unterschieden werden zwischen Reaktionen, die deutlich stärker oder anders als erwartet ausfallen.

Eine wiederkehrende Verhaltensreaktion ist nahezu sicher traumatisch miterzeugt, wenn sie um ein Vielfaches stärker ausfällt, als im zwischenmenschlichen Umgang zu erwarten wäre. Dasselbe gilt, wenn nicht die Stärke, aber die Art der Reaktion überhaupt nicht zur Situation passt.

Ebenfalls häufig, aber im zwischenmenschlichen Kontakt unauffälliger sind hypoagitierte Reaktionen wie …

- Erstarrung
- Erschlaffung und Energielosigkeit
- exzessives Gähnen (yawn syndrome)
- exzessive Tendenz zur Verniedlichung (Bambi-Syndrom)
- Vorauseilende Selbstrücknahme und Selbstunterwerfung
- Stark betontes Lieb-sein
- körperliche Gefühllosigkeit
- Emotionslosigkeit
- Schüchternheit mit stiller Selbstabwertung
- Rückzug
- Anpassung ohne Rücksicht auf eigene Nachteile
- Vermeidungsverhalten.

In Kindergärten, Schulklassen sowie in der Kinder- und Jugendpsychiatrie lässt sich beobachten, dass Mädchen eher zu hypoagitierten Formen traumatischer Reaktion neigen, während Jungen traumatische Reaktionen eher deutlich sichtbar und hörbar ausagieren. Der Umstand, dass wesentlich mehr Jungen als Mädchen mit ADHS diagnostiziert werden, kann teilweise darauf zurückzuführen sein, dass die Wirkungen von Trauma bei Jungen häufig mit denen von ADHS verwechselt werden und teils darauf, dass Traumatisierungen bei ihnen ein ADHS-assoziiertes Verhalten verstärken.

Paarprobleme sind fast regelmäßig traumatisch bedingte oder mitbedingte Probleme, weil der Grad der Belastung, den ein Partner durch das Verhalten des anderen erlebt, erheblich von seiner Vorbelastung durch vergleichbare (oder äußerlich ähnlich anmutende) Verhaltensweisen von Bezugspersonen aus der Kindheit abhängt. Ein solches Verhalten erzeugt bei ihm besonders starke oder ungewöhnliche Schutzreaktionen, die oftmals beim anderen Partner eine Belastungsreaktion hervorrufen. So entstehen spiralförmige Retraumatisierungen bei beiden Partnern. Im Kontext traumatischer Belastungen schafft die gegenseitige Bedingtheit (Zirkularität) menschlichen Verhaltens ein Problem. In Beziehungen stabilisieren sich nämlich nicht unbedingt die Interaktionen, die sich bewähren, sondern allgemein die, die geeignet sind, sich kreisförmig gegenseitig hervorzubringen.[133]

Vielleicht ist ein Partner über das verschlossene, misstrauisch anmutende Verhalten des anderen alarmiert, weil er sich unwillkürlich an unangenehme Kindheitsepisoden erinnert fühlt. Er reagiert gereizt und ungehalten. Davon fühlt sich der andere alarmiert, vielleicht, weil er sich seinerseits an schlimme Szenen von früher erinnert. Er reagiert mit Erstarrung und Rückzug. Das alarmiert den ersten, der – nach dem Motto: »Vielleicht hilft mehr vom selben« – lauter wird. Der andere fühlt sich noch mehr alarmiert und wird noch verschlossener und verkrampfter. So entstehen Kreisläufe gegenseitiger Retraumatisierung. Jeder der beiden Partner wird der Meinung sein, mit seinem Verhalten nur auf den anderen reagiert zu haben und jeder wird der Auffassung sein, sich nur zu schützen.

3.2.4 Auflösung

Geheilt ist ein Trauma, wenn sowohl die Ursprungssituation erinnert als auch die Auslösereize wahrgenommen werden können, ohne dass es zu unter- oder überaktiven physiologischen Zuständen kommt (Lähmung, Starre, Gefühllosigkeit, De-

133 Hypnosystemische Interventionen für Paare, die unter Traumafolgen leiden, finden sich in Hammel et al. 2015, 111 ff. (»Land der Elfen, Land der Zwerge«); Hammel et al. 2021, 132 f. (»Das Karussell«), 135 (»Elefanten in der Teeplantage«), 137 f. (»Der Vulkan«); Hammel et al. 2020, 66 (»Brandmelder«); Hammel 2019, 208 ff. (»Therapeutisches Modellieren mit traumatisch belasteten Paaren«).

pression bzw. Panik, Jähzorn, Weinkrampf, manisch-euphorische Zustände).

Ein wenig komplizierter kann die Sache aber doch noch werden. Erinnern wir uns an den angenommenen Fall des Mannes mit einer Phobie fürs Autobahnfahren. Diese Phobie hatte sich in Etappen entwickelt, so dass der Mann eigentlich nicht unter einer einzigen Angst, sondern unter unterschiedlichen Ängsten leidet.

Wenn es der Auftrag des Klienten ist, gemeinsam an der Auflösung der Autobahnphobie zu arbeiten, kann dies mit geeigneten Mitteln (siehe Kapitel 8) sicherlich erreicht werden. Der Therapeut wird sich erkundigen, seit wann das erlebte Problem besteht, welche Belastungen damals bestanden haben, welche Hypothesen der Klient zur Problementstehung hat und ob es Vorstufen zum aktuellen Erleben gab, vielleicht in der Kindheit oder in der früheren Familiengeschichte. Er wird den Klienten fragen, ob es in seinem Sinne ist, auch andere, früher entstandene Auslösereize – in unserem Beispiel etwa die Fahrstuhlphobie – bearbeiten, was dieser in der Regel begrüßen wird.

Also werden die beiden auch die Fahrstuhlphobie respektive das Fahrstuhlerlebnis des Mannes so lange bearbeiten, bis der Klient beim Imaginieren einer Fahrt mit dem Fahrstuhl entspannt und gelassen aussieht und klingt.

Vielleicht wird der Therapeut den Klienten einladen: »Stellen Sie sich vor, der Säugling, der Sie waren, der so lang im Geburtskanal steckte und da vielleicht schon blau anlief, den könnten wir aus Ihnen herausnehmen und liebevoll auf den Sessel dort legen. Wenn der Klient zunehmend tief durchatmet und seine Muskeln ruckweise entspannt, dann hat sein Erleben bei der Geburt eine chronische Verspannung bei ihm hinterlassen, die es wert ist, weiter bearbeitet zu werden.

Wenn der Therapeut in der Vorstellung die Mutter in den Raum holt, die den Säugling an die Brust nimmt und er den Mann bittet, zu beschreiben, wie sich der Ausdruck des Kleinen verändert, wird die Muskulatur und der Atem des Mannes in Rapport mit dem imaginierten Kind noch freier und gelöster werden.

Wenn keine Ursprungsereignisse gefunden werden, kann der Therapeut den Klienten auch einladen, sich Ereignisse vorzustellen, die bisher die psychisch und körperlich umschriebene Symptomatik ausgelöst oder verschlimmert hätten. Wenn der Klient darauf physiologisch nur noch geringfügig reagiert, etwa so, wie es bei einer Person ohne diese Vorgeschichte auch zu erwarten wäre, ist das traumatische Erleben und Verhalten vermutlich aufgelöst.

Die Chancen sind gut, dass auch das Asthma und die Schlafapnoe damit aufgelöst oder weitgehend verschwunden sind. Oft ist es hilfreich, die Erwartung zu wecken, dass mit den psychischen Belastungen auch die körperlichen überwunden sein können, sich aber auch, wenn nötig, den körperlich gezeigten Symptomen eigens zu widmen. Wie immer ist es nützlich, wenn in jeder erdenklichen Weise Plausibilität für diese Therapiewirkung erzeugt wird und etwaige Einwände dagegen dekonstruiert werden, das heißt, wenn den Einwänden die Plausibilität entzogen wird.

Matrjoschka

»Kennen Sie die russischen Matrjoschka-Puppen? Wo man eine Hülle öffnet und darin eine zweite findet? Und darin ist eine dritte und darin eine vierte, fünfte und so weiter? So stelle ich mir Therapie vor. Wir bearbeiten ein Anliegen, und während oder nachdem sich dieses löst, zeigt sich dahinter etwas zweites. Dann arbeiten wir daran, und dahinter zeigt sich ein drittes. Manchmal sind sie nach Dringlichkeit geordnet, etwa, wenn man an einem Tinnitus arbeitet und der lauteste Teil verschwindet, aber ein anderer, kleinerer Teil ist noch da, und wenn der sich auflöst, erscheint ein weiterer, noch kleinerer, den man anfangs gar nicht bemerkt hatte. Manchmal sind sie kausal geordnet. Wie wenn man an einer Depression arbeitet, und während sich die Erstarrung auflöst, erscheint Trauer, und wenn wir daran arbeiten, dass der Schmerz der Trauer nicht so groß sein muss, erscheint Beschämung, und sobald wir diese dem einstmals beschämenden Menschen zurückgeben, erscheint Wut. Und während wir probieren, was wir damit machen, erscheint ein Körpersymptom, und wenn dieses sich löst, ein anderes, und schließlich erscheinen nochmals Tränen, Tränen der Erleichterung und des Hinter-sich-lassens … Ich beobachte, dass

> die Probleme, die dabei auftauchen, entweder immer kleiner werden oder immer näher an den Ursachen liegen, und dass es vorangeht, auch wenn da noch etwas ist. Und es ist wichtig, zu wissen, dass es ein Prozess ist, und dass es nicht erst gut ist, wenn alles perfekt ist.«[134]

Die Metapher dient dazu, Klienten Mut zu machen, dass es vorangeht, auch dann, wenn hinter jeder belastenden Erinnerung eine weitere erscheint und auf jede aufwühlende Emotion oder Körperreaktion in der Therapie eine nächste zu folgen scheint. Das ist bei sehr entmutigten (depressiven) oder sorgfältig (perfektionistisch oder zwanghaft) erscheinenden Klienten oftmals wichtig, um positive Erwartungen aufzubauen, die in positive Erfahrungen einmünden können (vgl. Abschnitt 2.1.2).

3.3 Ambivalenz und Konflikt

Nicht jede Ambivalenz wird als leidvoll erlebt. Es kann auch lustvolle Ambivalenzen geben, getreu dem Motto: »Ich kann mich gar nicht entscheiden, ist alles so schön bunt hier!«[135] Eine Ambivalenz, die dazu beiträgt, dass ein Mensch in Therapie geht, wird allerdings meist als Problem beschrieben.

Ein Problem ist eine Diskrepanz zwischen einem Ist-Zustand und einem Soll-Zustand in der Sicht dessen, der sich dazu äußert.

> Anlass für die Konstruktion der Ist-Soll-Diskrepanzen sind Phänomene, die als unterschiedlich und gegensätzlich definiert werden, etwa … Wahrnehmungen, Wünsche, Meinungen, Verhaltensweisen und Interessen in einem Beziehungssystem … [die] von Beteiligten negativ bewertet werden, als nicht zum System passend, als krank und böse … Eine Lösung entsteht, wenn sich im Erleben und Verhalten der Problemwahrnehmer

134 Hammel 2016a, 27.
135 Nina Hagen, TV-Glotzer, www.songtexte.com/songtext/nina-hagen/tv-glotzer-3bd80434.html.

> die Ist-Soll-Diskrepanz auflöst. Dies kann geschehen, wenn die Bewertung des Ist-Zustands positiver wird und / oder der Soll-Zustand sich weniger drastisch vom Ist-Zustand abhebt und / oder die Art der bisher praktizierten Lösungsversuche so verändert wird, dass diese die unerwünschte Diskrepanz zwischen Ist und Soll auflösen.[136]

Nehmen wir an, dass es gute – das heißt, bei genügender Information verständliche, zu respektierende – Gründe für beides gibt. Es gibt Gründe dafür, dass die Situation ist, wie sie ist (und zuvor wurde, wie sie wurde) und dafür, dass der Klient sie sich anders wünscht, als sie derzeit ist. Dann können wir jedes vom Klienten mitgeteilte Problem auch als eine Ambivalenz, als Konflikt oder Doppelbindung betrachten. Der Klient (oder das auftraggebende System) erscheint starr oder in einer Pendelbewegung zwischen dem begreiflichen Festhalten am Bisherigen und dem ebenso begreiflichen Streben nach etwas anderem, etwas Neuem. Der Therapeut wird diese Ambivalenz respektvoll widerspiegeln (pacen), also eine therapeutische Doppelbindung anbieten:

> In der System- und Hypnotherapie [wird] immer ein Ist-Soll-Ausgleich thematisiert: Ist ein Zustand in der Beurteilung des Patienten schlecht, nämlich therapiebedürftig – zum Beispiel ein chronischer und behindernder Schmerz –, so wird hier der Therapeut das Anliegen des Schmerzsignals sogleich positiv konnotieren (diagnostische Frage: Was will der Schmerz vermutlich sagen?), dann erklären, wie der Organismus mit seinen Nervensystemen normalerweise funktioniert (Edukation), und dann mit individuell maßgeschneiderten therapeutischen Strategien das Gesamtsystem Mensch dazu verführen, in Richtung seiner persönlichen Normalität zu ›driften‹. Alle drei Aufgaben sind untrennbar miteinander verknüpft und bilden … eine Einheit.[137]

---

136 Schmidt 2004, 184 f.

137 Seemann 2022, 109 f. Claudia Weinspach stellt fest: »Paradoxerweise kann Akzeptanz als bezwingende Kraft für die Veränderung genutzt werden.« Short & Weinspach 2007, 242.

3.3.1 Probleme als Ambivalenzen

Vermutlich alle Symptome und Belastungen, die ein Klient in der Therapiesitzung präsentiert, kann man unter dem Gesichtspunkt einer Ambivalenz betrachten: Eine Seite des Klienten will das Problem los sein, deswegen kommt er in Therapie. Eine andere Seite will das Problem nicht zu dem Preis loswerden, den es zu kosten scheint, ein anderes Leben zu führen, sonst gäbe es das Problem nicht in dieser Form.

Gunther Schmidt beschreibt diese Spannung als Dualismus zwischen dem Erleben verschiedener Instanzen der Persönlichkeit:

> Erlebnisprozesse, die … als leidvolle Probleme wahrgenommen werden, sind … allesamt dadurch gekennzeichnet, dass sich bei den betreffenden Menschen eine bewusste, willkürliche Erlebnisinstanz ein bestimmtes Erleben wünscht (z. B. Wohlbefinden, Freude, Sicherheit, etc.), unwillkürliche körperliche und seelische Prozesse aber gravierend davon abweichen, dabei aber als wesentlich stärker erlebt werden, als die willkürlichen Prozesse, so dass sich das ›Ich‹ quasi als diesen Prozessen ausgeliefertes Opfer empfindet. Es werden massive Inkongruenzen … zwischen verschiedenen, synchron ablaufenden Teilbereichen der psychischen Prozesse erlebt.[138]

Ambivalenz bedeutet hier kein bewusstes Hin- und Hergerissensein, sondern eine Divergenz des Erlebens verschiedener innerer Instanzen. Es geht darum, in einem inneren Konflikt zwischen verschiedenen Bemühungen um Sicherheit und Wohlbefinden eine gute Lösung zu vermitteln.

Wenn wir Modelle von Konflikten erstellen, ist es wichtig, uns daran zu erinnern, dass Wirklichkeit weitgehend oder vollständig (darüber streiten die Philosophen noch) konstruiert und nicht analysiert wird, dass also »die Landkarte nicht die Landschaft ist« und ein Bild einer Person nicht die Person ist, die es darstellt.

138 Schmidt 2005, 11.

Modellhaft können innere Konflikte beispielsweise so dargestellt werden:

A) Die bekannten Lösungen durch Veränderung haben einen zu hohen Preis.
B) Nichts verändern ist auch unerträglich.

Das Ergebnis zeigt sich z. B. als Orientierungslosigkeit und Verwirrung.

A) Der Schutz vor Wiederholung einer traumatischen Situation hat absolute Priorität.
B) Ein Leben ohne Vermeidung wäre gut, zumal die Bedrohung nicht mehr besteht.

Das Ergebnis zeigt sich z. B. als Phobie oder Allergie.

A) Ein Teil will verlässliche Beziehungen fördern (Treue, Beständigkeit).
B) Ein anderer Teil (seelischer Schmerz) will vor den Gefahren der Einsamkeit warnen.

Das Ergebnis zeigt sich z. B. als lang anhaltende Trauer.

A) Ein Teil will *einen* Wert (Trost oder Genuss in Form von Schokolade).
B) Ein anderer Teil will einen *anderen* Wert (Schönheit, Gesundheit).

Das Ergebnis zeigt sich z. B. als Sucht.

A) Ein Teil will Alarmsignale in Form von Schmerz senden.
B) Ein anderer Teil findet das zu unangenehm und produziert Starre und Betäubung.

Das Ergebnis zeigt sich z. B. als Depression, Blackout oder Neuropathie.

Schmidt beschreibt solche Ambivalenzen so:

> Selbst wenn sie [die Klientinnen und Klienten] bewusst eine Veränderung wollen (die sie ohnehin meist auch schon gewollt versucht hatten), sind sie gleichzeitig mit ihrer leidvollen Realität intensiv identifiziert, besonders auf unbewusster, unwillkürlicher Ebene. Das kann sich schnell zu einer schwierigen Zwickmühle für TherapeutInnen und BeraterInnen entwickeln. Denn Kooperation ... setzt voraus, dass man sie in ihrer jeweiligen Weltsicht und Erlebnisweise wertschätzend und akzeptierend ›abholt‹ ... Würde nur Pacing angeboten, könnten die TherapeutInnen und BeraterInnen nicht der Aufgabe nachkommen, Unterschiede zur bisherigen Realität anzubieten, denn dadurch wird diese ja infrage gestellt. Bieten sie aber die als zieldienlich gedachten Unterschiede an, könnten sie Widerstand auslösen, der die Kooperation gefährdet ... Einerseits sollten sie das Erleben der KlientInnen empathisch bestätigend begleiten und wertschätzen. Andererseits sollten sie Änderungsinterventionen anbieten ... Dabei sollten sie zwar als ExpertInnen fungieren, aber niemals dafür, was für die KlientInnen gut ist und welche Schritte sie wählen sollten.[139]

---

139 Schmidt 2005, 85 f. Martina Gross und Vera Popper formulieren: »Wir brauchen Sowohl-als-auch-Logiken im Umgang mit unseren Ambivalenzen«. Sie empfehlen, verschiedene, sich scheinbar widersprechende Sicht- und Handlungsmöglichkeiten gleichzeitig wertzuschätzen. Vgl. Groß & Popper 2020, 85. Mechthild Reinhard sieht Menschen in der Aufgabe einer stetigen Balance zwischen dem »Bezugssystem der Welt« und dem »Bezugssystem des Paradieses«. Ersteres steht für die Sicht, es gebe eine objektive Welt, letzteres für den Rahmen der subjektiven Wahrnehmung und Bedeutungsgebung der Welt. Damit sind häufig Loyalitätskonflikte zwischen scheinbar unverrückbaren Wirklichkeiten und äußeren Erfordernissen sowie eigenen Bedürfnissen verbunden. Hilfreich ist es, sich selbst mit ausreichendem Abstand aus einer wohlwollenden Beobachterposition zu betrachten, um die verschiedenen Seiten des Erlebens gleichermaßen zu würdigen. Vgl. Reinhard 2018; www.hager-katharina.at/grundlagen.

Diese ausbalancierte Haltung im Umgang mit bewusst oder unbewusst erlebten Ambivalenzen des Klienten ist bereits in Abschnitt 2.1.4 mit dem Bild einer Brücke zwischen Problem- und Lösungserleben Thema gewesen. Sie spielt eine besondere Rolle im Umgang mit möglichen Bedenken und Einwänden (»Skepsis«) des Klienten gegen die Wirksamkeit und Nachhaltigkeit der Therapie. (Vgl. Wirkfaktor 3 in Abschnitt 2.1.1, die Interventionen zum Umgang mit Einwänden in Abschnitt 9.1, »Korridor« und »Vier Quadranten« in 8.4.2, »Tetralemma« in 8.4.3 und »Sechs Stäbe« in 8.4.4).

Sie ist auch ein wichtiger Faktor für eine gelingende Therapie im Umgang mit Symptomen wie emotionaler oder körperlicher Starre oder Gefühllosigkeit, die einerseits höchst unangenehm sind, andererseits die Funktion haben können, zeitweilig noch unangenehmere Symptome zu verhindern, also eine emotionale oder körperliche Überlastung zu vermeiden.

3.3.2 Die Ambivalenz von Schmerz und Betäubung

Die meisten psychisch assoziierten Schwierigkeiten lassen sich als Reaktionen auf seelischen Schmerz verstehen, vor allem auf den, der in Einsamkeit durchlebt wird. Im Abschnitt 3.1 über Rolle und Identität wurde deutlich, dass wir andere Menschen als Spiegel brauchen, um ein Bild davon zu gewinnen, wer wir sind. Im Abschnitt 3.2 über Verlassenheit und Trauma wurde erläutert, dass emotionale Isolation, vor allem in der frühen Kindheit, ein Hauptfaktor für die Entwicklung traumatischen Erlebens ist. Im Ergebnis kann man von abgespaltenen, erstarrten, gestauten oder aus dem psychischen ins körperliche Erleben verschobenen Emotionen sprechen. Viele psychische Belastungen, aber auch manche körperlichen Erkrankungen lassen sich so im Spannungsfeld zwischen den Nachteilen des Schmerzerlebens und denen einer Betäubung verstehen, die der Organismus aus eigenen Ressourcen oder durch äußere Hilfsmittel wie Drogen und Medikamente ermöglichen kann. Hanne Seemann stellt mit Bezug auf körperlich erlebte Schmerzen fest:

> Schmerz ist eine Angelegenheit zwischen der Psyche und ihrem Körper, er ist also immer psycho-somatisch, weshalb der hier gemeinte Schmerz zu Recht nicht als psychische Störung gilt … Der vom Schmerz Betroffene erlebt und verortet nämlich den Schmerz im Körper, von dem ein Notsignal oder, bei chronischen Schmerzen, wiederkehrende oder andauernde Botschaften an die Psyche geschickt werden, die diese, weil sie wehtun und bedrängend sind, nicht ignorieren kann … Patrick Wall, einer der kundigen Pioniere in der neueren Schmerzforschung, nennt den Schmerz einen bellenden Wachhund der Gesundheit und fügt hinzu: ›Der Schmerz kommt, wenn er gebraucht wird, und er bleibt weg, wenn es nicht passt.‹ Was schon darauf hinweist, dass es sich da um ein Funktionssystem handeln muss, das in der Lage ist, zu entscheiden, wann ein Schmerz ins Bewusstsein zu treten hat und wann nicht.[140]

Das heißt nicht, dass die Entscheidung des Körpers immer eine notwendige oder optimale wäre. Sehr oft lässt sich der Körper aber durch verbale Anweisungen oder bildhafte Imaginationen veranlassen, Schmerz zu reduzieren oder aufzulösen.[141]

Das Erlangen der Fähigkeit, sich körperlich und auch emotional umfassend wohlreguliert zu spüren – also, ohne dass dies als überlastend erlebt wird – ist von zentraler Bedeutung für eine wirksame Therapie (s. Wirkfaktor 6 in Abschnitt 2.1.1).

Dissoziative Phänomene, etwa in Folge einer Traumatisierung (oder in Hypnose) haben prinzipiell eine betäubende Wirkung für emotionalen und körperlichen Schmerz. Gemeint sind hier u. a. …

- Amnesie,
- Anästhesie,
- Altersregression und -progression,
- Katalepsie und ideomotorische Bewegungen,

---

140 Seemann 2022, 26, integriertes Zitat: Wall 1982.

141 Anschauliche Fallbeispiele finden sich bei Hammel 2009a, 70 ff.; Hammel 2011, 53 ff.; Fruth 2021, 235 ff.

- Raumverzerrung *(verkleinertes und vergrößertes Sehen)*,
- Zeitverzerrung *(verlangsamtes und beschleunigtes Zeiterleben)*,
- negative Halluzination *(Ausblenden der physischen Realität beim Träumen)*,
- Reduktion der erlebten Lautstärke *(Hörschwelle senken, Geräusche ausblenden)*.

Häufig finden sich bei traumatischem Erleben umfassende Körperreaktionen, die insbesondere, wenn sie längerfristig erlebt werden, mit vielen Nachteilen behaftet sind.

Sehen wir Erstarrung als charakteristisches traumatisches Merkmal, kann zum Beispiel Depression als chronische Variante einer solchen Starre oder Lähmung gelten.

Die gute Absicht der Depression

»Depression ist eigentlich kein Zustand von emotionalem Schmerz, sondern eher ein Zustand von unerträglicher Gefühllosigkeit«, sage ich manchmal zu Klienten und ihren Angehörigen. »Das Leben fühlt sich sinnlos an, und man kann die meiste Zeit noch nicht einmal darüber weinen. Wenn es eine ›gute Absicht‹ von Depression geben sollte, irgendeine Funktion, wofür sie da ist – das kann sein, einen übermächtig großen Schmerz zu betäuben, der vor ihr da war. Meistens hat das mit Einsamkeit zu tun, mit mutterseelenallein sein. Oft gibt es einen deutlichen Anfang in der Kindheit: Ein Säugling liegt in einem Brutkasten, ein Kind durchlebt Erniedrigung oder Trauer allein oder ist gar nicht erst willkommen. Depression ist, was den Schmerz betäubt. Wenn die Depression nachlässt, kommt das Fühlen zurück und öfter auch ein Teil des Schmerzes aus früherer Zeit: Traurigkeit, Verzagtheit oder Wut. Aber jetzt ist es anders als damals: Es sind Menschen da, die Sie begleiten. Ich glaube, Sie können sich das Fühlen leisten. Bitten Sie Ihr Gehirn, dafür zu sorgen, dass, während es vorangeht, das Fühlen niemals zu viel ist, dass nichts je überhandnimmt, so dass Sie nie mehr in die Starre zurückkehren.«

Die gute Absicht der Manie

Ein Politiker erzählte, er habe einige Monate nach dem Tod seines Sohnes eine heftige manische Phase durchlebt, die erste und einzige seines Lebens. Er habe das Glück gehabt, dass Freunde ihn zur Rede stellten und dass er – anders als die meisten in dieser Situation – im Stande war, zu erkennen, wie berechtigt ihre Warnungen waren. Er trat von seinen Ämtern zurück, bevor er größeren Schaden für sich und andere angerichtet hatte und begab sich in Therapie. Der Bericht des Mannes ließ mich vermuten, dass Manie ebenfalls die Funktion hat, einen übergroßen Schmerz zu betäuben. Diese Annahme hat sich seither immer wieder bestätigt.

»Ich finde es eindrucksvoll, dass Sie so gut drauf sind, so voller Kraft und Energie« sage ich zu einem Mann in einer akuten manischen Phase. »Ich finde das gar nicht selbstverständlich! Sie haben bestimmt auch schon viel mitgemacht.« »Da haben Sie recht!« »Was denn zum Beispiel?«, frage ich. Der Klient berichtet von den Ereignissen, die ihn belastet haben und wird ernst. »Da haben Sie enorm gelitten. Man sieht Ihnen das gar nicht an.« »Ich zeige das auch nicht so«, sagt er und sieht sehr traurig aus. »Wenn wir uns vorstellen, es gäbe jemanden, der unter dieser Kraft und Fröhlichkeit traurig wäre – kann man sich das vorstellen?« Der Mann bejaht und bricht in Tränen aus. »Wenn wir uns vorstellen, der, der so entsetzlich traurig ist, könnte aus Ihnen heraustreten und sich dort drüben hinstellen, so dass Sie ihn ansehen können, ist das in Ordnung?« Der Mann nickt und wird ruhig. »Wenn wir uns vorstellen, der, der manchmal so überdreht ist, könnte auch dort hinübergehen, auf die andere Seite, und Sie sehen ihn da, ist das auch in Ordnung?« Der Mann stimmt zu und beginnt, in ruhiger, klarer, kraftvoller Stimme von seinem Leben zu erzählen.

Auch Sucht lässt sich als Betäubung eines Schmerzes verstehen, der vorher da war und wohl auch noch da wäre, wenn das süchtige Verhalten ausgesetzt wird.

Die gute Absicht der Sucht

Regelmäßig bringen Eltern ihre Kinder und Jugendlichen in die Therapie mit der Erklärung, sie seien computersüchtig, spielsüchtig, handysüchtig oder Ähnliches. Versucht der Therapeut, die jungen Leute dazu zu bewegen, ihren Bildschirmkonsum zu reduzieren, gestaltet sich das schwierig. Der Therapeut kann stattdessen den Eltern und Kindern mitteilen, der Bildschirmkonsum habe eine wichtige Funktion, weil er üblicherweise einen Schmerz betäube, der dahinterstehe und wahrscheinlich mit Verletzung, Verlust und Einsamkeit zu tun habe. Er kann fragen, seit wann das beanstandete Verhalten besteht, wann es mehr wurde und zu Konflikten in der Familie führte. Das Gespräch darüber enthüllt regelmäßig Trennungen, Todesfälle und andere einschneidenden Erfahrungen von Verlust oder Erniedrigung. Als erstes hört damit das Streiten über die Frage auf, »wieviel« Bildschirmkonsum erlaubt ist. Dann kann sich die Therapie mit der Bearbeitung der belastenden Ereignisse befassen. Meistens lässt der Bildschirmkonsum dann nach, ohne dass dieses Thema noch eine große Rolle spielt.

Die gute Absicht der bipolaren Störung

Der Begriff »bipolare Störung« scheint zu beinhalten, dass der davon betroffene Mensch nur manisch oder depressiv und allenfalls noch etwas dazwischen sein könne. Mit Medikamenten wird versucht, ihn in der Mitte zwischen seinen Polen festzuhalten. Damit wird der »bipolare Patient« auf eine Dimension reduziert:

manisch betäubt ←———|———→ depressiv betäubt

Statt von einer bipolaren könnte man auch von einer tripolaren Störung sprechen.[142] Der dritte Pol ist traumatisch induzierte Angst oder eine andere emotionale Belastung. Sie dominiert, wenn sich nicht die Manie oder Depression in den Vordergrund schiebt. Am Anfang steht also ein Schmerz, so übermächtig, dass der Organismus ihn betäubt, um den Menschen handlungsfähig zu erhalten. Erreicht wird das auf verschiedene Weise.

Der Organismus kann eine Manie erzeugen, einen hochaktiven, oftmals euphorischen, Zustand, womöglich verbunden mit wahn-

142 Vgl. Hammel 2014a, 277f.; Hammel 2016a, 74.

hafter Selbstüberschätzung. Hier ist der Schmerz durch ein überaus positives Erleben und durch jede Menge Ablenkung betäubt. Vorteilhaft ist, dass dieser Zustand äußerst angenehm ist, nachteilig, dass er so viel Energie verbraucht, dass er sich nicht dauerhaft aufrechterhalten lässt.

Kann die Manie nicht mehr beibehalten lassen, kann der Organismus zum Zweck der Betäubung eine Depression hervorbringen, einen Zustand mit sehr wenig Emotionen, Körpergefühl, Antrieb und geistiger Kapazität. Ein Vorteil ist, dass dieser Zustand selbst bei sehr geringen Energiereserven gehalten werden kann, ein Nachteil, dass er äußerst unangenehm ist und der Mensch kaum handlungsfähig ist und dass die reduzierte Aktivität zu selbstschädigenden Handlungen und vor allem Unterlassungen führt.

Als weitere Option steht der Gebrauch von Suchtmitteln zur Betäubung zur Verfügung. Viele bipolar diagnostizierte Menschen konsumieren Alkohol, Schlaf- und Beruhigungsmittel, was als Versuch einer Selbstmedikation verstanden werden kann. Nachteilig sind mögliche Schäden am Körper und Beeinträchtigungen im sozialen Leben, vorteilhaft möglicherweise die vorübergehende Regulierung manischer oder depressiver Tendenzen sowie die Reduktion des dahinterstehenden Schmerzes.

Klinisch wird ein ähnlicher Effekt mit Medikamenten erreicht. Vorteilhaft ist hier, dass eine Beratung und gewisse Kontrolle zur Dosis der eingenommenen Mittel stattfindet. Nachteilig ist, dass viele Klienten zwar weniger unter Angst leiden, aber auch beeinträchtigt sind in der Fähigkeit Freude zu empfinden und sich in einer Vielfalt des emotionalen Erlebens lebendig zu fühlen.

Die guten Absichten von Manie, Depression und Sucht kann man wertschätzen, die Umsetzungsstrategien sind aber nicht zielführend. Ziel einer Therapie ist es, das Leiden so zu regulieren, dass es niemals übermächtig ist und daher die bisher vorherrschenden Betäubungsstrategien unnötig werden.

Es ergibt sich folgendes Bild:

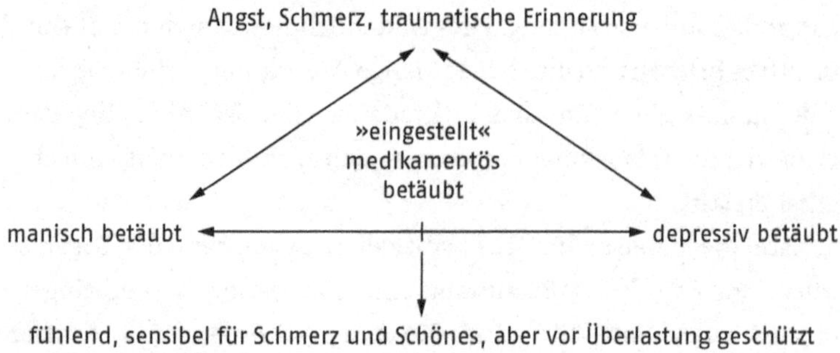

Die gute Absicht der Psychose

In erster Näherung gleicht psychotisches Erleben eines Menschen einem intensiven nächtlichen Traum. Allerdings ist dieses Träumen auf den Tag und auf eine längere Dauer ausgeweitet, und es findet ein gewisses Maß an Interaktion statt. Andere Menschen und aktuelle Ereignisse werden in die Geschichte, die der Traum erzählt, integriert. Viele Klienten, die Psychosen erleben, berichten von Vernachlässigung, Gewalt und Erniedrigung in ihrer Kindheit. Psychosen können so gedeutet werden:

Manche Menschen, die in ihrer frühen Kindheit innerfamiliär (also ohne, dass sie dem Problem ausweichen konnten) enormen zwischenmenschlichen Belastungen ausgesetzt waren, nutzen schon im frühen Alter ihre Begabung zum Träumen, um dem Schmerz von Gewalt und Einsamkeit in eine Welt der Träume zu entweichen. Das ist, als ob ein unglücklicher, einsamer Mensch das Fernsehgerät einschaltet, um sich von seinem Kummer abzulenken. Da regelmäßig Anlass besteht, diesen Schmerz zu fühlen, lernt ein Mensch in dieser Lage, über lange Zeiträume fast ständig in einer Traumwelt zu leben. Solange die Traumwelt attraktiver ist, als die physisch erlebte Welt, weil sie den seelischen Schmerz betäubt, zieht sein Inneres diese Wirklichkeit vor. Manchmal wandeln sich positive Träume in Albträume, die äußerst unangenehm sein können, aber, wie wir es von nächtlichen Albträumen kennen, scheint die erlebte Situation so real, dass der Träumende den Ausweg nicht findet, in die (vielleicht erträglichere) Wirklichkeit der anderen Menschen zurückzukehren. Wenn diesen Menschen später etwas an die ursprüngliche Belastung erinnert (also das traumatische Erleben der Ausgangssituation »getriggert« wird), kann es passieren, dass sich das dauerhafte Träumen als konditionierte Reaktion zur Abwehr des aktuellen und des erinnerten früheren Schmerzes unwillkürlich einschaltet.

Viele Menschen haben mehrere Wege zur Auswahl, um Schmerz zu betäuben. Bei als manisch-depressiv beschriebenen Mustern ist eine manische Phase subjektiv wesentlich angenehmer als eine depressive. Allerdings verbraucht die manische Betäubungsstrategie eine enorme Menge Energie, während Depression auch und gerade in erschöpften Zuständen möglich ist. Deswegen stürzen Menschen aus einer manischen in eine depressive Phase ab, aber kaum jemals umgekehrt. Viele manisch, depressiv oder manisch-depressiv lebende Menschen greifen als zusätzliche Strategie zur Betäubung von Schmerz auf Suchtmittel zurück.

Menschen, die Psychosen im Spektrum ihrer Strategien zur Schmerzbekämpfung haben, greifen öfter auch auf Suchtmittel zurück. Sogenannte drogeninduzierte Psychosen entstehen, soweit ich sehe, eher nicht, wenn das Suchtmittel kontinuierlich eingenommen wird, sondern wenn es entzogen wird, wenn also die bisherige Strategie zur Schmerzbewältigung nicht mehr funktioniert und durch eine andere ersetzt werden muss. Werden dann Neuroleptika und andere Psychopharmaka verabreicht, die das emotionale Erleben dämpfen, wird zuweilen das Dauer-Träumen als Betäubungsmittel unnötig und der Organismus entscheidet sich, die Medikamente anstelle der psychotischen Träume oder vorher eingenommenen psychoaktiven Substanzen als Mittel zur Schmerzregulation zu akzeptieren.

Folgt man diesem Modell, stellt sich die Frage, wie die Traumatherapie körperliche und emotionale Betäubung durch hilfreichere Arten der Schmerzregulation ersetzen kann.

Der Rückweg aus der Starre und Betäubung ins Fühlen und Handeln kann mit Ängsten, mit Trauer, mit der Rückkehr verdrängter Erinnerungen, mit körperlichen Schmerzen oder anderen Symptomen verbunden sein. Ein Teil der Therapie ist es, Menschen zu ermutigen, sich darauf, wenn nötig, einzulassen, ein anderer Teil, der gleichzeitig im Blick bleibt, ist, dafür zu sorgen, dass die anfängliche Belastung, die aus dem Lösen von Starre und Betäubung resultieren kann, so gering wie möglich bleibt und nie überhandnimmt. Letzteres kann unter anderem mit suggestiven Mitteln geschehen, also durch die Erzeugung positiver Erwartung und eine hilfreiche Deutung von auftretenden Symptomen. Klienten, die mit Depression oder anderen Traumafolgen zu tun haben, können mit der folgenden Parabel angesprochen werden:

Seesturm und Eismeer

Ich möchte Ihnen eine Geschichte erzählen über Trauer, Trauma und Depression. Vor langer Zeit, so stelle ich mir vor, waren Sie mit Ihrem Lebensschiff einmal in einem Seesturm, der so heftig war, dass Sie dachten: »Das überlebe ich nie! Ich gehe unter!« Weil es – wie es schien – nichts mehr zu retten gab, sind Sie unter Deck gegangen, um auf das Ende zu warten. Da sahen Sie einen roten Knopf, auf dem stand: »Hier niemals drücken! Gefahr!« Weil jetzt sowieso alles egal war, haben Sie draufgedrückt, und – Zosch! – das tobende Meer um Sie war in eine Eiswüste verwandelt. Ihr Schiff steckte im Packeis fest!

»Gerettet!«, dachten Sie vielleicht. Jetzt konnten Sie nicht mehr untergehen! Allerdings wurde schnell klar: Es war bitterkalt und einsam, es gab nichts zu essen und es gab keine Möglichkeit, irgendwohin zu kommen.

Irgendwann war der Sturm vorbei, die Sonne schien auf das Eis, das Eis bekam Risse. Das Schiff schaukelte sich frei und fuhr durch die zerbrechenden Schollen hinaus aufs Meer! »Gerettet!«, dachten Sie vielleicht. Dann bemerkten Sie, wie das Schiff auf den Wellen schaukelte, und manchmal spritzte Gischt über die Reling in Ihr Gesicht. Und obwohl die Wellen gar nicht so groß waren, ja, obwohl Sie wussten: Die gehören beim Seefahren dazu, erinnerte Sie das Schaukeln jetzt an den großen Sturm. »Um Gottes Willen! Es wird doch nicht wieder kommen wie damals! Und was, wenn mich eine Welle über Bord spült? Ich steuere das Schiff zurück ins Eis, da kann ich wenigstens nicht untergehen!

Dort angekommen, merkten Sie wieder, wie kalt und perspektivlos es war, steuerten das Schiff wieder auf die See, erschraken wieder, fuhren wieder zurück, fuhren wieder raus, hin und her …

»Sagen Sie Ihrem Gehirn einen Gruß: Sie sind nicht wirklich in einem Meer mit Wellen, sondern das Meer mit den Wellen ist in Ihnen, und Ihr Gehirn kann die Wellen so steuern, dass sie niemals zu groß sind, so dass nichts jemals überhandnimmt, dass Sie immer an Bord bleiben, dass Sie Kurs halten und vorankommen. Bitten Sie Ihr Gehirn, dass es das für Sie tut. Was denken Sie, hält Ihr Gehirn von dieser Idee?«[143]

(Zur Transformation von Landschaften sowie zum Tausch von erlebter Außenwelt und Innenwelt vgl. den Abschnitt 8.3.4, zu therapeutischen Grüßen 8.6.)

Harmonieliebe als die Einstellung, andere und sich selbst zu schonen, um Schmerz zu vermeiden, kann in Partnerschaften, Eltern-Kind-Beziehungen oder auch am Arbeitsplatz zu leidvollen Verwirrungen führen. Die Möglichkeit, den Weg aus einer solchen gut gemeinten, aber nicht zielführenden »Schonhaltung« herauszuwagen, kann mit der Metapher »Hexenschuss« angeboten werden.

Der Hexenschuss

Es war wie verhext. Diese Schmerzen. Ich dachte: »Am besten bewege ich mich gar nicht mehr. Nur so – wenn ich den Arm ein bisschen nach vorne halte, die rechte Schulter ein wenig hochziehe, die linke hängen lasse und mich dabei ein bisschen nach vorne beuge, dann ist es einigermaßen zu ertragen.« Wenn ich vorsichtig war, konnte ich so sogar ans Telefon oder an die Tür gehen. Nur, wie sollte ich den Hörer abnehmen und wie die Klinke herunterdrücken, ohne meine Haltung zu verändern? Jede falsche Bewegung verursachte grausame Schmerzen. Andererseits: Was hieß schon »falsche Bewegung«? Je mehr ich in meiner unnatürlichen Schutzhaltung verharrte, desto schlimmer wurden nachfolgend die Verspannungen meiner Muskulatur und desto schlimmer wurden die Schmerzen. Wenn meine Rettung also gewissermaßen meine Falle war – was folgte daraus? Ich entschloss mich zu einem Experiment. Statt eine angenehme Körperhaltung zu suchen, nahm ich jetzt die schmerzhafteste Haltung ein, die ich für eine längere Zeit ertragen konnte

143 Zur Seesturmmetapher vgl. Hammel 2016a, 67.

und verharrte darin. Zu meiner Überraschung ließ der Schmerz bereits nach wenigen Minuten nach. Meine Bewegungsfreiheit war größer geworden. Noch einmal lehnte ich mich hinein in den Schmerz – den schlimmsten, den ich irgend ertragen konnte. Wieder ließ er nach einer Weile nach und ich konnte mich freier bewegen. Wohl sechs oder acht Mal wiederholte ich den Vorgang. Dann war der Hexenschuss – weggezaubert![144]

Die Füße am Ofen

Ihre Seele weiß, wie es ist, wenn nach einem langen Winterspaziergang die Füße eingefroren sind, taub und gefühllos. Sie weiß auch, dass es anfangs kurz wehtut, wenn man die Füße am Ofen aufwärmt. Sie weiß, dass das ein Übergangsstadium ist: Bald sind die Füße aufgetaut, und dann sind sie warm. So ist das, wenn die Seele auftaut …[145]

Zur Auflösung traumatisch bedingter Erstarrungs- und Abwehrreaktionen kann auch die Anekdote »Barbarossa« in Abschnitt 8.2.3 eingesetzt werden.

3.3.3 Konflikte, Doppelbindungen und Gegen-Doppelbindungen

Ein Konflikt besteht, wenn eine Person sich genötigt sieht, zwischen mehreren Verhaltensmöglichkeiten zu wählen, die alle mit erheblichen Nachteilen verbunden sind und deswegen als nicht akzeptabel (also als »Problem«) gesehen werden.

Milde Konflikte folgen dem Muster »Keks oder Schokolade«, schwere dem Muster »Pest oder Cholera«. Alle Verhaltensmöglichkeiten werden von der Person, die den Konflikt erlebt, als negativ bewertet. Nun beruht »Bewertung« auf Werten und diese gründen auf einer Wertegemeinschaft, der die Person angehört. Ein Konflikt besteht also darin, dass sich der Klient bei jedem Verhalten, das er

144 Hammel 2006, 52.

145 Nach Hammel 2017a, 77. Beim Auftauen treten zuweilen nicht nur schmerzliche Gefühle, sondern auch hässliche Erinnerungen zutage. Vgl. dazu die Metapher »Ötzi aus dem Gletscher« in Hammel et al. 2021, 51.

wählen kann gegenüber einer ihm wichtigen Person oder Gruppe, nicht erkenntlich zeigt. Von innen betrachtet handelt er damit seiner Identität oder Integrität zuwider, von außen betrachtet stellt er seine Rolle in Bezug auf eine wichtige Person oder Gruppe in Frage. Ob diese ihn tatsächlich verurteilt, ist für das Konflikterleben zweitrangig. Entscheidend ist, dass das Bild der anderen Person oder Gruppe in seinem Kopf ihn abwertet.

Da wir in jeder Gruppe, der wir angehören, eine eigene Rolle innehaben, haben wir dort jeweils ein unterschiedliches Identitätserleben. Dazu gehören leicht unterschiedliche Sets von Werten, von Selbstbewusstseins-Haltungen und unterschiedliche gute oder schlechte Gewissen in Bezug auf unser Verhalten gegenüber den beteiligten Personen oder Gruppen.

Ist der Klient (vielleicht aus gutem Grund) der Meinung, dass sein Dilemma von mehreren Personen im System ähnlich gesehen wird, sprechen wir von einem äußeren Konflikt. Ist er der Meinung, dass der Konflikt von anderen nicht deutlich wahrgenommen wird, sprechen wir von einem inneren Konflikt. Letztlich hat jeder äußere Konflikt auch eine starke Innenwirkung und jeder innere Konflikt eine mehr oder weniger starke Außenwirkung. Menschen mit sogenannten Zwangsstörungen erleben beispielsweise starke innere Konflikte. Diese verbergen sie in aller Regel vor den meisten anderen Menschen. Dennoch prägen diese inneren Konflikte oftmals ihr Auftreten vor anderen Menschen und damit auch die Art, wie sie von anderen bewertet und behandelt werden.

Ein typischer äußerer Konflikt ist: »Bleibe ich bei meinem Mann oder ziehe ich zu meinem Liebhaber?« Ein typischer innerer Konflikt ist: »Halte ich mich auf der Party an meine Diät oder esse ich Chips und Schokolade und trinke Alkohol – oder gehe ich von vornherein nicht auf die Party, damit ich die Diät einhalte?«

Auf den allerersten Blick haben innere Konflikte nichts mit Rollenerwartungen und Zugehörigkeit zu tun. Auf den zweiten Blick zeigt sich: Nicht zur Party zu gehen verbindet sich mit einem Erleben von in Frage gestellter Zugehörigkeit, und nicht zu essen und trinken wie andere Gäste desgleichen. Die Diät nicht einzuhalten verbindet sich mit der Infragestellung des Schönheitsideals des Partners, der

Mutter oder von Teilen der Gesellschaft, denen man gefallen möchte. Die Regeln zu brechen kann heißen, Grundsätzen zuwiderzuhandeln, nach denen man erzogen wurde und sich daher bei den »Eltern im Kopf« weniger willkommen zu fühlen. Es kann auch bedeuten, Grundsätze über Bord zu werfen, die man seinen Kindern oder anderen Menschen vermittelt und dadurch vor sich selbst oder vor ihnen (den physischen Originalen oder auch nur deren Bildern im Kopf) unglaubwürdig zu werden.

Wer seine Lebenssituation als Konflikt konstruiert, sieht sich in einem Spiel, das er nicht gewinnen kann. Gleich, was er tut, er trägt einen Schaden davon – oder (was auf das Gleiche hinausläuft) er schädigt andere und hat seine Werte verraten. In dieser Weltsicht ist das Konstrukt von Fehlern oder Schuld zentral. Es besteht also auch die Möglichkeit, Konflikte so zu konstruieren, dass ein anderer schuld ist, egal, was er tut.

In den siebziger Jahren entwickelte Paul Watzlawick die Idee, eine Kommunikation der Doppelbindungen sei ursächlich verantwortlich für die Entstehung von Schizophrenie. Während dieses Modell für die Entstehung von Schizophrenie heute allgemein verworfen ist, bleibt seine Beobachtung wesentlich, dass eine Kommunikation, die musterhaft wiederholt Unvereinbares gleichzeitig äußert, eine umfassend adäquate Reaktion darauf fordert und eine Infragestellung dieser Kommunikation verbietet, enormen sozialen Schaden anrichten kann.[146]

Ein Beispiel dafür wäre, wenn eine Mutter ihrem Kind mit gehässiger Stimme und groben Streichelbewegungen Koseworte zuspricht und sich anschließend über die Undankbarkeit ihres Kindes beklagt, dass ihre Aufopferung und Liebe nicht erwidert. Spricht das Kind die Inkongruenz ihres Verhaltens an, wird dies als Beweis für seine Böswilligkeit ins Feld geführt. Die widersprüchlichen Seiten der Kommunikation sind hier auf den verbalen und nonverbalen Teil der Botschaft aufgeteilt. Die Seiten können auch wechseln, indem die Mutter mit sanfter, trauriger Stimme über die Bosheit des Kindes spricht.

146 Watzlawick et al. 1969, 194 ff.

Natürlich entspricht unsere Kommunikation mit uns selbst zuweilen einer solchen Doppelbindung: Breche ich die Diät, bin ich ein Waschlappen, halte ich sie auf der Party ein, bin ich ein Langweiler, gehe ich nicht zur Party, bin ich ein Außenseiter. Kritisiere ich mich selbst als negativ, weil ich alle Optionen schlecht finde, beweist das, wie außerordentlich negativ ich tatsächlich bin.

Auch Milton Erickson verwendet den Begriff der Doppelbindung, allerdings in etwas anderer Weise. Erickson spricht meist von therapeutischen Doppelbindungen.[147] Damit ist eine Art von Intervention gemeint, bei der beide Seiten einer Ambivalenz mit neuen, positiv oder negativ werthaltigen Assoziationen versehen werden. Der Klient sieht dabei das bisher konstruierte Dilemma auf komplexe Weise infrage gestellt und ist herausgefordert, eine umfassende Neubewertung seiner bisher als Konflikt betrachteten Situation vorzunehmen. Die Komplexität der Suggestionen erfordert es, dass der Klient diese Neubewertung nicht kognitiv, sondern intuitiv vornimmt. Das führt oftmals dazu, dass er eine hilfreiche neue Haltung einnimmt.

Kleine Spinnen, große Spinnen

»Ich kann mich nicht gut wehren. Ich bin wahrscheinlich zu schwach«, sagte eine Klientin zu mir. Öfter schon hatte sie darüber gesprochen, dass sie klein gewachsen war, eine leise Stimme hatte und oft übersehen und überhört wurde. »Das kann sein«, erwiderte ich. »Letzte Woche habe ich meinen Seminarraum gereinigt. Da war eine große, dicke Spinne in der Ecke. Ich habe sie angepustet, ob sie noch lebt, aber sie hat sich nicht mehr geregt. Als ich sie entfernt habe, ist mir aufgefallen: Hinter ihr saß, ganz klein, mit dünnen Beinen, quicklebendig eine Zitterspinne. Die winzig kleinen Zitterspinnen können große Spinnen fressen, sogar die großen, fetten, haarigen, vor denen sich viele Menschen fürchten. Sie bewerfen sie mit Klebfäden, bis sie sich nicht mehr bewegen. Dann machen sie

147 Erickson & Rossi 1981b, 66 ff. Zur Unterscheidung von Watzlawicks Begriff wird im Zusammenhang mit Erickson öfter von »Doppelter Kopplung« gesprochen, so bei Short & Weinspach 2007 und Hammel 2009a.

sich über sie her. Noch kleiner als die Zitterspinnen sind die Zebra-Springspinnen. Sie sitzen still an einem Ort. Wenn eine große Spinne in ihre Nähe kommt, springen sie steil in die Höhe. Sie landen punktgenau auf ihrem Rücken. Dort haben sie alle Zeit der Welt, sich über ihr Opfer herzumachen.« Die Frau lächelte und sagte nichts. Das Thema »klein sein« war vom Tisch.[148]

Anerkannt wird, dass die Frau physisch schwächer ist als ihre Konfliktpartner. Die Kleinheit wird betont und nicht mit Ideen von »zierlich« oder »süß« verschönert. Der Konflikt wird nicht bagatellisiert, sondern eher noch dramatisiert. Jedoch wird unterschieden: Klein und leise heißt nicht wehrlos oder harmlos. Die Intervention kann auch als Teil der Therapie einer Arachnophobie (Spinnenangst) verwendet werden.

Mein Freund, der Ton

Ein Mann, der in Tai Chi geübt war, hatte einen Tinnitus entwickelt. Er erklärte, er habe ihn überwunden, indem er ihn angenommen habe. Mehrere Tage lang habe er ihn als Fokus verwendet, um immer wieder in eine meditative Trance zu kommen, bei der er sich vorstellte, der Ton sei sein Freund. Dann sei der Ton verschwunden.

Ich berichtete seiner Mutter davon. Sie habe auch einen Tinnitus gehabt, sagte sie.

»Ich habe zu meinem Ohr gesagt: ›Kannst‹ ruhig ein bisschen piepsen, aber lass mich in Ruh'!« Das Geräusch sei daraufhin verschwunden.

Eingesetzt wird eine therapeutische Doppelbindung als Suggestion für die Auflösung der Ambivalenz, die sich im Symptom ausdrückt. (Vgl. die Abschnitte 3.3.1 bis 3.3.3 sowie die Ausführungen zum Mondritual bei »Was ich bestreiche« in Abschnitt 8.7.4)

148 Vgl. Hammel 2009a, 141. Weitere Beispiele für therapeutische Doppelbindungen ibid., 118 f. 139 ff. 158 f. 188, 189, 225, 229. Die Geschichte ist auch ein Beispiel für ein metaphorisches Reframing.

3.3.4 Entscheidung – oder doch nicht?

Zuweilen bitten Klienten den Therapeuten, ihnen aus einer besonders misslichen Lage zu helfen. Sie erklären, dass sie einen Ehepartner und einen Liebhaber bzw. eine Liebhaberin haben, dass sie in dieser Dreierkonstellation verzweifelt sind (und die beiden anderen Beteiligten oftmals auch) und es ihnen doch weder gelingt, sich vom einen noch vom anderen Partner zu trennen noch die Situation, wie sie ist, zu akzeptieren noch auf andere Art in eine erträgliche Lage zu kommen. »Die Entscheidung, für wen Sie sich entscheiden, kann ich Ihnen nicht abnehmen«, habe ich öfter gesagt. »Das sollen Sie auch gar nicht, aber wenn Sie mir helfen, *dass* ich mich entscheide, das wäre gut«, kommt dann oft als Antwort.

Eine Weile versucht der Therapeut, diesem Auftrag gerecht zu werden, bis er feststellt:

- Verhält er sich neutral, bewegt sich beim Klienten meistens nichts,
- ergreift er Partei für einen Partner, geht der Klient innerlich zunächst auf dessen Seite und dann zum anderen – oder umgekehrt,
- setzt er sich dafür ein, beide zu behalten, erklärt der Klient das für unmöglich,
- und ebenso, wenn er die Möglichkeit erörtert, beide zu verlassen.

Was tun? Wenn Menschen sich offenbar nicht zwischen zwei Partnern entscheiden können und eine Veränderung doch sehnlichst wünschen, schlage ich ihnen zuweilen die Sicht vor, die Zeit für die Entscheidung sei noch nicht reif. Dennoch kann die Therapie einiges beitragen zur Entlastung der betroffenen Klienten für die Zeit, bis sie (oder ihr Partner) eine Entscheidung getroffen haben, die von Dauer ist.

Brombeeren pflücken

Als Kind half ich oft meinen Eltern im Garten. Ich erinnere mich, wie mein Vater mich anwies, Brombeeren zu ernten: »Nimm eine Brombeere in die Hand und zupfe ein bisschen daran. Nicht fest, nur ganz leicht. Wenn sie reif ist, fällt sie dir von selbst in die Hand.

Wenn sie nicht von selbst abgeht, lass sie los. Sie schmeckt noch sauer.«[149]

Das Feld bestellen

Für die Zeit, bis eine Entscheidung reif ist, biete ich Ihnen an, dass wir alle Einflüsse aus Ihrem früheren Leben, aus der Kindheit und vorigen Familiengenerationen bearbeiten, die sie an einer Entscheidung hindern oder den Schmerz eines etwa nötigen Abschieds verstärken könnten. Das ist, als ob ein Bauer sein Feld bestellt, also den Acker pflügt und eggt, damit darauf später die gewünschte Frucht gedeiht.

Das Vorgehen hat sich, auch wenn es nicht unmittelbar eine Veränderung herbeiführt, für Klienten immer wieder als entlastend, Energie und Hoffnung spendend erwiesen.

Beide Partner raus – und das schlechte Gewissen auch!

Mit der Methode des Therapeutischen Modellierens können zunächst beide Partner aus der Klientin herausgestellt werden. Anschließend können diejenige, die niemanden enttäuschen will, die, die Angst vor dem Alleinsein hat und alle, die Scham- oder Schuldgefühle haben bzw. bei einer der Handlungsoptionen hätten, auf Plätze im Raum gestellt werden.

Auch damit ist das Problem noch nicht unbedingt gelöst, aber die Klientin erlebt sich vermutlich erleichtert, vergleichsweise kraftvoll und handlungsfähig.

---

149 Hammel 2006, 64.

TEIL 3
Therapieablauf

Eine klassische systemische Sitzung wendet sich nach einer kurzen Begrüßungsphase zügig der Klärung der Ziele und Aufträge des Klienten zu. Danach beginnt die Suche nach hilfreichen Impulsen und geeigneten Lösungen. Paul Watzlawick differenziert die Abfolge der Arbeitsschritte noch etwas genauer und unterscheidet bei der Entwicklung von Lösungen mit Klienten vier Phasen:

1. eine klare und konkrete Definition des Problems;
2. eine Untersuchung der bisher versuchten Lösungen;
3. eine klare Definition des Behandlungsziels (der Lösung);
4. die Festlegung und Durchführung eines Plans zur Herbeiführung dieser Lösung.[150]

Diese Anordnung entspricht einer Abfolge der Schritte:

1. Benennung des Problems und Problemanamnese
2. Ressourcenanamnese, Würdigung des Leids und der versuchten Lösungen
3. Zielklärungsprozess
4. Therapeutische Interventionen.

---

150 Watzlawick verweist darauf, dass diese Ordnung auch in den sogenannten vier edlen Wahrheiten des Buddhismus angelegt sei: »1. vom Leiden, 2. von der Entstehung des Leidens, 3. von der Aufhebung des Leidens, und 4. vom Wege zur Aufhebung des Leidens«. Watzlawick et al. 1974, 135.

Damit ist ein möglicher Aufbau einer Therapiestunde skizziert. Sich streng an dieser Ordnung zu orientieren, hätte aber einen Nachteil, der schwerer wiegt, als es zunächst erscheint: Die eigentliche Therapie rutscht nach hinten. Warum ist das ungünstig?

Aus dem, was wir erwarten, wird regelmäßig das, was wir erleben. Der Anfang einer Therapie generiert mit hoher Wirksamkeit Erwartungen über deren Fortlauf. Je früher und konsequenter also die therapeutische Arbeit ansetzt, umso schneller und effektiver läuft der ganze Prozess ab. Für eine möglichst wirkungsvolle Arbeit heißt das:

Das Vorgespräch ist Therapie,
die Begrüßung ist Therapie,
die Zielklärung ist Therapie,
die Anamnese ist Therapie,
die Therapie ist Therapie …

Die folgenden Unterkapitel präsentieren also nicht separate Gesprächsabschnitte, die voneinander abzugrenzen wären, sondern unterschiedliche Akzente, die tendenziell aufeinander folgen, sich aber auch beliebig abwechseln können. Entsprechend werden in jedem Buchabschnitt therapeutische Interventionen vorgestellt, die schwerpunktmäßig mit diesem Aspekt der Arbeit assoziiert sind.

Ich erinnere mich, wie ich vor vielen Jahren mit einem möglichen Klienten sprach, der überlegte, eine Phobie therapeutisch zu bearbeiten: »So eine Therapie dauert meistens zwei bis drei Stunden.« Für einen Augenblick hielt ich dies für einen Ausdruck therapeutischer Kompetenz, aber, als ich den Hörer aufgelegt hatte, fragte ich mich: Was, wenn diese Therapien deswegen immer zwei bis drei Stunden dauerten, weil ich den Klienten immer ankündige, sie dauerten so lange? Eine Art Zeit-Placebo: Das Unbewusste sorgt dafür, dass es schnell geht, weil es die Anweisung erhält, es schnell gehen zu lassen, ganz beiläufig: So ist das eben.

So gesehen wäre es wertvoll, den Menschen eine Therapiedauer von nur einer Sitzung anzukündigen. Das könnte allerdings die Autorität des Therapeuten beschädigen, weil der Klient die Therapie gleich mit Skepsis beginnt, ob das denn wirklich so schnell gehen kann – und sobald die Arbeit aufwändiger wird als anfangs angenommen, käme der Therapeut durch seine eigene Ankündigung unter Druck, was das Vorankommen auch nicht fördert.

Bewährt hat sich die Ankündigung eines »meist sehr schnellen Vorankommens, oft unter fünf Stunden und meistens unter zehn«, verbunden mit der Bemerkung, dass jede Therapie einzigartig sei und man dann in der ersten oder zweiten Sitzung sehe, wie gut es vorangehe. In der ersten Sitzung kann der Therapeut sich dann womöglich erfreut darüber zeigen, wie gut die Arbeit vorankomme und die Vermutung äußern, »schneller als erwartet« die Therapie beenden zu können.

Nach meiner Beobachtung dauern Therapien eher länger, wenn eine Krankenkasse 20, 40 oder mehr Stunden übernimmt, als wenn der Klient selbst zahlt. Gründe könnten sein, dass der Klient die Zusage der Kasse als etwas, was er sich gönnt (oder die Kasse ihm), auskosten möchte, dass der Therapeut unbewusst weniger Ehrgeiz an den Tag legt, die Therapie schnell vorangehen zu lassen oder eben, dass in der Zusage von 20 Stunden die Suggestion liegt: Dass es schneller geht, erwartet die Kasse nicht. Langfristige Kostenzusagen wären dann ein Zeit-Nocebo: Die Arbeit dauert lange, weil es implizit so angekündigt ist.

In Abschnitt 2.1.2 wurde der Kreislauf von Erinnerungen und Erwartungen erörtert:

- Aus dem, was wir erinnern, wird regelmäßig das, was wir erwarten,
- aus dem, was wir erwarten, wird regelmäßig das, was wir erleben,
- aus dem, was wir erleben, wird regelmäßig das, was wir erinnern,
- und was wir regelmäßig erinnert, erwartet, erlebt und wiederum erinnert haben, nennen wir Erfahrung und verlassen uns darauf als ein ewiges Weltgesetz.

Sehr zuverlässig gilt die 4. Regel zur Wirksamkeit von Therapie (Abschnitt 2.1.1): Je mehr aus Sicht des Klienten in der ersten Stunde erreicht wird, desto schneller ist der Verlauf der ganzen restlichen Therapie. Aus dieser Erkenntnis ergibt sich allerdings, dass ein Therapeut gerade in der ersten Sitzung eine Priorität auf jede Art von Handlung legen sollte, die dem Klienten die Erfahrung vermittelt, viel erreicht zu haben. Die Frage ist also: Wie erreichen wir ein möglichst gutes Therapieergebnis in möglichst kurzer Zeit?

Eher nicht, indem wir die gesamte erste Stunde mit Anamnesefragen oder Fragebögen verbringen, sofern diese nicht gleichzeitig eine wirksame Therapie darstellen. Und wohl auch nicht, indem wir dem Klienten die Möglichkeit eröffnen, den größten Teil der Zeit damit zu verbringen, sein Problem darzulegen.

Stattdessen kann der Zeitaufwand für die Anamnese auf das Notwendigste beschränkt werden oder die Anamnese selbst zur Therapie werden.

Im ersten Fall ergibt sich ein schneller Wechsel zwischen Anamnese und Therapie, weil therapeutische Interventionen frühzeitig und zahlreich eingestreut werden, wo immer es der Anamnesefortschritt erlaubt, im zweiten Fall eine Verschmelzung von Anamnese und Therapie in Interventionen, die beides in einem Vorgang vereinen.

KAPITEL 4

Vorgespräch

Konsequenterweise wird das telefonische Vorgespräch und die Phase der Zielklärung von therapeutischen Interventionen durchsetzt sein. Wenn möglichst gute Ergebnisse in der ersten Sitzung den Verlauf der weiteren Therapie positiv beeinflussen, was kann dann besser sein als gute Ergebnisse *vor* der ersten Sitzung?

Manfred Prior hat vorgeschlagen, bereits im telefonischen Vorgespräch Verbesserungen des Befindens bis zur ersten Therapiestunde anzukündigen und dies mit der Bitte zu verbinden, solche Besserungen zu beobachten und mitzuteilen:

> Die Forschung hat nun festgestellt, dass bei über 70 Prozent der Menschen, die einen Beratungs- oder Therapietermin ausmachen, zwischen diesem Telefonat und dem ersten Termin in irgendeiner Hinsicht eine Besserung zu verzeichnen ist … Und wenn das bei Ihnen auch so ist, dass Sie bei sich eine Besserung in irgendeiner Hinsicht bemerken, dann möchte ich Sie bitten, darauf zu achten, denn ich werde mich dafür interessieren und Sie in unserem ersten Gespräch auch danach fragen …[151]

Prior kann seine Beobachtungen durchaus belegen[152] und sie entsprechen auch der Erfahrung vieler Ärzte, Berater und Therapeuten – aber natürlich möchte Prior mit solchen Äußerungen seine Klienten nicht bloß informieren, sondern sie veranlassen, durch Fokussierung auf Verbesserungen eben diese zu verstärken. Prior gibt an, dass 95 Prozent seiner Klienten im Erstgespräch von Verbesserungen be-

151 Prior 2006, 27, vgl. 82ff.

152 Ibid, 89.

richten.[153] Damit weist er darauf hin, dass sich die Quote der Verbesserungen steigern lässt, wenn man das erwartete Gute den Klienten ankündigt, sie es beobachten lässt und mitteilt, man werde sich im ersten Gespräch danach erkundigen.

Beobachten, wie es besser wird

Gelegentlich informiere ich Klienten am Telefon über die Beobachtungen Priors, stimme diesen Beobachtungen nachdrücklich zu, weise darauf hin, dass Prior feststellt, dass die Quote nochmals steigt, wenn man Klienten bittet, diese Wirkungen zu beobachten und fordere sie beispielsweise auf: »Beobachten Sie bitte, ob die Symptome seltener, kürzer oder schwächer werden, ob ein Teil verschwindet oder ob zwei, drei oder alle vier Faktoren besser werden.«

---

153 Prior 2006, 30.

KAPITEL 5

Begrüßung

Therapeutisch gesehen ist es von wesentlicher Bedeutung, dass der Klient schon bei der Begrüßung spürt, dass er willkommen ist und der Therapeut (wenn es denn so ist), sich freut, ihn zu sehen. Das kann sich in der Stimme, in der Mimik, in der Gestik und in den Worten des Therapeuten ausdrücken. Auch ein schönes räumliches Arrangement, ein Blumenstrauß, ein Glas Wasser oder eine Tasse Kaffee können ausdrücken, dass der Klient bzw. die Klientin ein gern gesehener Gast ist.

Es gibt viele gute Arten, Klienten zu begrüßen, und das kommt sicher auch auf die Art des Kontaktes an, der sich zwischen Therapeut und Klient eingespielt hat:

»Willkommen!«

»Schön, dass Sie da sind!«

»Kommen Sie rein!«

Mehr an Begrüßung ist für eine gute Begegnung nicht unbedingt nötig. Man kann auch sagen: Die Begrüßung setzt sich fort in der Ausrichtung auf das therapeutische Ziel.

KAPITEL 6

Zielklärung

Bei der Frage, wie im Gespräch zwischen Therapeutin und Klientin ein sinnvolles, erreichbares Ziel definiert werden kann, verweist Paul Watzlawick darauf, dass »ein Problem vor allem tatsächlich ein Problem sein muss, um überhaupt gelöst werden zu können« und »dass erst die Übersetzung eines vage formulierten Problems in klare, konkrete Begriffe die entscheidende Trennung zwischen Problemen und Pseudoproblemen ermöglicht. Im Falle des letzteren bringt die Abklärung nicht eine Lösung, sondern die Auflösung des Pseudoproblems mit sich«, wobei oftmals »eine Schwierigkeit übrigbleibt, gegen die kein Kraut gewachsen ist und mit der man zu leben lernen muss.«[154]

Bei solchen von vornherein nicht lösbaren Herausforderungen spricht Schmidt statt von »Pseudoproblemen« respektvoller von »Restriktionen«.[155] Probleme sind gestaltbar, Restriktionen unabänderlich. Für Probleme gibt es Lösungen, bei Restriktionen geht es darum, einen guten Umgang mit dem zu finden, was wir nicht beeinflussen können.

Themenfelder, in denen der Umgang mit Restriktionen eine Rolle spielt, sind:

- Alterungsprozesse,
- Verletzlichkeit und Anfälligkeit für Leid,
- Sterblichkeit (die eigene und die anderer Lebewesen),
- Wissen über das, was nach dem Tod kommt,
- Gewissheit über den Verbleib verschollener Personen,

154 Watzlawick et al. 1974, 135 f.
155 Schmidt et al. 2010, 77 ff.

- mangelnde Kontrolle über das Denken und Verhalten anderer Personen,
- mangelnde Kontrolle einzelner über die Entwicklung großer Systeme,
- bereits eingetretene Ereignisse,
- Streben nach moralischer oder ästhetischer Perfektion,
- Sicherheit in Beziehungen und anderen sich wandelnden Systemen.

»Wenn du am Problem nichts ändern kannst, verändere den Umgang damit«, lautet ein systemischer Leitspruch, der, genau genommen, nicht über Probleme, sondern über Restriktionen spricht. In diesem Feld wendet sich die gemeinsame Suche der Frage zu, welche Haltung und welches Verhalten der Klient gegenüber den nicht zu verändernden Umständen am ehesten erleben könnte. Statt ihm sinngemäß mitzuteilen, dass er mit der »Schwierigkeit … zu leben lernen muss«, zieht es die hypnosystemische Therapie vor herauszufinden, wie sich die Geschichte, die der Klient sich zu seinen Lebensumständen erzählt, hilfreich neu arrangieren lässt. So bahnt der Zielklärungsprozess bereits den möglichen Zielzustand an:

> Aus Erickson'scher Sicht ist die differenzierte Entwicklung von Zielbeschreibungen und mit ihnen verbundenen Visionen eine für den Erfolg der Kooperation entscheidende Aufgabe … Die Zielbeschreibung ist deshalb nicht nur eine Abklärung dafür, dass man dann mit der Arbeit anfangen kann, sie ist eine zentrale Phase der Interventionen. Die Zielklärung wird so zur Imagination des Zielerlebens.[156]

Die Zielklärung dient also nicht nur der Gewinnung von Information, sondern sie ist integraler Bestandteil der Therapie selbst. Die Abklärung der Ziele dient dem Aufbau positiver Erwartung, also von Zuversicht und Entwicklungsmotivation sowie der Entwicklung

156 Schmidt 2005, 102 f.

innerer Bilder, denen der Klient auf dem weiteren Weg unwillkürlich folgt, außerdem dem Aufbau von Vertrauen zwischen Therapeut und Klient sowie der Vermeidung von Missverständnissen seitens der Therapeutin darüber, was die Klientin sich wünscht und wie sie dies erreichen möchte.

Bei einer Klientin mit Tinnitus kann die Therapeutin das Gespräch eröffnen:

»Sie wünschen sich ein ruhiges Ohr, verstehe ich das richtig?«

»Das kann man so sagen …«

»Gibt es noch etwas, was in Ihrem Leben ruhig werden soll? Oder anders?«

Ein Gespräch mit einer depressiv diagnostizierten Klientin könnte so beginnen:

»Am Telefon sagten Sie, dass Sie Depressionen haben. Woran merken Sie das?«

»Mein Hausarzt hat das gesagt. Ich habe seit einer Weile überhaupt keinen Antrieb für irgendetwas, keine Freude, kein Interesse an irgendetwas, ich habe noch nicht einmal Lust, vor die Tür zu gehen …«

»Wäre ein gutes Ergebnis unserer Arbeit, wenn Sie wieder Interesse am Leben haben, und Motivation und Antrieb?«

»Das wäre natürlich schön, aber ich weiß nicht, wie Sie das machen wollen.«

»Ich könnte mir vorstellen, dass Sie da im Moment wenig Hoffnung haben. Womöglich habe ich mehr Hoffnung für Sie als Sie für sich selbst. Ich schlage vor: Sie müssen gar nichts hoffen. Wenn es recht ist, leihe ich Ihnen meine Hoffnung aus, so lange, bis Sie wieder welche haben. Ist das in Ordnung?«

Zu einem Paar, das in Therapie gekommen ist, kann sie sagen:

»Nochmals herzlich willkommen! Ich weiß noch nicht so genau, was Sie hergeführt hat. Ich setze mal voraus, dass es Ihnen irgendwie nicht so gut miteinander geht, und dass Sie sich das für die Zukunft anders, erfreulicher, wünschen. Wenn Sie mir erlauben, etwas anders einzusteigen, als man das vielleicht erwartet, dann möchte ich gerne

Folgendes wissen: Angenommen, das, was bisher zwischen Ihnen eher schlecht läuft, würde stattdessen jetzt schon richtig gut laufen, wie würden *Sie* sich dann Ihrem Partner anders als vorher zuwenden? Also, ich will nicht wissen, was Ihr Partner anders tun würde, sondern, was *Sie* anders tun, wenn es richtig, richtig gut ist. Wen darf ich zuerst fragen?«

In den Prozess, eine gemeinsame Zielformulierung zu finden, werden oft schon zu Beginn überraschende Wendungen eingebaut, die das Potential haben, die Aufmerksamkeit der Klienten neu auszurichten,

- vom Problemerleben hin zur Imagination eines guten Lebens,
- vom Erleiden hin zum Gestalten,
- von der belastenden Erinnerung zu einer positiven Erwartung und
- vom Wissen, wie die Situation ist, zur Suche, wie man sie noch sehen könnte.

Eine leichte Verwirrung des Klienten durch diese Form, ins Gespräch einzusteigen, kann für die Therapie durchaus konstruktiv wirken. Der Klient wird damit frühzeitig, noch bevor er beginnt, seine Sicht des Problems zu entfalten, zu neuen Möglichkeiten, dieses zu betrachten, eingeladen. Seine Denk- und Handlungsmuster, die vermutlich zur unwillkürlichen Erzeugung des Problems beitragen, werden unterbrochen und probeweise (im Sinne eines Angebots des Therapeuten) durch andere ersetzt.

Solche Musterunterbrechungen zu Beginn des Gesprächs sind sehr nützlich, gleichzeitig kann der Therapeut sich durch Beobachtung der nonverbalen Rückmeldungen des Klienten oder durch Rückfragen versichern, dass dieser sich auch mit seinem Leiden angenommen und verstanden fühlt. Gerade, wenn der Therapeut verbal eine Zuversicht ausdrückt, die nicht unmittelbar an das Leiden des Klienten anschließt, ist eine Körpersprache (das heißt, eine innere Haltung) wichtig, die Anerkennung, Interesse und Zuwendung für das bisherige Erleben mit ausdrückt. In dieser therapeutischen Doppelbindung zwischen Einfühlung (Pacing) und Aufbruch

(Leading) kann der Therapeut seine Stimme intuitiv nutzen, um beide Seiten abwechselnd zu unterstützen: Die Seite der Anerkennung für das Leiden des Klienten zu unterstreichen und die einer Hoffnung, die über das bisherige Leid hinaus verweist.

KAPITEL 7

Anamnese

Erzählen braucht Zeit. Und wenn es viel zu erzählen gibt, braucht es *viel* Zeit. Soll die Phase der Anamnese zeitökonomisch gestaltet werden, kann die Therapie nicht mit einer Einladung an den Klienten beginnen zu erzählen, was ihn hergeführt hat. Stattdessen kann die Therapie durch gezieltes Fragen strukturiert werden.

Häufig kann man einen wesentlichen Teil der Anamnese schon mit den Fragen bestreiten: »Seit wann ist das bei dir so? Und was war damals noch?«

Um die Wirkung dieser Fragen genauer zu verstehen, hilft es, mit sich selbst oder einer nahestehenden Person folgenden Versuch zu unternehmen:

Autoanamnese

Erstellen Sie eine Tabelle mit drei Spalten.

Schreiben Sie in die **erste Spalte** alle chronischen Belastungen, deren Anfang Sie ungefähr datieren können. Das können Körpersymptome oder Erkrankungen sein, aber auch psychisch assoziierte Symptome oder Syndrome wie Ängste, Zwangsgedanken, Depression, Depersonalisation.

Schreiben Sie in die **zweite Spalte** den Anfangszeitpunkt der Symptome. Ergänzen Sie Zeiten der Symptomverschlimmerung (Intensivierung, Ausbreitung, Transfer in andere Bereiche) oder des Wiederauftretens früherer Symptome. Wenn Sie denken, das Symptom war »schon immer« da, schreiben Sie »null Jahre«. Gemeint ist damit die Zeit von der Zeugung bis zum ersten Geburtstag. Überlegen Sie in dem Fall außerdem, ob ein Elternteil oder Großelternteil das Symptom bereits hatte und seit wann.

In der **dritten Spalte** notieren Sie, welches Erlebnis von Bedrohung, Isolation, Verlust, radikalem Umbruch und Unwillkommensein zu dieser Zeit gegebenenfalls eine Rolle spielte. Bei einer allmählichen Symptomentwicklung überlegen Sie, welcher Konflikt diese Zeit begleitet hat. Wenn ein Ereignis Parallelen zu einer früheren großen Belastung hat, schreiben Sie dazu: »Rückverweis auf das Alter von …«

Schauen Sie sich die Tabelle an. Finden Sie darin aufschlussreiche Zusammenhänge? Können Sie daraus Hypothesen zur Entstehung der Symptome entwickeln? Wenn Sie unsicher sind, ob Koinzidenzen zufällig oder regelhaft auftreten, erstellen Sie ähnliche Aufstellungen für die Klientengespräche der nächsten Woche!

7.1 Anamnese mit systemischen Fragen

Die klassische – aber nicht die einzige – Form von Anamnese beruht darauf, dass der Therapeut dem Klienten eine größere Zahl von Fragen stellt, um die Geschichte des an ihn herangetragenen Anliegens kennenzulernen und den Wechselwirkungen im System auf die Spur zu kommen, die beeinflusst werden können, um …

- die erlebte Herausforderung aufzulösen,
- sie in etwas anderes zu transformieren oder
- sie auf eine Art neu zu betrachten, so dass sie nicht mehr stört oder einen Nutzen entfaltet, der die Nachteile überwiegt.

Es gibt Fragen, die der Therapeut dem Klienten oder den Klienten hörbar stellt, um neue Denk- und Handlungsmöglichkeiten zu generieren, und es gibt Fragen, die der Therapeut sich selbst stellt, um sich im Prozess zu orientieren. Der nächste Abschnitt illustriert, wie sich ein Therapeut im inneren Selbstgespräch während der Therapie orientieren kann. Es handelt sich um ein gedankliches Pfadsystem, das mögliche Wege von der Anamnese zur Intervention abbildet. Die aufgeführten Fragen und Abwägungen dienen dem Ziel, therapeutisch hilfreiche Interventionen anzubahnen. Die darauffolgenden Abschnitte 7.1.2 bis 7.1.4 veranschaulichen, wie sich der Therapeut mit systemischen Fragen an den Klienten in der Situation des Klienten orientieren und dabei bereits therapeutisch wirksam intervenieren kann.

7.1.1 Fragen des Therapeuten an sich selbst

Um Ideen zu generieren, die zu geeigneten Interventionen führen, kann der Therapeut sich folgende Fragen (mit Ziffern markiert) stellen und folgende Hypothesen zur Bildung eines vorläufigen Modells zur Problemlösung (mit Punkten markiert) erproben:

1. Was funktioniert nicht? (Was ist das erlebte Symptom oder Problem?)
2. Wie funktioniert das, was »nicht funktioniert«?
   Seit wann? *(Frage nach der Problementstehung)*
   - Trauma *(»Nie wieder das!«)*
   - Konflikt (*»Wie man's macht, hat man den Nachteil!«*)
   - Orientierungskrise (*»Ich weiß nicht, was (nicht) stimmt!«*)
   - Mobbing (*»Ich werde als jemand behandelt, für den ich mich nicht halte!«*)
   - Doppelbindung (*»Was meine Bedürfnisse erfüllt, beschädigt sie!«*)
   - Migration (*»Ich habe keine Heimat!«*)

   Immer wieder wann? (Frage nach der *Problemreaktivierung*)
   - Trigger (*»Hilfe, es ist wie damals!«*)

   Immer und überall? *(Frage nach der Problemerhaltung)*
   - Zirkularität (*Wechselwirkungen, selbsterfüllende Prophezeiungen*)
   - Zirkelschluss (*Selbstbestätigende, weil nicht widerlegbare Annahmen*)
3. Was funktioniert (oder funktionierte früher) an dem, was »nicht funktioniert«?
   - Was ist die gute Absicht daran *(Wert, Kompetenz)*?
   - Was ist die ungeeignete Umsetzungsstrategie zu dieser Absicht?

   Wie kann man das als Ambivalenz beschreiben?
   - Ein Ziel wird um einen zu hohen Preis erreicht.

- Etwas, was erkennbar »nicht funktioniert« (Symptom) ist gekoppelt mit etwas, was verborgen oder erkennbar »funktioniert« (Wert).

Wie kann man das als Missverständnis beschreiben?

- Das Erreichen eines Zieles wird durch die Strategie, die es erreichen soll, geradezu verhindert bzw. das Gegenteil erreicht.

4. Was können wir mit dem »Nicht-Funktionierenden« verkoppeln *(assoziieren)*, damit es nicht mehr funktioniert?
   - Selbstrückbezüglich …
     - das Nicht-Funktionierende in seiner alten Bewertung (Paradoxie: *»Keine Sorge, der Teil von Ihnen, der sagt: ›Ich kann nichts‹, kann nichts, wie er selbst sagt, und kann Ihnen deshalb nichts anhaben.«*)
     - das Nicht-Funktionierende in einer Neubewertung (Reframing: *»Ich glaube, Ihr Sohn ist nicht faul, sondern energiesparsam«*)
   - Etwas anderes »Nicht-Funktionierendes«: *(»Als ich eine Gastritis hatte und wusste, dass ich mit übergeben müsste, bin ich zur Toilette gegangen, habe an den mobbenden Kollegen gedacht, ihm gesagt: ›Das widme ich dir!‹ und mich über die Kloschüssel gebeugt. Es war sehr befreiend.«)*
   - Etwas »Funktionierendes« (*»Wenn du mit diesem Gefühl beim Feiern im sanierten Bergdorf*[157] *nochmal an zuhause denkst, was ist jetzt anders?«*)
5. Was können wir unterscheiden, trennen, entkoppeln (*dissoziieren*), damit das »Nicht-Funktionierende« nicht mehr funktioniert?
   - Dieses in sich selbst (*z.B. das Bild vom Ton des Erinnerungsfilms, erinnerte Prüfungsangst von Angst vor erwarteten Prüfungen*)
   - Verschiedene »nicht funktionierende« Dinge voneinander (*z.B. Ärger über den Ehemann und Sorge um den Sohn*)
   - Nicht-Funktionierendes und Ich-Erleben (*»Sie sind kein Diabetiker, Sie haben Diabetes. Sonst wäre jemand mit Karies Kariotiker.«*)

157 Vgl. Abschnitt 8.3.3.

- Nicht-Funktionierendes und Jetzt-, Hier- bzw. Ist-Erleben (*»Wenn die, die bisher diese Schmerzen hatte, dort stünde, wie sähe sie aus?«*)
- Das Gute am Nicht-Funktionierenden vom Schlechten daran (*z. B. gute Intention und ungeeignete Strategie, hilfreiche Ausnahme und ungünstige Regelsituation, guter Ursprung und schlechte Fortsetzung*)

6. Wie können wir Nicht-Funktionierendes in Funktionierendes umwandeln (*transformieren*)?
   - Nutzen als Gefahrenindikator (*Kopfweh als Überlastungsanzeige*)
   - Nutzen für einen Wert (*Tinnitus als Referenzton fürs Absoluthören*)
   - Filmische Verwandlung vgl. (*Bergdorf-Intervention*)
   - Verwandlung eines Körpergefühls (*Problemkreis und Ressourcenkreis,*[158] *Symptome in Emotionen transformieren*[159])

7.1.2 Problemanamnese

Die meisten Klienten kommen zur Therapie, weil sie unter etwas leiden, was sich als Problem beschreiben lässt, in der Hoffnung, dass die Therapie ihnen hilft, dieses Leiden zu lindern. Über das Problem zu reden, so ist ihre Erwartung, ist ein Weg, um die Belastung zu reduzieren und vielleicht sogar das Problem zu überwinden. Sie wollen über ihr Problem reden, also beginnen wir damit.

Dieser Teil kann sich entlang der folgenden Fragen bewegen:

- Wenn Sie eine Theorie hätten, was das Problem ausgelöst hat, was wäre das?
- Seit wann gibt es das Problem?
- Was war besonders in der Zeit, als das Problem begann?
- Kennen Sie eine ähnliche Art der Belastung von früher her? Was war da?

158 Vgl. Abschnitt 8.4.3.
159 Vgl. Abschnitt 8.7.4.

- Wann ist es mehr bzw. weniger vorhanden? Wann ist es da, wann nicht?
- An welchem Ort oder mit welcher Person ist etwas anders?
- Was passiert jeweils zuvor, währenddessen, danach? Wer tut was?
- Wenn es einen Automatismus mit einem Auslöser und einer Reaktion gäbe, was wäre der Auslöser, was die Reaktion? Löst die Reaktion wiederum etwas (z. B. ihren eigenen Auslöser) aus, so dass ein stabiler Kreislauf entsteht?
- Wenn es in Ihnen zwei Stimmen gäbe, die etwas Unterschiedliches denken oder wollen, was würde die eine sagen, was die andere? Wenn beide etwas Gutes wollen (etwa Schutz, Stimulation, Autonomie oder Zugehörigkeit), was wäre die gute Absicht der ersten und was die der zweiten?
- Was könnten Sie tun, um das Problem zu verschlimmern?

Natürlich sind wir nicht nur an den Problemen der Klienten interessiert, sondern an ihren Fähigkeiten, an den Chancen und Möglichkeiten, die ihr Leben ihnen bietet, an ihren Werten, an ihren Vorlieben, ihren guten Erinnerungen, positiven Erwartungen und allem anderen, was sich in ihrem Leben hilfreich auswirken kann. Deswegen werden wir uns – vielleicht an einzelnen Stellen konzentriert oder auch gleichmäßig über die Therapiezeit verteilt – nach diesen Dingen erkundigen und auch nachfragen, wenn Klienten sie uns von sich aus mitteilen. Im Sinne des Wahlspruchs der Utilisation »Nutze alles!« kann natürlich alles eine Ressource sein, wenn man es recht betrachtet. Ob etwas eine Ressource ist, ist eine Frage der Brille, mit der man es betrachtet. Aber natürlich fällt es in manchen Fällen leicht und in anderen eher schwer, einen Wert oder eine Chance darin zu sehen. Anregungen zum Erfragen von Ressourcen im Leben von Klienten finden sich weiter unten.

7.1.3 Anamnese zugeschriebener Probleme

Manche Menschen sind nicht freiwillig in Therapie oder haben sich zumindest nicht selbst entschieden zu kommen, sondern lassen sich mitschleppen. Oft sind es Kinder und Jugendliche, gelegentlich aber auch Erwachsene, die durch den Druck und Zwang anderer kommen. Sie wollen womöglich gar nicht über ihr Problem oder das, was andere dafür halten, reden. Also reden wir besser über etwas anderes mit ihnen.

Nehmen wir als Beispiel einen Jugendlichen, der wegen – aus Erwachsenensicht – schlechten Benehmens in die Therapie gebracht wurde. Die Anamnese der Probleme, die andere mit dem vermeintlichen oder tatsächlichen Erleben und Verhalten des Jugendlichen haben, kann sich entlang der Fragen bewegen:

- Bist du eher freiwillig hier oder haben dich deine Eltern hergeschleppt?
- Wer will dich noch hier haben? Lehrer? Das Jugendamt?
- Was ist deren Problem? Was behaupten die, was du für eines hättest?
- Verstehe ich dich richtig, dass die ziemlich nerven?
- Ist es okay, wenn wir herausfinden, wie du erreichst, dass sie weniger nerven?
- Wann nerven sie denn am meisten? Wann vergleichsweise weniger?
- Wenn du dich maximal so verhältst wie zu diesen Zeiten, dann nerven sie wahrscheinlich maximal. Das kannst du nicht wollen. Wenn du aber auf dieses Verhalten verzichtest, nerven sie zwar nicht, aber du hast etwas anderes nicht gelebt, was für dich wichtig ist. Das kannst du auch nicht wollen. Irgendwo zwischen diesen beiden Möglichkeiten liegt der erträglichste Punkt, wo sie einerseits weniger nerven und du andererseits einen möglichst großen Teil von dem Wichtigen verwirklicht hast – ohne dass sie zu nervig werden. Ist es in Ordnung, wenn wir herausfinden, wie du da hinkommst?
- Wenn ich an dir herumtherapiere, wie die sich das vorstellen, wird das nichts. Das weißt du so gut wie ich. Wenn ich die Therapie aber für beendet erkläre, schleppen die dich gleich zum nächsten Therapeuten. Davon hast du nichts. Wäre es okay, wenn wir nicht an dem arbeiten, was deine Eltern wollen, sondern an dem, was aus deiner Sicht am ehesten wichtig ist? Gibt es denn irgend-

etwas, was in deinem Leben noch besser sein kann, als es schon ist?[160]

Erwachsenen können ähnliche Fragen in abgewandelter Formulierung gestellt werden. Gleiches gilt für die Ressourcenanamnese, die im nächsten Abschnitt (nochmal am Beispiel der Therapie von Kindern und Jugendlichen) veranschaulicht wird.

7.1.4 Ressourcenanamnese

Andere Kinder und Jugendliche sind zwar nicht komplett unfreiwillig, aber doch mit Unbehagen da, weil das Thema, um das es geht, schambehaftet ist. Sie wollen lieber nicht über Probleme reden, wünschen sich aber doch eine Linderung ihres Leidens (auch dies kann natürlich mit kleinen Abwandlungen ähnlich für Erwachsene gelten). Wir werden also nicht gleich und insgesamt eher wenig mit ihnen über Probleme reden. Wir interessieren uns zunächst und vor allem dafür, was in ihrem Leben gut läuft und wie sich dies auf andere Lebensbereiche ausdehnen kann.

Die Ressourcenanamnese kann sich entlang der folgenden Frage bewegen:

- Was ist (schon) gut? Was kannst du gut? Was machst du gern?
- Wann ist es besser als üblich? *(Ausnahmefragen)*
- Was ist am Ziel gut, besser als jetzt?
- Woran erkennst du, dass du am Ziel bist?
- Unter besten Voraussetzungen aus momentaner Sicht, was denkst du, wann kannst du da sein?
- Wenn du von da aus später zurückschaust, was denkst du, wird ein erster Schritt gewesen sein?
- Wenn eine gute Fee dir das Problem im Tiefschlaf nimmt, woran bemerkst du morgens, dass es weg ist? Wer merkt es noch, und woran? *(Wunderfrage)*

160 Zur Arbeit mit unfreiwilligen Therapiebesuchern vgl. Schmidt 2005, 106 f.

- Was tun andere anders, die das Problem nicht haben? Was kannst du tun, um auf deine etwas andere Art etwas ähnliches zu tun?
- Welchen Preis kostet es?
- Angenommen, dass es schneller geht, als du vorher gedacht hättest, was denkst du, wann bist du bereit?

7.2 Anamnese mit Körpersignalen

Was passiert, wenn man die Fragen des Anamnesegesprächs nicht daran ausrichtet, was der Klient verbal als sein Problem präsentiert, sondern am Klang seiner Stimme, an seinem Sprachfluss, an seinem Atem, vielleicht auch seinem Räuspern oder Schniefen und anderen nonverbal-hörbaren Hinweisen? Natürlich ließen sich auch sichtbare Gesten in dieses Programm einbeziehen …

Der Therapeut würde dann mit seinen Nachfragen zu den Hintergründen des geschilderten Problemerlebens nicht unbedingt warten, bis der Klient eine lange Leidensgeschichte in allen Einzelheiten entfaltet, alle relevanten Aspekte aufgezählt und die aus seiner Sicht zentralen Punkte benannt hat. Er könnte bereits intervenieren, sobald ein Krächzer oder Schluchzer in der Stimme des Klienten signalisiert, dass dieser mit den eben geäußerten Worten Belastungen verbindet, die weiteren Aufschluss über den Hintergrund seines Leidens geben können.

7.2.1 Nutzung von Körpersignalen zur Navigation in der Problemanamnese

Der Therapeut könnte auch an ungewöhnlichen Stellen des Gesprächs einhaken, wenn etwa die Stimme der Klientin stottert, stockt oder brüchig klingt.

Mit einer Klientin, die ihre Beziehung zu ihrem Körper und zu sich als Frau thematisiert, könnte sich im Rahmen der Anamnese folgender Dialog entwickeln:

»Seit wann können Sie sich erinnern, dass Sie Ihren Körper und sich als Frau nicht so gemocht haben?«

(*Leicht näselnd:*) »Das geht, seit ich so elf, *(Nase hochziehen)* zwölf Jahre alt war.«

»Was war damals, als Sie so elf, zwölf Jahre waren?«

»Wir haben da noch in Gel- senkir- chen gewohnt, und …«

»Entschuldigen Sie, dass ich unterbreche. Das interessiert mich: Was verbinden Sie denn mit dieser Zeit in Gelsenkirchen?«

»Das war eine schwierige Zeit. Mein Vater war arbeitslos. Wir hatten wenig G- Geld.«

»Welche Rolle hat denn das Geld in dieser Zeit gespielt?«

»Wir hatten oft nichts zu essen *(feuchtes Räuspern)*. Meine Mutter hat immer meinen Vater angegriffen, dass er nichts arbeitet. Er hat getrunken und sie – geschlagen.«

»Das mit dem Schlagen scheint mir ein wichtiger Punkt zu sein. Inwieweit beschäftigt Sie das jetzt?«

»Wenn wir im Bett waren, haben sie sich oft angeschrien. Sie dachten vielleicht, ich höre das nicht, weil ich *(trockenes Räuspern)* schlafe. Aber ich habe nicht ge- schlafen. Ich hatte immer - - Angst, dass er ihr etwas antut, wenn sie sich angeschrien haben. Sicherheit gab es da keine. Erst als er weg war, habe ich mich sicherer gefühlt.«

»Die Angst von damals – spielt die heute noch eine Rolle?«

»Ich kann bis heute schlecht schlafen, wenn jemand anderes in meiner Wohnung ist. Eigentlich geht es auch nicht, jemanden im Bett zu haben, jedenfalls nicht, wenn ich schlafen will. Das macht es natürlich schwierig, einen Partner kennenzulernen. Die sind dann meistens auch schnell wieder weg.«

Die Nachfragen des Therapeuten orientieren sich nicht speziell an dem, was inhaltlich gesagt wird. Entscheidend für die Ausrichtung seiner Fragen sind ausschließlich die Stresssignale in den nonverbalhörbaren Äußerungen der Frau. Auch Signale sichtbarer Art wie das Wegreiben unbewusst erinnerter Tränen unter oder neben dem Auge bzw. unter der Nase können mitberücksichtigt werden.

Auf diese Weise kommt das Gespräch sehr viel schneller auf zentrale Themen, als wenn der Therapeut die Klientin erst einmal alles erzählen ließe, was sie auf dem Herzen hat, oder wenn er seine Fragen überwiegend am verbalen Inhalt des Gesagten orientieren würde.

Zu beachten ist, dass es bei dieser Art der Gesprächsführung oft so schnell »ans Eingemachte« geht, dass Therapeuten, die so vorgehen, im Stande sein sollten, traumatische Reaktionen von Klienten zu erkennen und abzufangen.

Eine schnelle und effektive Möglichkeit, um sicherzustellen, dass die Belastungen, die in diesem Zusammenhang zutage treten, nicht zu leidvoll werden und nicht den therapeutischen Prozess schädigen, ist der Einsatz therapeutischer Grüße (vgl. Abschnitt 8.6). Traumatische Inhalte kündigen sich z. B. mit Stockungen der Sprache an. Je abrupter, häufiger, länger und syntaktisch unmotivierter die Pausen sind, desto mehr nähert sich das Gespräch dem Zentrum der traumatischen Erinnerungen.

Zum besseren Verständnis: Die naheliegende Ursache für eine stockende Stimme ist ein stockendes Denken. Der Grund, warum das Denken stockt, ist, weil der Organismus für Augenblicke in eine Starre verfällt, wie sie für traumatisches Erleben typisch ist. Dabei wird ein großer Teil der nicht vitalen Gehirnfunktionen für kurze oder längere Zeit heruntergefahren. Neben dem Denken betrifft diese Reaktion auch die Muskulatur, Durchblutung, die Emotionen, das Körpergefühl und andere Funktionen.

Der Grund, warum das während der Therapie passiert, ist, weil die Klientin an die Zeit des belastenden Geschehens erinnert wird. Wenn wir uns an etwas erinnern, simuliert unser Gehirn das damalige Erleben mit allen Sinnen und allen Körperreaktionen.

Ginge es stattdessen um eine innere Suche, um ein Abwägen, was die Klientin für richtig hält und sagen möchte, würden die Sprechpausen weich wirken und wären syntaktisch besser platziert.

7.2.2 Nutzung von Körpersignalen zur Navigation in der Ressourcenanamnese

Natürlich kann auch der umgekehrte Weg eingeschlagen werden: Um die Klientin aus belastenden Themen herauszubewegen, mehr hin zu etwas Stärkendem, kann der Therapeut jedes Mal, wenn die Stimme, der Atem und die Sprechweise freier, lebendiger und gelöster wirken, nachhaken. Wenn die Klientin aus unserem Beispiel erwähnt, dass sie in ihrer Gelsenkirchener Zeit manchmal einige Tage oder Wochen bei ihrer Großmutter war, kann es sein, dass sie dabei eine entspanntere Mimik, eine größere Beweglichkeit, einen Blick, der mehr nach oben gerichtet ist und eben eine kräftigere, klangvollere und weichere Stimme, eine flüssigere Sprache und einen ruhigeren Atem zeigt. Der Therapeut könnte nun fragen:

»Ich habe den Eindruck, dass Ihre Großmutter ein ganz wertvoller Mensch in Ihrem Leben ist. Ist das so?«

»Welche Erinnerungen verbinden Sie mit Ihrer Großmutter?«

»Können Sie mir etwas erzählen, was Ihre Großmutter auszeichnete?«

Jedes Wort, bei dem die Klientin lebendiger und beweglicher wirkt, ruhiger spricht und freier atmet, wird nun zum Anlass, tiefer zu fragen. Auch das Ressourcenerleben lässt sich ja vertiefen, wenn bei jeder Antwort dasjenige Wort Anlass für weitere Nachfragen gibt, bei dem die Klientin am entspanntesten oder glücklichsten klingt und aussieht:

(Stichwort »in den Tiergarten«:) »Wie war das, wenn Ihre Großmutter mit Ihnen in den Tiergarten ging?«

(Stichwort »darauf gefreut«:) »Gab es etwas, worauf Sie sich da besonders gefreut haben?«

(Stichwort »die kleinen Ziegen füttern:) »Was verbinden Sie mit der Erinnerung, die kleinen Ziegen zu füttern?«

7.2.3 Verbindung von Lösungsphysiologie mit Problemerinnerungen

Der Therapeut kann die gefundenen Ressourcen- und Belastungssituationen nun auch konstruktiv miteinander verbinden:

»Erinnerungen sind wie innere Filme. Wir können Ihren inneren Regisseur bitten, den Film von dem Schlimmen, was war, so anzupassen, wie es besser ist. Sagen Sie Ihrem Gehirn, dass es Ihnen dieses gute Gefühl auf Vorrang stellt und sogar noch intensiviert. Wenn es recht ist, stellen Sie sich vor, Sie nehmen Ihre Großmutter und die Ziegen mitsamt dem ganzen Tiergarten-Gefühl in Kopie mit zu dem Mädchen, das da allein in seinem Schlafzimmer liegt und die

Eltern schreien hört. Da ist jetzt die Großmutter dabei, die Ziegen, und Sie haben dem Mädchen das Tiergarten-Gefühl mitgebracht, so dass es sich soviel es möchte davon nehmen kann. Was ist jetzt anders?«

»Das Mädchen ist jetzt viel ruhiger. Das Schreien stört sie noch, aber es macht ihr nicht mehr so viel Angst. Die Oma ist jetzt da und außerdem kann sie jetzt die Ziegen streicheln. Das lenkt sie ab.«

»Was ist bei Ihnen anders, wenn Sie das so sehen?«

»Ich fühle mich auch ruhiger.«

»Ja. Sie atmen viel ruhiger. Ihr Gesicht wirkt entspannter. Sie schauen mehr nach oben. Ich habe den Eindruck, Sie sind beweglicher, und jetzt haben Sie das erste Mal auch ein bisschen gelächelt …«

»Mir geht es auch besser, wenn ich so daran denke.«

»Wenn Sie sich vorstellen, wie es dem Mädchen jetzt so viel besser geht, und wir eine andere Kopie von der Oma, den Ziegen und dem Tiergartengefühl mitnehmen in eine Situation, wo Sie einen netten Mann dahatten, aber er durfte nicht bei Ihnen übernachten, jetzt ist aber die Großmutter in einem Nebenzimmer und die Geißen spielen im Korridor … wie ist das?«

»Wenn die Großmutter und die Geißen da sind, geht es, dann kann er bleiben.«

»Ich merke, dass Sie jetzt viel ruhiger schauen als vorhin, als Sie zuerst von dem Thema erzählt haben. Das ist ein großer Unterschied. Sie atmen jetzt ruhiger, Ihre Stimme klingt viel lebendiger. Vorhin war da so ein Klirren in Ihrer Stimme, jetzt klingt sie kräftig und voll …«

»Ich fühle mich jetzt auch wohler …«

»Ich bin mir sicher, dass das nicht nur funktioniert, wenn wir uns das hier vorstellen, sondern auch, wenn Sie einen Mann bei sich zu Gast haben. Wenn Sie die Großmutter und die Ziegen irgendwo in der Nähe platzieren, ist es anders. Wenn sich das nicht verändert hätte, gäbe es ja auch nicht den Unterschied zwischen vorhin und jetzt, und der ist sehr groß!«

»Da haben Sie wahrscheinlich recht …«

Die Klientin wird gebeten, ihr Gehirn darum zu bitten, dass es den hilfreichen inneren Film vom Tiergartenbesuch »auf Vorrang stellt«.

Die etwas umständliche Formulierung hat einen Grund: Wenn der Adressat der Anweisung eine Instanz in der dritten Person (das »Gehirn«) und nicht die Klientin selbst (»Sie«) ist, setzen unwillkürliche Instanzen die Anweisung um. Wir ersparen uns die bremsenden Effekte, die mit der Skepsis bewusstseinsnaher Instanzen einhergehen könnten, also mit der Frage, ob es denn auch möglich sei, mit Tiergarten-Gefühlen den Eltern beim Streiten zuzuhören. Die Erinnerung der Ressourcen aus dem Tiergartenbesuch wird mit der traumatischen Auslösesituation verbunden, indem die Großmutter, die Ziegen und das Tiergarten-Gefühl in die belastenden Erinnerungen mit eingebunden werden und gefragt wird, wie sich das Erleben des Mädchens von damals und der Klientin von heute dadurch verändert. Anschließend werden die Tiergarten-Erinnerungen mit den aktuell schwierig erlebten Situationen verbunden. Dann wird erfragt, was sich dadurch bei der Klientin, als die sie sich in der Imagination dieser Situation erlebt, verändert. Es wird plausibel gemacht, dass die beobachteten Veränderungen auch in real erlebten Situationen gültig sind. Indem bei diesem Vorgehen die lösungsassoziierten Körperreaktionen (des Mädchens von damals, der Frau, die einen Liebhaber im Bett hat und der Klientin in der Therapiestunde) erfragt und beschrieben werden, werden sie verstärkt. Möglich ist es, die Klientin zu fragen, wie das Mädchen von früher reagiert, wenn sie …

- sieht, wie es ihr jetzt besser geht,
- erfährt, wie sie als Klientin mit einem Liebhaber ihr Problem gelöst hat,
- herausfindet, wie sie als Frau mit einem Liebhaber reagiert, wenn sie bemerkt, wie es dem Mädchen besser geht,
- bemerkt, was sich bei Ihr als Klientin in der Therapiestunde verändert, wenn sie erlebt, wie es ihr als der Frau mit Liebhaber oder als Mädchen von damals besser geht,
- feststellt, wie es jeder dieser Personen besser geht, wenn sie wahrnimmt, wie es einer der anderen besser geht.

In einer zweiten (und dritten und vierten) Runde kann mit zirkulären Fragen erkundet werden, wie die unterschiedlichen imaginierten Personen darauf reagieren, wenn sie jeweils bemerken, dass es den jeweils anderen nun nochmals besser geht, weil sie sehen, wie es der Klientin oder den anderen imaginierten Personen im Raum geht …

7.2.4 Anamnese mit ideomotorischen Signalen

Anamnese mit ideomotorischen Signalen ist aus der Arbeit mit Hypnose bekannt. Meistens wird das Unbewusste des Klienten befragt, indem es gebeten wird, durch die Bewegung einzelner Finger Fragen mit »Ja« und »Nein« zu beantworten. Im einfachsten Fall wird ein Fingersignal mit der Bedeutung »Ja« versehen, ein anderes mit der Bedeutung »Nein«. Differenzierter ist die Arbeit mit fünf Fingern, mit der Bedeutung …

- Ja.
- Nein.
- Das weiß ich nicht.
- Das möchte ich nicht sagen.
- Das kann man so nicht beantworten.

Letzteres kann heißen:

- Die Frage geht von falschen Voraussetzungen aus oder
- Die Frage ist unter einem Aspekt zu bejahen und unter einem anderen zu verneinen.

Um die Fingersignale zu vereinbaren wird der Klient in der klassischen Hypnosearbeit in Trance versetzt. Dann wird das Unbewusste gebeten, zu jeder der oben angegebenen Antworten ein Signal zu zeigen, das fortan diese Bedeutung hat. Es empfiehlt sich, dass die Therapeutin sich die Signale notiert, um die Antworten sicher zuzuordnen. Außerdem können die Signale in späteren Sitzungen weiterverwendet werden. Wenn die Therapeutin über ihre Bedeutung orientiert ist, brauchen sie nicht neu vereinbart werden; das Unbewusste des Klienten vergisst sie nicht.

Die Vereinbarung der Fingersignale läuft schneller und deutlicher ab, wenn die Therapeutin den Klienten bittet, dass er zunächst alle Finger bewegt und sie dann alle zur Ruhe kommen lässt, außer dem Finger, den das Unbewusste jeweils als Ja-Finger, Nein-Finger, etc. ausgewählt hat. Dieses Vorgehen bewährt sich auch ganz ohne Tranceinduktion, wenn es in den wachen Dialog einer Hypnosystemischen Therapie integriert wird. Die Antworten, die das Unbewusste des Klienten im wach erlebten Zustand über die Finger gibt, erweisen sich als genauso zuverlässig wie die, die im Rahmen einer Trancesitzung gewonnen werden.

Selbstverständlich können statt Fingersignalen auch andere Körperreaktionen vereinbart werden. Wenn mehr als fünf Antwortmöglichkeiten benötigt werden, können zwei Hände oder Kombinationen von mehreren Fingerbewegungen für den Ausdruck weiterer Optionen eingesetzt werden.

So können auch Fragen gestellt werden, die mit »Wieviel« beginnen. Vereinbart wird:

- Kein Finger bedeutet null.
- Ein bis zehn Finger bedeuten jeweils eins bis zehn.
- Eine Faust bedeutet »mehr als zehn«.
- Zwei Fäuste bedeuten »mehr als hundert«.
- Fäuste mit herausgestreckten Daumen bedeuten »ungefähr«.

Bei Bedarf können Hunderter-, Zehner- und Einerstellen separat abgefragt werden.

Für Entscheidungen in ambivalent oder polyvalent erlebten Situation kann die Methodik der ideomotorischen Befragung auch mit dem Konzept des Tetralemma verbunden werden. Hierfür wird jeweils ein Finger assoziiert mit …

- »Das Eine« (z. B. »Ja«)
- »Das Andere« (z. B. »Nein«)
- »Beides« (z. B. »einerseits Ja und andererseits Nein«)
- »Keines davon« (z. B. »Es geht um etwas ganz anderes«)
- »All dies nicht – und selbst das nicht« (z. B. eine paradoxe Auflösung, eine grundlegend andere Fragestellung, ein Joker)

Um eine inhaltliche Antwort zu erhalten, wird das Unbewusste gebeten: »Bitte sage jetzt dem Bewussten des Klienten, worum es hier geht!«

Ideomotorische Signale nutzen

Eine Frau erklärte, in ihrem Fachwerkhaus gebe es Risse. Ein Baustatiker, ein Geologe und andere Spezialisten hätten sich das angeschaut und ihr versichert, dass keine Gefahr davon ausginge. Dennoch sei ihr das unheimlich und sie spiele mit dem Gedanken, das Haus, in dem sie lebt und das sie liebt, zu verkaufen. Woher das unheimliche Gefühl komme, könne sie sich nicht erklären, aber es beunruhige sie sehr.

»Wenn Ihre Intuition oder eine andere Instanz Sie beunruhigt, gibt es sicher einen Grund dafür. Lassen Sie uns herausfinden, was wir darüber herausfinden können«, schlug ich vor. Wir vereinbarten Fingersignale, um die Instanz ihres Inneren, aus der die Beunruhigung kam, zu befragen, was sie darüber wisse.

Ihr Unbewusstes nutzte alle vier vereinbarten Finger im Wechsel und gab zur Antwort:

Das Fundament sei nicht das Problem, der Dachstuhl auch nicht, das Fachwerk und die Füllungen auch nicht, wohl aber der Grund unter dem Fundament. Hohlräume seien keine unter dem Fundament, aber der Untergrund sei unterschiedlich feucht, und daraus resultierten Versetzungen, die zu den Rissen führten.

Ich schlug der Frau vor, einen Rutengänger oder eine wissenschaftlich ausgebildete Person zu finden, um den Sachverhalt zu überprüfen. Falls dieser ihre Vermutung bestätige, könne sie überlegen, den Wasserhaushalt des Bodens unter dem Haus zu regulieren, vielleicht durch ein Drainagesystem oder das Bohren eines Brunnens oder einer Zisterne mit der Möglichkeit, Wasser abzupumpen oder zuzuführen. Die Frau erklärte, das werde sie tun. Unabhängig davon, was dabei herauskomme, spüre sie nun eine deutliche Entlastung dadurch, dass sie sich mit konkreten Deutungs- und Handlungsmöglichkeiten beschäftige, zu denen sie sich in ein Verhältnis setzen könne. Einige Wochen später erklärte sie, die Sitzung habe zu einer Neuorientierung geführt. Sie bleibe in ihrem Haus und fühle sich gut damit.

7.3 Anamnese mit Lebensmöglichkeiten

Was in anderen Therapieformen oft als »Persönlichkeitsanteile« bezeichnet wird, würde ich eher als »Optionen« beschreiben, als »Lebensmöglichkeiten«, als »Leute, die du sein kannst« bzw. »… als die du dich erleben kannst«.

Welche »Leute« in einer Therapie entdeckt werden, ist aus hypnosystemischer Sicht nicht Ergebnis einer Analyse feststehender Gegebenheiten (etwa unveränderlich erscheinender Teilpersönlichkeiten), sondern eine Konstruktion, die von Sitzung zu Sitzung unterschiedlich ausfallen und sich auch im Lauf einer Sitzung ändern kann.

Nehmen wir einmal an, dass eine Klientin in der Phase der Zielklärung und Anamnese berichtet, sie wolle die Gewohnheit überwinden, abends »zu viel, zu spät und dann auch noch ungesund« zu essen. Wir könnten die Anamnese auf der Basis ihrer verbalen oder ihrer nonverbalen Rückmeldungen gestalten.

7.3.1 Anamnese auf der Grundlage verbaler Rückmeldungen

Schauen wir uns zunächst an, wie die Anamnese auf der Grundlage der Ziele, die die Klientin für die Therapie verbal geäußert hat, gestaltet sein kann.

1. Indem der Therapeut die (negative) Zielformulierung der Klientin aufgreift, kann er sie bitten, diejenige Person aus sich heraus in den Raum zu stellen, die abends »viel, spät und ungesund« isst und ihr einen Platz im Raum zuzuweisen.
2. Der Therapeut bittet die Klientin, diese Person zu beschreiben: »Wie steht sie da? Wie schaut sie? Was denken Sie, wie fühlt sie sich? Was fehlt ihr, oder was sucht sie?« Die Klientin wird immer deutlicher erleben, wie es ihr ohne diese Person geht: Entweder geht es ihr besser, dann lässt sich dieses Ergebnis stabilisieren, oder schlechter, dann erfährt der Therapeut, was hinter dem abendlichen Essen steht und geht darauf ein. (Nehmen wir einmal das zweite an.)

3. Die Klientin sagt vielleicht: »Sie wirkt zappelig. Sie will sich ablenken. Allein sein macht sie nervös. Sie ist einsam.« Der Therapeut kann fragen: »Wie alt ist sie?« oder ausführlicher: »Wenn Sie sie immer jünger werden lassen, bis in das Alter, aus dem sie kommt: Wie alt ist sie?« Und weiter: »Was hat sie damals erlebt, was sie so einsam sein lässt?«
4. Der Therapeut kann auch fragen:
   »Dort ist die, die viel isst und hier sind Sie. Wie geht es *Ihnen*?«
   »Ich bin irgendwie furchtbar traurig.«
   »Ist es in Ordnung, wenn Sie die Traurige neben sich stellen?«
   »Ja, da kann sie stehen.«
5. Der Therapeut kann nun fragen, was es mit der Traurigen neben der Klientin auf sich hat (eine Wiederholung von Schritt 3 mit einer anderen Person aus der Klientin) oder sich erkundigen, wie es der Klientin nun geht, wenn die Traurige aus ihr herausgestellt ist (eine strukturelle Wiederholung von Schritt 4).
6. Der Therapeut kann nun auch eine Person einführen, die das ungefähre positive Gegenteil der anfänglichen negativen Zielformulierung repräsentiert: »Angenommen, aus einer Welt aller Möglichkeiten kommt diejenige herein, die Sie sind, wenn Sie *früh, moderat und gesund* zu Abend essen …
7. Um möglichen Einwänden zu begegnen, kann er die tatsächliche Möglichkeit, das Ziel zu erreichen, hervorheben »… also *wirklich*, im *Vergleich* zu allem, was Sie bisher kannten, *bemerkenswert* früh, *überraschend* maßvoll und *tatsächlich* gesund, *woher auch immer* sie das nimmt. Vielleicht ist sie *richtiggehend* von sich selbst *überrascht* …
8. Er kann die Zielformulierung positiv konnotieren: »… *angenehm* überrascht, wie sie das mit *Spaß* und *Leichtigkeit* tut …«
9. Dabei kann er das mit einbringen, was im Verlauf der Anamnese als Ursprung oder Kontext des Problems zutage getreten ist. Er kann die positiven Zielbegriffe in den Mittelpunkt stellen oder, im Sinne von Pacing und Leading, von negativen zu positiven Zielformulierungen übergehen: »Ich glaube, das ist diejenige, die statt *zappelig* oder *nervös* zu sein ganz *in sich ruht*; die sowas von *gelassen* ist, weswegen sie, anstatt sich etwa *abzulenken*, wohltuend kraftvoll *in ihrer Mitte* ist; die zwar auch *traurig* sein kann, es aber

wahrscheinlich nicht mehr braucht; die dem *Glück* vertraut, weil sie (woher auch immer sie das nimmt), anstatt der früher dagewesenen *Einsamkeit* in sich eine wohltuende *Zugehörigkeit* erlebt: Geliebt, willkommen und bei sich zuhause.

10. Der Therapeut bittet die Klientin, Haltung, Mimik und andere Merkmale dieser Person zu beschreiben oder (wenn sie sie nicht sieht) zu raten, wie sie aussehen mag und sich überraschen zu lassen, was sich verändert, wenn sie sich an ihre Stelle stellt.

Nehmen wir einmal an, dass die Klientin in die Therapie kommt und mitteilt, sie habe sich die ganze Woche überlegt, was sie in der Therapie erzählen wolle, und jetzt, wo sie hier sei, wisse sie nichts mehr, dann kann der Therapeut die Klientin bitten, diejenige aus sich herauszustellen, die »jetzt gar nichts weiß«. Das wäre eine konsequente Umsetzung der Anamnese auf der Grundlage der verbalen Rückmeldungen, wie eben beschrieben. Wenn die Klientin fürs erste nicht imstande ist, ein Ziel zu benennen, kann er »nichts wissen« fürs erste als negatives Ziel annehmen, das den Zustand, von dem die Klientin weg möchte, da eine andere Seite von ihr sich auf die Sitzung vorbereitet hat und sie auch hergebracht hat, um mit dem Therapeuten ins Gespräch zu kommen.

7.3.2 Anamnese auf der Grundlage nonverbaler Rückmeldungen

Schauen wir uns nun an, wie die Anamnese auf der Grundlage der Körperäußerungen der Klientin gestaltet sein kann.

1. Der Therapeut kann auch auf die Körperhaltung, Sprechweise und Stimme der Frau achten und sie bitten:
   »Stellen Sie sich mal vor, Sie könnten sich in mehrere Personen aufteilen und lassen einmal die Person heraustreten, die eben in so einer stockenden, leisen Art geredet hat. Die steht hier vor Ihnen. Wie sieht sie aus?«
   »Äh, verwirrt?«
2. Der Therapeut unterstützt die Erwiderung der Klientin und fragt weiter: »Ja, verwirrt sieht sie aus! Wie steht sie da?«

»Irgendwie unentschlossen?«

»Ja, das ist sehr gut möglich! Unentschlossen steht sie da! In unserer Vorstellung können wir sie in mehrere aufteilen: In eine, die eine Sache will, eine, die etwas anderes will, eine will mehreres, was gar nicht zusammenpasst, und eine weiß gar nicht, was sie will. Was meinen Sie, sehen sie gleich oder unterschiedlich aus?«

»Unterschiedlich.«

3. Der Therapeut schlägt vor: »Beschreiben Sie sie mir einmal! Wie sieht zum Beispiel die aus, die das eine will ...«, und die Klientin beschreibt die genannten Personen.
   Er achtet weiter auf die Körpersprache: Schon als die Verwirrte von ihr unterschieden wurde, wirkte die Klientin besser orientiert, und während sie die verschiedenen Personen vor sich beschreibt, wirkt sie immer kraftvoller und klarer.
4. Er kann ihr dies mitteilen und sie bitten, zu beschreiben, was sich anders anfühlt, wenn die Verwirrten draußen und voneinander unterschieden sind. Während sie das beschreibt, wird ihr Körperausdruck und ihre Stimme noch kraftvoller und klarer und die Sprechweise flüssiger. Er teilt ihr diese erneute Beobachtung mit, während sie über ihr eigenes Befinden spricht. »Ach, wirklich? Ja stimmt!« Zum ersten Mal ist ein Lächeln auf dem Gesicht der Klientin zu sehen. »Es könnte sein, dass jetzt sogar ein Lächeln in Ihrem Repertoire ist«, könnte der Therapeut freundlich anmerken und damit ebendiese Tendenz verstärken.
5. Der Therapeut achtet weiter aufs Nonverbale. Einerseits zeigt sich die Klientin entlastet, andererseits kann hinter der Verwirrung auch ein Schmerz zutage treten, den die Verwirrung betäubt haben mag. Vielleicht zeigt sich ein traurig klingendes Vibrieren in der Stimme der Klientin. Vielleicht räuspert sie sich mit einem feuchten Klang, schnieft oder näselt oder streicht sich mit dem Finger durchs Gesicht, als wolle sie eine Träne abwischen. Er könnte sagen: »Angenommen, es gäbe eine in Ihnen, die traurig ist, wo können wir die hinstellen?« Oder: »Wenn diejenige, die sich mit dem Finger unter dem Auge streicht und so ein bisschen anders klingt, was auch immer das bedeutet, sich dort hinüber

stellt und Sie sie anschauen, wie sieht sie aus?« Die Klientin teilt mit, dass sie auf den Boden schaut, müde wirkt, traurig ist oder ähnliches. Dabei wirkt sie selbst wacher und besser gestimmt und schaut mehr nach oben. (Würde der Therapeut sagen: »Sie haben sich da durchs Gesicht gestrichen, das bedeutet dies-und-das …«, würde er der Klientin vielleicht zu nahe treten und zur Antwort erhalten: »Mich hat's da nur gerade gejuckt«, was nicht weiterführen würde.)

6. Der Therapeut kann sich für die nochmalige Verbesserung ihres Wohlbefindens interessieren und dieses verstärken oder im Sinne einer weitergehenden Anamnese nachfragen: »Wie alt sieht diese Traurige da aus? Was denken Sie, worüber sie traurig ist?« Und die Klientin wird ihm die Geschichte erzählen, die hinter der Traurigkeit steht, die hinter der Verwirrung zum Vorschein kam.

Bei diesem Vorgehen beschäftigt sich der Therapeut kaum mit den Inhalten dessen, was die Klientin ihm mitteilt, sondern überwiegend oder fast ausschließlich mit dem, wie sie es sagt. Alle mutmaßlichen Ausdrucksformen von Stress werden personifiziert und von der Klientin dissoziiert und als etwas außerhalb von ihr beschrieben. Durch das Beschreiben werden sie erlebbar und doch von ihr unterschieden wahrgenommen.

Taucht nach einem Stresssymptom das nächste auf (nach Nicht-Wissen Traurigkeit, nach Traurigkeit Wut, nach Wut Hilflosigkeit, usw.), wird damit in der Regel – also, soweit die Klientin nichts anderes wünscht – so weiter verfahren, bis die erlebte Belastung immer geringer wird.

In der Praxis ist eine Mischung verbal und nonverbal basierter Anamnesevarianten zweckmäßig. Ein Schwerpunkt auf der nonverbalen Variante führt für den Klienten meist schneller zu wesentlichen Punkten und zu einem Erleben von Befreiung als ein überwiegendes Zurückgreifen auf die verbale Variante des Verfahrens.

7.3.3 Transgenerationale Anamnese

Wenn eine Klientin auf Nachfrage erklärt, das Problem oder Aspekte davon »schon immer« oder »seit ich denken kann« zu kennen, bietet es sich an, zu fragen, ob ein Elternteil ein ähnliches Problem kennt und ob es Vermutungen gibt, wo dessen Belastung ggf. herrührt. Oft lässt sich das Problemerleben über mehrere Generationen verfolgen und manchmal lassen sich kollektive Erfahrungen (Hungersnöte, Kriege, ethnische Ausgrenzung und Verfolgung) als Ursprung des Problems identifizieren, manchmal Einzelereignisse wie der Tod eines Kindes oder eine unglückliche Heirat vor mehreren Generationen. Manchmal bleibt der Ursprung im Dunkeln. Die Vorgehensweisen in diesem Abschnitt gehören ins Spektrum des Therapeutischen Modellierens (vgl. die Abschnitte 2.3 und 8.5).[161]

Eine Möglichkeit, Belastungen dieser Art aufzulösen, ist deren Rückgabe an die die Personen, die die Symptome als erste hatten oder die mit ihrem Verhalten die Symptome bei der Klientin ausgelöst hatten.

Symptome zurückbringen (Rückgabe-Stil)

»Stellen Sie sich vor, Sie könnten all diese Angst und Unsicherheit aus sich herausnehmen und vor sich in einen Korb legen. Was für eine Farbe hätte sie? Was für ein Material wäre es?

Wenn eine Klonin von Ihnen aus Ihnen heraustreten würde, den Korb nehmen und den Inhalt dahin zurückgeben, woher sie ihn empfangen hat, wem würde sie ihn geben? Ihrem Vater? Ihrer Mutter? Jemand anderen?

Sie können zu Ihrem Vater sagen: ›Da, Papa, das habe ich von dir. Es gehört nicht mir. Ich gebe es dir wieder. Wenn du findest, dir gehört es auch nicht, gib es dem, von dem du es hast. Der kann es wieder weitergeben und so weiter, aber das geht mich nichts mehr an‹. Und zu Ihrer Mutter: ›Da, Mama, ich gebe es dir zurück. Wenn du willst, gib es denen, von denen du es hast, und die können es weitergeben …‹ Wie ist das für Sie? Wie fühlt sich das an?«[162]

161 Eine ausführliche Darstellung zum Therapeutischen Modellieren findet sich in Hammel 2019.

162 Vgl. Hammel 2014a, 124 ff.

Vorfahren dissoziieren (Matrjoschka-Stil)

Wenn der Eindruck besteht, das Problem könne über Generationen weitergegeben worden sein, kann aus der Mutter deren Mutter herausgestellt werden, aus ihr deren Mutter usw. Es bietet sich aber auch die Methode des genealogischen Aufteilens an.

Vorfahren dissoziieren (Genealogischer Stil)

»Stellen Sie sich vor, Ihr inneres Bild von Ihrem Vater tritt aus Ihnen heraus und wir stellen ihn dahin. Und Ihre Mutter aus Ihrem Kopf stellen wir dorthin.

Dann stellen wir aus Ihrem Vater dessen Vater heraus, ein Stück hinter ihm, und seine Mutter daneben.

Aus Ihrer Mutter stellen wir deren Vater und deren Mutter, und stellen sie ein Stück hinter sie, damit sie von ihr unterschieden sind.

Aus Ihren vier Großeltern stellen wir die acht Urgroßeltern: Urgroßvater, Urgroßmutter, Urgroßvater, Urgroßmutter, Urgroßvater, Urgroßmutter, Urgroßvater, Urgroßmutter. Aus Ihren acht Urgroßeltern Ihre sechzehn Ururgroßeltern, aus denen Ihre zweiunddreißig Urururgroßeltern usw.«

Diese Verfahren lassen sich mit geringen Abwandlungen immer wieder einsetzen. Große individuelle Unterschiede ergeben sich bei einem anderen Vorgehen, das für Klienten und Therapeuten oftmals sehr überraschende Entdeckungen ermöglicht.

Die Vorfahren befreien

»Meine Augen jucken jetzt nicht mehr, aber meine Nase läuft noch«, erklärte eine Frau, die wegen einer Pollenallergie in die Therapie gekommen war, zu Beginn der zweiten Therapiesitzung. Ich erkundigte mich genauer nach ihren Beschwerden und fragte sie:

»Wenn diejenige Person, die offenbar noch einen Rest von Allergie hat und deren Nase läuft, einmal aus dir heraustreten darf, wo soll sie sich hinstellen?«

»Dort drüben.«

»Wie sieht sie aus?«

»Oh!!! Sie trägt einen Kartoffelsack! Das ist seltsam!«

»Trägt sie einen Sack als Kleidungsstück oder steht sie darin wie beim Sackhüpfen?«

»Sie trägt ihn als Kleidung.«

»Welche Haarfarbe hat sie?«

»Sie ist blond.« *(Die Klientin hat schwarze Haare.)*

»Dann ist es jemand anderes als Sie. Wie alt ist sie?«

»Dreizehn oder vierzehn. Sie ist abgemagert und sieht völlig ausgemergelt aus. Ich glaube, sie ist in einem Lager.« *(Die Klientin räuspert sich.)*

»Wenn diejenige, die sich räuspert, auch noch aus Ihnen tritt, wie sieht die aus?«

»Die hat ein Problem mit Schuld. Sie schämt sich.«

»Hat das etwas mit dem Mädchen da zu tun?«

»Ja. Sie hätte ihr helfen können, aber sie hat es nicht getan. Sie hat weggeguckt. Und ich glaube, das Mädchen ist gestorben.«

»Ist das eine Verwandte von Ihnen?«

»Ich weiß nicht.«

»Wenn es eine Verwandte wäre, wäre das väterlicherseits oder mütterlicherseits.«

»Mütterlicherseits.«

»Stellen Sie sich einmal vor, dass wir Ihr Bild von Ihrer Mutter aus Ihnen herausstellen, dorthin … und dann aus Ihrer Mutter deren Mutter daneben … und dann deren Mutter daneben … also Ihre Großmutter und Urgroßmutter neben die Mutter stellen … wäre eine von diesen Frauen dieselbe wie die, die sich schämt oder sind das andere?«

»Ich kannte meine Großmutter und Urgroßmutter nicht, aber meine Urgroßmutter ist die, die sich schämt.«

»In welcher Beziehung steht Ihre Urgroßmutter zu dem abgemagerten Mädchen? Sind sie verwandt?«

»Ich glaube, das Mädchen ist ihre Tochter. Das muss eine Teenagerschwangerschaft gewesen sein – so etwas, wo man ein halbes Jahr weggezogen ist, um das Kind heimlich zu bekommen und dann ohne Kind zurückkommt.«

»Wenn Sie sich vorstellen, dass die liebevollste, warmherzigste, mütterlichste Person, die Sie sein können, wie in Kopie aus sich heraustritt und zu dem Mädchen hinübergeht, sie in den Arm nimmt, mit ihr redet und ihr sagt: ›Willkommen in unserer Familie!‹, wie reagiert das Mädchen?«

»Sie ist überrascht. Sie sagt: ›Das hätte ich früher wissen müssen, dass ich zu euch gehöre. Warum hat mir das keiner gesagt, als ich gelebt habe?«

»Wusste sie nicht, wer ihre Mutter ist?«

»Sie hat es geahnt, aber gewusst hat sie es nicht.«

»Wie sieht sie aus, wenn sie das hört?«

»Sie freut sich, dass ich zu ihr komme, aber sie ist traurig und wütend über das, was man mit ihr gemacht hat.«

»Wenn Sie zu ihr sagen: ›Das ist furchtbar, wie sie mit dir umgegangen sind. Das hast du nicht verdient, nicht im Geringsten. Es ist eine furchtbare Ungerechtigkeit! Es tut mir leid! Ich möchte dich gerne in unserer Familie willkommen heißen, wenn ich darf!‹ – wie reagiert sie?«

»Sie lächelt ein bisschen.«

»Schauen Sie, wie sich das weiterentwickelt, wenn die liebevolle Person, die Sie sein können, sie da weiter in den Arm nimmt und mit ihr redet … Wenn wir Ihre Urgroßmutter, die Schuldgefühle hat und sich schämt, ansprechen und ihr sagen: ›Dass du dich schuldig fühlst und schämst, zeigt, dass du es anders gewollt hättest. Es zeigt, dass du Liebe hattest. Du hast es nicht geschafft zu tun, was du richtig gefunden hättest. Aber eigentlich ist da Liebe für deine Tochter‹ – wie reagiert sie?« »Sie schaut jetzt nicht mehr auf den Boden. Ich glaube, sie stimmt dem zu.«

»Wie reagiert das Mädchen, wenn es das hört und sieht?«

»Ich glaube, sie ist erleichtert. Sie hätte sich nur gewünscht, dass man ihr das vorher gesagt hätte.«

»Wenn die Warmherzige da einmal die, die sich geschämt hat, herüberholt und beide in den Arm nimmt, die eine links, die andere rechts, ist das in Ordnung?«

»Ja, das ist in Ordnung.«

»Und wenn sie die Mutter und die Tochter bittet, einander anzuschauen und vielleicht, falls es in Ordnung ist, sich auch in den Arm zu nehmen, so im Dreieck, wie ist das?«

»Das ist gut.«

»Wie geht es jetzt Ihrer Nase?«

»Besser. Ziemlich gut.«

Symptome zurückbringen (Rücknahme-Stil)

Eine schnelle Entlastung ergibt sich, wenn der Therapeut sinngemäß mitteilt:

»Das ist schlimm für Ihre Großmutter. Es macht allerdings auch klar: Es ist nicht Ihre Traurigkeit. Die Traurigkeit gehört Ihrer Großmutter. Sie können der Großmutter sagen: ›Es ist schlimm, was du erlebt hast. Aber diese Traurigkeit gehört dir, nicht mir. Ich möchte sie dir wieder geben.‹ Was sagt sie dazu?«

»Sie nimmt die Traurigkeit. Sie möchte nicht, dass ich sie habe.«

»Wie ist das für Sie?«

»Viel besser.«

Bilder von sich und anderen entmischen (Identifikation auflösen)

Auf die Frage: »Ist diese herausgestellte Person eine Version von Ihnen oder jemand anderes?« könnte eine Klientin unsicher antworten:

»Irgendwie bin ich es, aber irgendwie sieht die Person männlich aus.«

»Lassen Sie uns zwei Leute daraus machen: Nach links schieben wir eine Version von Ihnen heraus, nach rechts einen Mann.[163] Haben Sie eine Idee, wer das sein könnte?«

»Das ist mein Vater.«

Emotionale Belastungen trennen (nach Anlässen)

Der Therapeut könnte im Ausdruck eines Klienten etwas Trauriges wahrnehmen und vorschlagen: »Wenn da jemand ist, der traurig ist, können wir den neben Sie stellen?« Gleich darauf wirkt der Klient ähnlich traurig wie zuvor. Der Therapeut bietet an:

»Gibt es da vielleicht mehrere Traurige?«

---

163 Oder umgekehrt – die Angabe der Seiten dient nur dazu, ein anschauliches Bild zu erzeugen, auf das Therapeut und Klient bei Bedarf zurückgreifen können.

»Ja, das kann sein.«

»Wenn wir die einmal da drüben hinstellen – wie viele sind es?«

»So zehn bis fünfzehn.«

»Sehen die alle aus wie Sie oder wie jemand anderes?«

Emotionale Belastungen trennen (nach Personen)

Manchmal antworten Klienten, dass es alles Versionen von ihnen selbst sind, manchmal, dass alles andere Personen sind und manchmal, dass es teils Versionen von ihnen selbst und teils andere Personen sind. Der Therapeut kann fortfahren:

»Wie viele davon sind Versionen von Ihnen?«

»Moment, ich muss zählen … sieben.«

Und die anderen, sind das Männer oder Frauen?«

»Teils, teils.«

»Kennen Sie die?«

»Ja, das ist mein Vater und meine Mutter und meine Oma, die Mutter meiner Mutter, die ist zweimal da. Und dann ist noch jemand da, das könnte meine Uroma sein, die Mutter von der Oma. Die habe ich aber nicht gekannt.«

Gelegentlich treten aus einem Klienten hunderte, selten auch tausende oder hunderttausende von traurigen, angstvollen, wütenden oder einsamen Figuren heraus, die dann ganz überwiegend keine Versionen von ihnen selbst sind. Ein solcher Effekt ist manchmal bei Klienten mit jüdischem oder armenischem Hintergrund oder mit besonderen familiären Belastungen aus der Kriegszeit zu beobachten.

Totgeschwiegene um ihr Erscheinen bitten

Wenn Klienten eine Person als durchsichtig, als graue Fläche oder gesichtslos sehen, handelt es sich meinem Eindruck nach um Personen, die früh, beispielsweise schon im Mutterleib, verstorben sind, oder die in der Familie »totgeschwiegen« und als inexistent behandelt werden. Interessant ist es, in einem solchen Fall die schemenhaft gesehene Person freundlich zu bitten, sich doch sichtbar zu machen – woraufhin diese dann durchaus deutlich erkennbar vor das innere Auge des Klienten treten kann.

Inwieweit die von Klienten beschriebenen Personen in Bezug zu tatsächlichen Charakteren und Ereignissen stehen, kann ich nicht beurteilen, außer, wo Ereignisse aufgegriffen werden, die den Klienten ohnehin aus ihrer Familienüberlieferung bekannt sind. Zu welchem Grad die Art der Fragestellung mitbestimmen mag, welche Figuren auftauchen, kann ich nicht sagen. Feststellen kann ich nur, dass die Klienten wie auch ich selbst nichts von dem voraussehen, was sich da innerhalb kurzer Zeit entfaltet, und dass ich auch rückblickend nicht erkenne, was ich zum Ergebnis beigetragen habe, außer, dass ich nachfrage, ohne dass eine inhaltliche Einflussnahme beabsichtigt wäre; klar ist, dass der Therapeut nichts fragen kann, ohne Antwortmöglichkeiten zu suggerieren. Deutlich ist auch, dass die Klienten die ermittelten oder entwickelten Ergebnisse überwiegend als hochgradig real und relevant für sich erleben.

Ich weiß nicht, ob es sich um (epigenetisch oder in einer Art kollektivem Unbewussten) gespeicherte Familienerinnerungen oder um Fiktionen handelt, die zum körperlichen Erleben und sozialen Verhalten der Klienten passen, um Rekonstruktionen oder Neukonstruktionen eines Geschehens, das das Erleben der Klienten erklärt. Festzustellen ist, dass eine Auflösung des Unglücks dieser Figuren im Sinne einer wertschätzenden, empathischen Zuwendung regelmäßig dazu beiträgt, dass sich körperlich, seelisch und sozial beschriebene Symptome der Klienten auflösen.

Den Freispruch und Segen der Ahnen erbitten

Eine Möglichkeit, Belastungen, die sich in solchen Bildern ausdrücken, aufzulösen, besteht darin, die Vorfahren, mit denen die unselige Familientradition begonnen hat, zu bitten, die Klientin (und ggf. andere Nachfahren) von der Bindung an ein tradiertes selbstschädigendes Verhalten und Erleben freizusprechen. Diese Tradition kann wie ein Vertrag oder Schwur verstanden werden, der nach einer initialen traumatischen Erfahrung eines Vorfahren an die kommenden Generationen weitergegeben wird und dem sich die Familienmitglieder angeschlossen haben.. Der Inhalt dieses Gelöbnisses kann im therapeutischen Gespräch auch explizit ausformuliert werden, in der Form: »Ich gelobe feierlich, ich werde immer / niemals XY tun /

unterlassen – koste es, was es wolle!« Eine solche Ausformulierung ist natürlich nur dann sinnvoll, wenn das Gelöbnis anschließend ebenso feierlich aufgelöst wird.[164]

Möglich ist auch ein weniger förmliches Vorgehen. Wenn die Klientin zu einer Überzeugung (oder gefühlt stimmigen Annahme) kommt, wer von Ihren Vorfahren als erster ihre Belastung bzw. gefühlte Verpflichtung erlebt hat, kann sie diese Person vor sich imaginieren und in Dialog mit ihr treten. Sie kann diese Person bitten, sie von der Last dieses Vermächtnisses freizusprechen und sie zu segnen, um ein freies Leben zu leben. (Eine Variante besteht darin, den letzten Vorfahren, der dieses Verhalten noch nicht kannte, zu bitten, die Klientin freizusprechen.)

Auf die Frage, ob diese Person dazu bereit ist, erklären Klienten meist, dass sie das sehr gerne tut. Sehr selten berichten Klienten, dass die Vorfahrin oder der Vorfahre zögert. Durch Nachfragen lässt sich meist ermitteln, was die Person zögern lässt oder was sie braucht. Die Anerkennung seiner Last, die Wertschätzung seiner guten Absichten, eine Umformulierung des erbetenen Segens oder die gezielte Ansprache eines anderen Vorfahren führt dann regelmäßig zum erhofften Ergebnis. Der Therapeut kann fragen:

»Wenn Sie sich vorstellen, dass Ihr Vorfahre zu Ihnen sagt: ›Ich spreche dich frei von der Last dieses Vermächtnisses und gebe dir meinen Segen, dein Leben frei von dieser Belastung zu leben!‹, wie sieht er aus, wenn er das sagt? Wie fühlt sich das an?« Bei Bedarf kann der Therapeut der Klientin anbieten, aus der Position des Vorfahren diese Worte auszusprechen und dabei zu erleben, mit welcher inneren Haltung (vielleicht erfahrbar als Kraft, Liebe und Wahrhaftigkeit) er sie spricht – und dann wieder in ihre vorige Position

---

164 Das Vorgehen, den Freispruch eines Ahnen von einer familiären Verpflichtung zu erbitten, geht auf schamanische Traditionen zurück. Die kanadische Therapeutin Sarah Peyton hat das Vorgehen mit der Aufstellungsarbeit und mit der Bitte um einen Segen verbunden, siehe Peyton 2021, xi, 23 f. Nach der Entdeckung, dass viele der symptomtragenden Personen, die beim Therapeutischen Modellieren aus der Klientin herausgestellt werden, von den Klienten als ganz bestimmte Vorfahren identifiziert werden, habe ich einfache Dialoge zwischen den Klienten und diesen Vorfahren zum Thema »Freispruch und Segen« initiiert. Dabei beobachte ich dieselben, enorm befreienden Wirkungen, von denen Sarah Peyton berichtet.

als Klientin gehen und die gesprochenen und gehörten Worte in sich nachklingen zu lassen. Der Therapeut kann sie also fragen:

»Kommt es an, was er sagt? Möchten Sie sich dahin stellen, wo er steht und das aussprechen und spüren, wie es sich anfühlt, als er dort zu stehen und das Ihnen, die dasitzt, zuzusprechen? Oder braucht es das gar nicht?«

Ein Ritual wie dieses kann nachhaltig dazu beitragen, dass Menschen körperlich, seelisch und sozial beschriebene Symptome hinter sich lassen, die sie ihr ganzes Leben begleitet und auch schon vorangegangene Generationen belastet haben.

7.3.4 Additive Anamnese

Möchte man von der Anamnese der Probleme zur Anamnese von Ressourcen übergehen, kann auch dies mit der Methodik des Therapeutischen Modellierens geschehen. Indem die Therapeutin in hypothetischen Fragen erkundet, wie es am Ziel aussieht, bahnt sie das Erreichen des Ziels in der Vorstellung der Klientin bereits an.

Die Therapeutin kann dann ihre Klientin, die sich selbst vielleicht als ängstlich, unsicher und selbstanklagend beschrieben hat, ansprechen, indem sie ihr eine Zielperson gegenüberstellt, die sie sein kann, wenn sie ihr Problem überwunden hat:

»Angenommen, aus einer Welt der Möglichkeiten käme diejenige Person, die Sie sind, wenn Sie zuversichtlich, sicher, liebevoll und selbstbewusst in die Welt schauen, wenn Sie gern in den Spiegel schauen, sich selbst lieben und zutiefst geliebt erleben – egal, wo diese Person, die Sie dann sind, das hernimmt – und die steht jetzt da drüben: Was für eine Körperhaltung hat sie? Wie schaut sie? Wie atmet sie?«

»Was wird diese schöne, kraftvolle, selbstsichere Person, die Sie dann sind, vielleicht zu Ihnen sagen, wenn Sie ihr von den Schwierigkeiten erzählen, von denen Sie mir eben berichtet haben?«

Vielleicht wird die Klientin äußern, diese Person sei sich zu gut dafür, um mit ihr zu reden. Dann liegt die Annahme nahe, dass sie sich bisher nicht in die Richtung dieser Person entwickelt hat, weil sie denkt, solche Leute seien überheblich oder würden in ihrer Familie (also in ihrer Wertegemeinschaft) als überheblich wahrgenommen und von der Gemeinschaft ausgeschlossen. Um Zugehörigkeit zu den Ihren zu erleben, erscheint es ihr vielleicht sicherer, nicht zu werden, wie diese Person. Die Therapeutin könnte nachhaken:

»Ich stelle mir vor, sie könnte Ihnen empathisch und mitfühlend zuhören, eine gute, wertschätzende Zuhörerin. Gerade, weil sie selbstbewusst ist, braucht sie nicht auf andere herabschauen – was denken Sie?«

Im weiteren Gespräch kann es darum gehen zu erproben, wie es ist, beides gleichzeitig zu erleben: So zuversichtlich und selbstsicher wie diese Person zu sein und Zugehörigkeit zur eigenen Familie bzw. Treue zu deren Wertesystem zu erleben.

Bei einer Klientin, die abnehmen möchte, kann die Therapeutin fragen:

»Angenommen, hier sitzt die, die Sie sind, wenn Sie fünf Kilo leichter sind, wie sieht sie aus? Was denken Sie, wie fühlt sie sich? Was zeichnet sie noch aus?«

Im Gespräch über das Zielerleben kann es beispielsweise sein, dass die Klientin sagt: »Sie fühlt sich ungeschützt, ein bisschen ausgeliefert.«

Die Therapeutin wird nach den Ideen der Klientin nach den Hintergründen dieses Erlebens fragen. Dabei wird sie erfahren, was die Klientin bisher unterschwellig daran gehindert hat, dauerhaft abzunehmen. Vielleicht erzählt die Klientin von der Zeit, in der sie tatsächlich fünf Kilo leichter war, als einer sehr schwierigen Phase ihres Lebens. Vielleicht erzählt sie von ihrer früheren Magersucht, von ihrem ersten Freund und der Trennung von ihm, und wie sie sich dann geschworen hat, nie mehr dünn zu sein.

Ausgehend vom Zielbild und dem Unbehagen oder der Skepsis, die die Klientin damit verbindet, lassen sich also Erinnerungen und Befürchtungen identifizieren, die dem Ziel entgegenstehen. Die Therapeutin kann sich diesen Lebenserfahrungen und Überzeugungen einzeln widmen, um jeder von ihnen das Erleben von Relevanz und Plausibilität für die Deutung des künftigen Lebens der Klientin zu entziehen.

Sicherlich wird sie die Klientin auch ausprobieren lassen, wie es möglich ist und wie es sich anfühlt, gleichzeitig fünf Kilo leichter und beschützt und sicher zu sein.

KAPITEL 8

Formen therapeutischer Intervention

In diesem Kapitel werden Interventionen vorgestellt, die nicht der Begrüßung, Zielklärung oder Anamnese dienen, sondern einfach nur – der Therapie.

Ganz auszuschließen ist freilich nicht, dass auch die Therapie eine Wendung zu einer vertiefenden Anamnese oder einer erneuten Zielklärung nimmt, weil sich das Erleben des Klienten so verändert hat, dass neue Horizonte in den Blick rücken …

8.1 Therapeutische Metaphern

Das Arbeiten mit Metaphern kann beim Herausarbeiten der erlebten Probleme helfen. Der Klärungsprozess, der sich dabei fast nebenher ergibt, kann fließend in einen Prozess der Heilung überführt werden. Metaphorische Interventionen können für Klienten überraschend sein. Manchmal ist eine Einführung günstig, die verdeutlicht, dass das unkonventionelle Vorgehen gerade gewählt wird, um den Klienten in seinem Anliegen besonders gut zu unterstützen. Oft genügt dafür ein Satz oder Halbsatz:

»Wenn ich mir das, was Sie sagen, ganz bildlich vorstelle, sehe ich vor mir …«

»Sie stehen ›unter Druck‹ … Wenn ich das einmal wörtlich nehme, stelle ich mir vor …«

»Manchmal habe ich verrückte Ideen. Ich hoffe, das ist okay. Ich male mir aus …«

Die Rückmeldungen der Klienten zum Gebrauch solcher Bilder sind – auch ohne solche einleitenden Sätze – außerordentlich positiv.

Die folgenden Abschnitte geben Beispiele für Arten therapeutischer Metaphern. Neben den hier vorgeschlagenen Kategorien gibt es beliebig viele weitere Möglichkeiten, Metaphern zu strukturieren.

8.1.1 Ordnung

Besonders in der ersten Phase der Therapie, in der der Klient seine Probleme schildert, können Metaphern gut nach dem Prinzip: »Probleme trennen, Lösungen verbinden« eingesetzt werden. Die Wirkungen dieser Vorgehensweise sind eindrucksvoll. Menschen, die sich zu Beginn der Therapiestunde hoffnungslos, überlastet und erstarrt präsentieren, entwickeln innerhalb von zwanzig, dreißig Minuten eine bemerkenswert kraftvolle, zuversichtliche Haltung. Systematisch wird dieses Vorgehen z.B. beim Erstellen eines Problem-Karteischranks eingesetzt.[165]

Der Karteischrank

Die Therapeutin lädt ihre Klientin ein, sich vorzustellen, es gebe einen Karteischrank, in dem sie all ihre Probleme abheften könne. Natürlich sollten die Schubladen auch etikettiert werden, damit man die Probleme bei Bedarf wiederfinden könne. Eine Eigentümlichkeit von Karteischränken ist, dass man immer nur eine Schublade auf einmal öffnen oder alle geschlossen halten kann. Die Therapeutin kann den Schrank imaginieren lassen und seine Befüllung pantomimisch darstellen oder den Schrank mit seinen Schubladen auf einem Flipchart-Block, einem Notizblatt oder in Videokonferenzen auf einem digitalen Whiteboard visualisieren. Sie öffnet die Schubladen einzeln mit der Klientin, etikettiert diese zusammen mit ihr und füllt alle Probleme, die in die jeweilige Schublade gehören, hinein:

»Was schreiben Sie auf die erste Schublade?«

»Meine Partnerschaft.«

»In die erste Schublade kommen alle Dinge, die Sie in Ihrer Partnerschaft stressen …«

165 Hammel 2009a, 154, Hammel 2014a, 68ff.

Das ist, genau genommen, keine Spiegelung, sondern ein minimales Reframing. Ich empfehle, nicht die Partnerschaft selbst und schon gar nicht den Partner der Klientin in die Schublade zu legen, sondern die Belastungen, die sich in der Partnerschaft ergeben.

»… Schublade auf! All den Ärger rein! Sorgen rein! Angst rein! Gefühlte Einsamkeit rein! Wut rein! Wenn es Trauer gibt, die auch rein! Schuldgefühle rein! Wenn es Schamgefühle gibt, auch rein! Alle unerfreulichen Erinnerungen rein! Alle schlechten Erwartungen rein! Alle feindseligen Gedanken rein! Die Kränkungen und Verletzungen rein! Was sonst?«

»Ich glaub, das wäre es so ziemlich …«

»Alles rein, was wir vielleicht noch vergessen haben! Schublade zu!«

»Was schreiben Sie auf die nächste Schublade?«

»Den Stress auf der Arbeit.«

»Okay! Schublade auf! Sie können verschiedene Hängeregister anlegen, um die unterschiedlichen Problem-Akten voneinander zu unterscheiden. Also: Den Stress mit den Kollegen rein! Stress mit dem Chef rein! Allen Stress mit den Kunden rein! Stress mit Geschäftspartnern rein, mit Behörden rein, mit allen, die sonst noch eine Rolle spielen, Stress mit Ihren eigenen Ansprüchen rein … Passen Sie es an, wie es besser passt, als ich das sage! Was noch?«

»Die Freundin vom Chef, die arbeitet neuerdings auch mit im Betrieb …«

»Den Stress mit der Partnerin vom Chef auch rein. Was noch?«

»Ich glaub, das wär's.«

Am Schluss erstellt die Therapeutin eine Lade »Sonstiges« für alles, woran die Klientin nicht gedacht hat oder was sie gerade nicht sagen will.

Wenn die Therapeutin möchte, fragt sie die Klientin in einem zweiten Schritt nach Lieblingsressourcen. Was tut sie besonders gerne? Woran erinnert sie sich gerne? Was kann sie besonders gut? Sie schreibt zu jeder Ressource ein Stichwort auf die Fläche neben dem Karteischrank. Mit der Klientin kann sie vereinbaren, dass diese in jede Schublade eine oder mehrere dieser Erfahrungen »in Kopie« hineinlegen kann, so dass das Gefühl dieser guten Lebenserfahrungen immer mitkommt und die aufbewahrten Probleme womöglich sogar übertönt oder überduftet, wenn sie die Schublade später einmal öffnen sollte. So öffnet sie mit der Klientin jede Schublade nochmal und legt eine Ressource (»Die Geburt meiner Tochter«, etc.) hinein. Mit einer Zahl oder einem Buchstaben notiert sie, welche Ressource in welcher Schublade liegt.

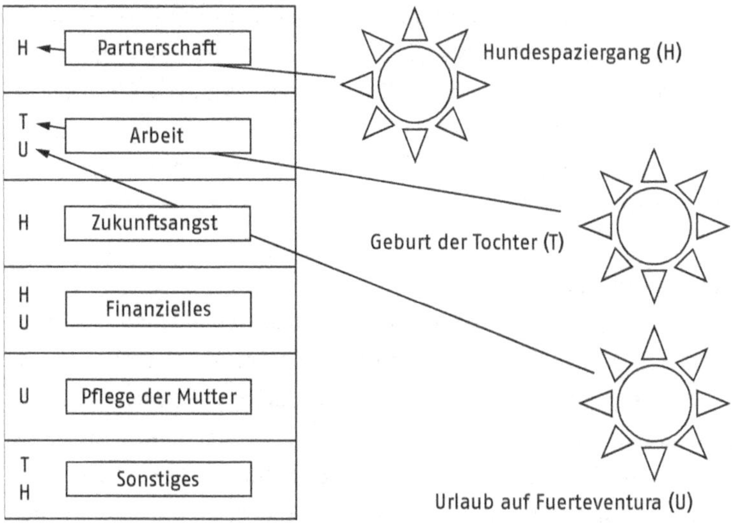

Oft kann man beobachten, wie Klienten beim Schließen jeder Schublade tief ausatmen und danach entspannter wirken. Die Frage, ob etwas nach dem Befüllen des Schrankes anders sei (oder ob wir die Dinge genauso gut wieder rausholen können), wird regelmäßig mit Verweis auf positive Veränderungen beantwortet. Gerade bei Klienten mit vielfältigen Belastungen oder mit depressiver Tendenz ist diese Verbesserung regelmäßig auch noch in der nächsten Sitzung wahrnehmbar.

In späteren Sitzungen kann das Bild vom Karteischrank bei Bedarf wieder aufgegriffen werden – für die Effektivität dieser Art zu arbeiten ist das aber nicht unbedingt nötig.

Eine weitere Ordnungsmetapher findet sich unter der Überschrift »Erdbeerquark und Jauche« in Abschnitt 3.1.2.

8.1.2 Regulierung

Körperliche, psychische und soziale Symptome lassen sich als Hinweise auf »Missverständnisse im System« verstehen. Weil verschiedene Teile des Systems, also des Körpers, des Selbstbildes, einer Familie oder einer Gesellschaft nicht günstig aufeinander oder auf Herausforderungen von außerhalb reagieren, kommt es zu Über-, Unter- oder Fehlfunktionen. Etwas wird also zu viel, zu wenig oder qualitativ anders als erforderlich getan. Gesucht wird also eine Stimulierung des Organismus, um nachträglich die notwendige Anpassung vorzunehmen. Vielen Klienten fällt es zum Beispiel leicht, körperliche und psychische Funktionen zu regulieren, wenn sie an Gegenstände denken, die so etwas auf physikalisch-technische Weise tun.

Die Heizleistung anpassen

Einer Frau, die unter dem Raynauld-Syndrom (einer Durchblutungsstörung) litt, trug ich als Teil der Therapie folgende Metapher vor.[166]

»Angenommen, es gibt einen sehr kalten Winter und Sie frieren, obwohl alle Heizungen auf vollen Touren laufen, dann würden Sie wahrscheinlich im Keller die Brennertemperatur höher einstellen. Wenn Sie nicht wissen, wie das geht, würden Sie jemanden rufen, der das für Sie erledigt. Stellen Sie sich nun einmal einen Spaziergang an einem sehr kalten Wintertag vor und spüren Sie nach, was sich da an Ihren Händen, Fingern, Zehen und an Ihrem ganzen Körper verändert. Ihr Körper kann denjenigen, der sich mit der Heizung in Ihnen auskennt, bitten, dass dieser die Heizungsrohre instand setzt, die Thermostatventile aufdreht und den Brenner so reguliert, dass alle Räume warm werden.«[167]

---

166 Des Weiteren wurde über die Weitung von Blutgefäßen und die Fähigkeit des Körpers, den Blutdruck in unterschiedlichen Körperteilen unterschiedlich zu regulieren gesprochen. Das Anliegen ließ sich so zur vollen Zufriedenheit der Frau bearbeiten.

167 Ebenso kann mit einigen Klienten gut über Filter oder Ventile (vgl. Hammel 2006, 53) gesprochen werden, mit anderen, die unter Bluthochdruck leiden und sich offenbar überarbeiten, über Dampfkochtöpfe oder Dampfmaschinen (vgl. Hammel 2009a, 51) oder mit innerfamiliär traumatisierten Menschen über verfahrenstechnische Anlagen zur Trennung von Emulsionen (vgl. Hammel 2016a, 53).

Solche Metaphern lassen sich auch als therapeutisches Ritual während der Sitzung oder als Aufgabe für zuhause inszenieren, vgl. »Die Klinke ölen« in Abschnitt 8.7.1.

Der Bremszug

Mit einer Frau, die ihren Daumen wegen eines Karpaltunnelsyndroms kaum bewegen konnte, sprach ich über die betroffene Körperfunktion:

»Die Sehnen bewegen sich in einer Hülle, wie ein Fahrrad-Bremszug in seinem Schlauch. Stellen Sie sich vor, wie Sie den Bremszug aus dem Schlauch ziehen, ihn abschmirgeln, bis er glänzt, ihn ölen, die Hülle dehnen und weiten, bis sich der Zug geschmeidig in Ihnen bewegt. Strecken und beugen Sie den Daumen jetzt nochmal …«

Die Bewegung gelang der Frau mühelos. Auf meine Nachfrage einige Wochen danach und nochmals einige Jahre später erklärte sie, sie habe die Sache mit dem Bremszug in den Wochen nach unserem Treffen noch einige Male selbst durchgeführt. Das Problem sei dabei verschwunden und nicht mehr aufgetaucht.[168] Die Intervention habe ich mit mehreren Klienten durchgeführt, fast immer mit dem gleichen Ergebnis.

Tontechniker und Mischpult

Bei Klienten mit Tinnitus-Symptomen kann mit der Metapher eines Tontechnikers gearbeitet werden, der an seinem Pult die Musik einer Band abmischt. Er stellt die unterschiedlichen Mikrofone lauter, leiser oder auch ganz aus und kann die Bässe und Höhen, nach Frequenzabschnitten unterteilt, ganz unterschiedlich einstellen. Die Metapher kann auch für Menschen mit anderen Hörverarbeitungsproblemen sowie für jene eingesetzt werden, die Geräusche emotional belastend erleben (Hyperakusis, Schnarchhörer, Misophonie).

Der Versuch, den Tinnitus in seiner Gesamtlautstärke zu reduzieren, gestaltet sich oft schwierig. Bei vielen Klienten hat es sich gezeigt, dass unterschiedliche Teilgeräusche mit unterschiedlichen biografischen Belastungen assoziiert sind, die offenbar auf verschie-

168 Hammel et al. 2018, 55.

dene Weisen angesprochen werden wollen. Bewährt hat es sich daher, den Tinnitus in Teilgeräusche oder -frequenzen zu unterteilen und den Klienten ausprobieren zu lassen, welches Geräusch sich als erstes leise und still einstellen lässt, welches als zweites usw.

Bei einigen Klienten ist es günstig, die Geräusche zunächst etwas lauter und dann erst leiser zu stellen. Zum einen ist es für manche Menschen leichter, die Erwartung zu entwickeln, dass die Geräusche leiser werden können, nachdem sie erkannt haben, dass sie die Macht haben, sie lauter zu bekommen, zum anderen ist dieser Test für die therapeutische Anamnese wertvoll: Wenn ein Klient das Geräusch lauter, aber nicht leiser einstellen kann, weiß sein Inneres durchaus, wie es die Lautstärke reguliert, legt aber gewissermaßen ein Veto ein.

Auf die Frage, was sein Inneres dagegen haben könnte, dass der Ton weg ist, antwortete ein Klient: »Dann müsste ich mich mit Fragen beschäftigen, die meine Arbeit betreffen, und dann könnte ich nicht mehr arbeiten.« Einige Tage später verschwand sein Tinnitus, und die psychische Belastung durch seine Arbeit wurde so hoch, dass er sich krankschreiben ließ und eine Verrentung in Betracht zog. Er kam zu dem Ergebnis, dass seine Frau und er seit langem kaum mehr Zeit miteinander verbrachten und seine Ehe auf diese Weise wenig Perspektive habe. Sie beschlossen, ihre Beziehung bewusst zu pflegen und zusammen zu bleiben. Einige Wochen später wechselte er die Stelle. Der Tinnitus kam wieder, allerdings in geringerer Lautstärke und verbunden mit einer deutlich geringeren emotionalen Belastung.

8.1.3 Gleichgewicht

Viele Belastungen lassen sich so erklären, dass etwas aus dem Gleichgewicht gekommen ist.

Menschen mit Zwängen verfolgen einen Wert wie Hygiene, Sicherheit, Vermeidung von Gewalt, religiöser Unreinheit bzw. Sünde so rigoros, dass andere Werte wie Selbstschutz, Lebensfreude und Arbeitseffizienz vernachlässigt werden, die sich dann impulsiv Raum verschaffen.

Menschen mit Essstörungen und Suchttendenzen reduzieren womöglich ein Leiden (Einsamkeit, Trauer, Erniedrigung, etc.) unter Einsatz von Substanzen, Aktivitäten und Medien, die Schmerz betäuben und dabei unerwünschte Nebenwirkungen zeitigen.

Metaphern können dazu beitragen, in einem Wertegleichgewicht, statt in der Verwirklichung einzelner Werte auf Kosten anderer, zu leben. Klienten mit Zwangsgedanken oder Zwangshandlungen oder anderen, die unter Symptomen von Burnout und Erschöpfung leiden, erkläre ich etwa Folgendes:

Der Kampf auf den Barrikaden

Zwang kann nur erleben, wer starke Werte hat. Wenn Sie einen Wert zu hundert Prozent verwirklichen wollen, beispielsweise Aggressionsfreiheit, dann wird ein anderer Wert, wie Selbstschutz und Selbstrespekt, vernachlässigt werden. Dieser wiederum findet es nicht fair, wenn andere Sie ausnutzen, nur, weil Sie großzügig sind. Vielleicht findet er es auch bedenklich, dass Sie sich selbst ausnutzen, für andere, die es Ihnen nicht danken. Ihr Selbstschutz wird Krawall machen und auf die Barrikaden gehen. Je mehr nun die Wertepolizei versucht, diese Impulse zu unterdrücken und zu bekämpfen, desto mehr wird der Selbstschutz für Ihr Recht kämpfen, Raum zu haben, genauso gut behandelt zu werden wie andere und sich, wenn nötig, gegen Unrecht zu wehren. Und je mehr er sich wehrt, desto mehr versucht die Wertepolizei den Aufstand zu unterdrücken. Gar nicht so leicht zu sagen, wer Recht hat. Solche Kämpfe können lange dauern. Besser ist es, wir holen beide an den Tisch: Die Vertreter der Freundlichkeit und die von Selbstschutz und Selbstrespekt. Beide vertreten schließlich Werte! Bei einer Mediation würde man die guten Werte, berechtigten Bedürfnisse und positiven Absichten beider Seiten herausarbeiten und dann herausfinden, wie das Gute, was beide Seiten wollen, in Balance zueinander verwirklicht werden kann. Das ist kein bloßer »Kompromiss«: Es kann gut sein, dass die Werte beider Seiten hinterher ihre Aufgabe besser machen können als zuvor.[169]

169 Die Metapher kann auch bei Allergien und anderen Autoimmunerkrankungen eingesetzt werden. Das gleiche Erzählmuster findet sich in der Geschichte »Bürgerkrieg und Bürgerfrieden« in Hammel 2006, 54 f.

Füchse und Hasen

»Wer Zwang erlebt, ist gründlich und liebt die maximale Umsetzung bestimmter Werte. Sparsamkeit kann ein Wert sein, Großzügigkeit ebenso. Willenskraft ist ein Wert, Nachgiebigkeit auch. Wer allerdings maximal sparsam ist, kann nicht maximal großzügig sein; wer das Ganze im Blick hat, kann sich nicht auf das Wichtigste konzentrieren und umgekehrt! Was kann man da tun?

Sagen Sie der Gründlichen, Vollkommenheitsliebenden im Gehirn einen Gruß: Sie soll ihre Arbeit bitte weiter machen, jedoch, statt Werte zu maximieren, ab jetzt Werte optimieren. Das ist durchaus etwas Verschiedenes. Lassen Sie mich das erläutern.

Stellen Sie sich vor, Sie sind als Försterin für einen großen Wald zuständig und wollen, dass es diesem Wald gut geht. Wann geht es Ihrem Wald gut? Sie könnten sagen: ›Wenn möglichst viele Füchse da leben‹ – aber dann gibt es wenig Hasen, und danach wieder weniger Füchse. Sie können auch sagen: ›Wenn möglichst viele Hasen da sind‹ – aber dann fressen die alles kahl. Viele Wölfe – keine Rehe – Viele Rehe – keine jungen Bäume. Maxima anzustreben führt nicht zu einer guten Ökobalance.

Sagen Sie: ›Ich will von möglichst vielen Tier- und Pflanzenarten möglichst viele Einzelexemplare, also die Zahl der Spezies mal die durchschnittliche Zahl der Individuen pro Spezies groß haben‹, das ergibt einen gesunden Wald.

Werte optimieren heißt, dass Wert A mal Wert B mal Wert C mal Wert D ein hohes Ergebnis gibt, weil kein Wert maximal ist – und deswegen auch keiner minimal. Also relativ viel Großzügigkeit bei relativ viel Sparsamkeit, recht viel Willenskraft bei recht viel Nachgiebigkeit … Schönen Gruß an die bisherige Maximiererin in Ihnen – meinen Sie, sie ist bereit, für Sie zur allerbesten Gesamtwert-Optimiererin zu werden?«

8.1.4 Transfer

»Transfer« bedeutet, dass Information von einem Bereich in einen anderen übertragen wird. Oft kann auch von »Lernen am Beispiel« gesprochen werden. Information wird aber nicht nur zwischen Menschen weitergegeben. Sie wird auch nonverbal, auch zwischen Teilfunktionen des Körpers, zwischen Tieren, Pflanzen oder Mikroorganismen vermittelt und ausgewertet, innerhalb einer Art wie auch zwischen verschiedenen Arten. Information wird elektrisch, EDV-technisch oder quantenmechanisch weitergegeben, zwischen Kulturen und Organisationen ausgetauscht, von Generation zu Generation weitergereicht oder erstmalig erzeugt. In unserem Kontext geht es darum, Instanzen, die über bestimmte Ressourcen verfügen mit solchen, die diese Ressourcen benötigen in Verbindung zu bringen, um hilfreiche Information zu übertragen, ohne dass sie am bisherigen Ort verlorengeht.

Die Rechts-Links-Konferenz

Bei halbseitig oder einseitig auftretenden Körpersymptomen lässt sich eine Rechts-Links-Konferenz einberufen. Das Vorgehen ist mit dem der Intervention »Meister und Schüler (Utilisation früherer Erfolge)« in Abschnitt 8.2.2 vergleichbar. Diese Möglichkeit bietet sich etwa bei Verletzungen, halbseitigen Lähmungen und Funktionsausfällen (Schlaganfall, Multiple Sklerose), Nierenschwäche, Entzündungen an oder, wie in diesem Beispiel, bei Tinnitus:

»Wie macht Ihr ruhiges Ohr das, dass es Stille hört? Wenn die Leute aus Ihrem Körper eine Rechts-Links-Konferenz abhalten und sich da in Arbeitsgemeinschaften treffen, zeigen die vom einen Ohr denen vom anderen Ohr, wie sie das mit der Ruhe machen. Vielleicht bemerken sie, dass die Muskelspannung auf den Gesichtshälften und vielleicht sogar insgesamt auf den Körperseiten nicht ganz gleich ist, oder, dass sie zwar gleich ist, aber verschieden sein müsste, oder, dass der Hörcortex rechts im Gehirn anders funktioniert als der links und dass die beiden unterschiedlich eingestellt werden sollten, oder, dass sie bereits verschieden eingestellt sind aber viel besser gleich eingestellt sein sollten. Vielleicht bemerken sie, dass es auf der einen Seite eine kleine Schwerhörigkeit für bestimmte Frequenzen gibt, die auf der anderen Seite nicht da ist, und dass das Gehirn wegen dieser kleinen Schwerhörigkeit die geringe Lautstärke auf bestimmten Frequenzen anders aussteuern möchte, als auf der anderen. Was lernen die Leute von der einen Körperseite, wo noch etwas zu lernen ist, von denen auf der anderen, und wie vermitteln die Leute das denen gegenüber so, dass sie es annehmen?«[170]

Wechsel des Betriebssystems

Ein Student, der eine Psychose durchlebt hatte, erklärte mir, was ich Menschen wie ihm in Bezug auf ihre Restsymptomatik (ihren residualen Zustand) sagen solle: »Der Wechsel von Psychose zum Normalzustand ist wie der Wechsel zwischen zwei Betriebssystemen, also zum Beispiel Windows und Linux ... Es kann sein, dass unter dem neuen Betriebssystem noch nicht alle Programme und Funktionen störungsfrei laufen. Der Rechner soll die Festplatte durchscannen und die entsprechenden Teile, wie es nötig ist, ersetzen oder ergänzen.«[171]

8.2 Therapeutische Geschichten

Während wir all unsere Erinnerungen, Erwartungen und kreativen Deutungen der Welt unwillkürlich in Form von Nacht- und Tagträumen verarbeiten, konstruieren wir fortwährend Lebenserfahrungen als Geschichten.[172] Träume (also bildhafte Gedanken) könnte man als Muttersprache des Organismus auffassen, als urtümliche Art sich zu orientieren. Die verbale Sprache ist dann ein Codier- und Decodiersystem, um solche Träume als Geschichten mitteilbar zu machen, so dass der Hörer sie miterlebt.

Unsere Tag- und Nachtträume kann man – wie jede Art von erfundenen oder erlebten Geschichten – ihrer Struktur nach in unterschiedliche Typen einteilen. Unterscheiden lassen sich beispielhafte und metaphorische Träume sowie solche mit einem glücklichen, einem schlimmen und einem rätselhaften oder offenen Ende.

Wo sollen therapeutische Geschichten am ehesten anknüpfen und wo sollten sie hinführen? Das ist eine Frage von Pacing und Lea-

170 Vgl. Hammel 2017a,139.
171 Hammel 2017a, 93.
172 Die folgenden Passagen sind teilweise aus Hammel et al. 2020, 124 ff. entnommen.

	Beispiel (Anekdote, realistische Szene)	Metapher (Parabel, Szene mit übertragener Bedeutung)
Positives Lernmodell	Flirt-Traum Happy-End-Geschichte	Flug-Traum Leben wie ein Adler
Negatives Lernmodell	Streit-Traum Albtraum, Tragödie	Flucht-Traum Enden wie ein Opferlamm
Suchmodelle	Realistische Rätsel Sandkastenfreunde: Leben sie noch? Sind sie glücklich?	Metaphorische Rätsel: Du öffnest die Schatztruhe – Schau einmal: Was ist darin?

ding. Das Leben ist ein Auf und Ab. In Beratung kommen Menschen, die erlebt haben, dass es abwärts ging und fürchten, die Lage werde so bleiben oder sich verschlechtern. Für die Therapie geht es darum, innere Filme zu entwickeln, die beim Anfangserleben des Klienten anknüpfen und ihn in gangbaren Schritten zu einem besseren Erleben führen.

Hilfreiche innere Filme sind Geschichten, die …

- assoziativ bei seinem Belastungserleben anknüpfen, so dass er sie als relevant erlebt und
- ihn von seinen Erinnerungs- und Erwartungsgeschichten wegführen, so dass er, ohne in die bisherigen Schmerz- und Erstarrungszustände zu gehen, neue Arten des Umgangs mit seinen Herausforderungen findet.

Therapeut und Klient entwickeln Geschichten mit Analogie zum geschilderten Problemerleben. Diese führen aus einer Krise zu einer Lösung und bieten dabei reichlich Raum für Eigeninterpretation und Transfer. So wirken sie nicht belehrend oder moralisierend. Sie werden aus dem Gespräch heraus spontan entwickelt[173] oder von einer Stunde zur nächsten vorbereitet.[174]

173 Techniken zum spontanen Entwickeln von Geschichten finden sich in Hammel 2009a, 149 ff. u. ö.

174 Strukturen für den Aufbau solcher Geschichten s. ibid. 300 ff.

Protagonist der Geschichte kann der Klient selbst sein, der an früher gemeisterte Krisen erinnert wird, der Therapeut oder eine andere reale oder fiktive Person. Fiktive Personen werden realistisch oder in beliebiger Weise fantastisch ausgestaltet. Der Weg vom Problem zur Lösung ist »gefühlt plausibel«, das heißt, die Regeln des Genres werden eingehalten: In Märchen wird gezaubert, in Fabeln sprechen Tiere, in wissenschaftlichen und biographischen Berichten nicht.

Im Schaubild lässt sich die Situation so darstellen:

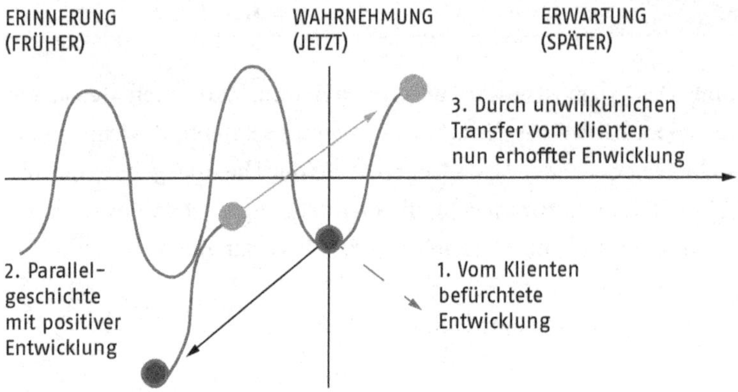

1. Ein Klient kommt mit seiner belastenden Lebensgeschichte an einem Tiefpunkt *(Bildmitte: dunkler Punkt im Auf und Ab des Lebens)* in die Beratung.
2. Der Therapeut bietet ihm eine Parallel-Geschichte an, die sich plausibel von einem Tiefpunkt *(dunkler Punkt im Bild unten links)* zu einem Hochpunkt *(heller Punkt nahe der Bildmitte)* entwickelt.
3. Indem der Klient bewusst dieser Geschichte folgt und sie annimmt, übernimmt er unwillkürlich deren positiven Verlauf für die Prognose seiner eigenen Geschichte *(heller Punkt im Bild oben rechts)*.

Um spontan – oder auch in aller Ruhe zwischen zwei Therapiestunden – eine Geschichte mit einer Handlung und einem stimmigen Ende zu entwickeln, genügt es, sich folgende sechs Sätze bzw. dickgedruckten Wörter in ihrer Abfolge zu merken. Mit dieser Dramaturgie lassen sich Fabeln, Anekdoten, eigene Lebensgeschichten und beliebige erfundene oder »wahre« Erzählungen als **positives Lernmodell** strukturieren:

1. Den **Protagonisten** (Tier, Kind, ein Bekannter, ich) und seine Welt vorstellen
2. Das **Problem** des Protagonisten darstellen
3. Misslingende **Lösungsversuche** benennen (am Ort oder auf einer Lösungsreise)
4. **Scheitern:** Frust, Ratlosigkeit, Traurigkeit zeigen (jedes Mal oder einmal kumulativ)!
5. Ein äußerer oder innerer Ratgeber ermöglicht **Idee**, Entdeckung, Heimkehr
6. Den **Erfolg** feiern.

Ein Beispiel hierfür ist »Doktor Dachs« in Abschnitt 2.3.4.

Soll das Ergebnis offenbleiben, um zum Weiterdenken anzuregen (**Suchmodell**), kann die Geschichte nach Punkt 5 in einer Frage oder rätselhaften Wendung münden, die eine innere Suche anstößt.

Möglich ist auch ein katastrophales Ende nach Punkt 4 (**negatives Lernmodell**). Therapeutisch sinnvoll ist das aber nur, wenn der Klient sich nicht am Scheitern sieht, wenn er ersichtlich genügend Ressourcen hat, um seine Situation zu meistern und wenn der Schluss nicht belehrend, herabwürdigend oder moralisierend wirkt. Das erfordert Fingerspitzengefühl und gelingt am ehesten, wenn die Geschichte wie eine humorvolle Herausforderung unter Freunden präsentiert wird oder wenn sie eher metaphorischen Charakter hat (vgl. die Geschichte »Barbarossa« in 8.2.3).[175]

Eine andere Erzählkategorie ist die Veränderung der Interpunktion vorgetragener Narrative, also das wertschätzende Umerzählen von Lebensgeschichten der Klienten, indem die Anfangs- und Endpunkte der Erzählabschnitte anders gesetzt werden.[176]

175 Ein weiteres Beispiel eines eher metaphorischen negativen Lernmodells ist »Der Stamm der Ahnungslosen« in Hammel 2011, 125. Konfrontative Beispielgeschichten, die in der Therapie nicht immer passen, sind: »Morgen« (Hammel 2006, 55 f.) und »Was Gott zusammengefügt hat«. (ibid., 67 f.)

176 Zur Veränderung der Interpunktion vgl. Watzlawick et al. 1974, 36, 169.

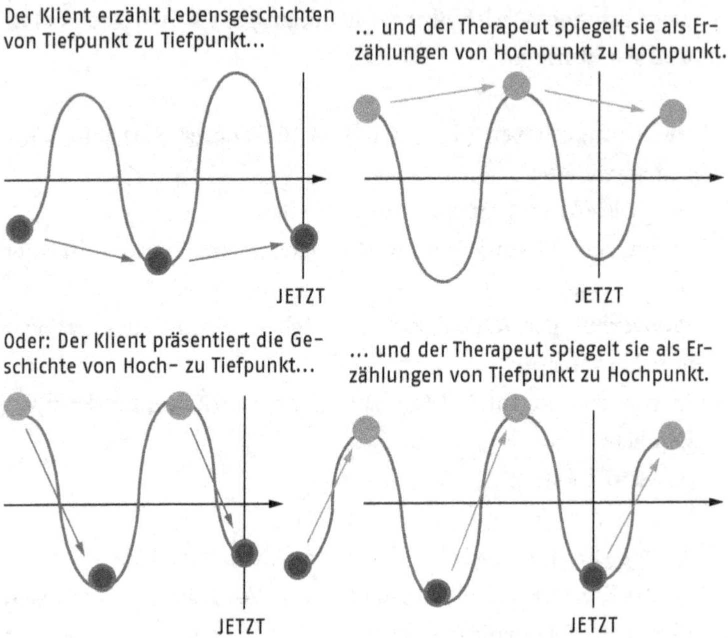

Betrachtet man die eingangs gezeigte Verlaufskurve, sind alle diese Interpunktionen absolut zulässig. Für das Wohlbefinden des Klienten dürften die rechts gezeigten Interpunktionsmöglichkeiten jedoch förderlicher sein als die auf der linken Seite.

8.2.1 Veränderte Interpunktion

Im Folgenden werden verschiedene Möglichkeiten gezeigt, die Interpunktion mit Bezug auf den zeitlichen Ablauf der Ereignisse zu verändern.

Viermal verraten (von Tief zu Hoch)

»Viermal hatte ich Krebs. Viermal hat mich mein Körper verraten!«, sagte die Frau zu mir. »Viermal sind Sie gesund geworden. Viermal hat Ihr Körper Sie geheilt.« »Das haben doch die Ärzte gemacht!« »Das hat Ihr Körper gemacht. Die Ärzte können nicht heilen. Sie können nur Ihren Körper dabei unterstützen, sich selbst zu heilen.« »Ja, meinen Sie? Sehen Sie das so?« »Ja, genau so!«

Das fast erstickte Kind (von Hoch zu Hoch)

»Vielleicht ist das Problem, dass ich meinen Sohn zu sehr verhätschele«, sagte die Frau, die vor mir saß. Neben ihr saßen ihr 20-jähriger Sohn, um den sie sich Sorgen machte, weil er so passiv sei, und ihr geschiedener Ehemann. »Das ist, weil er bei seiner Geburt fast gestorben war.« »Wie kam das?«, wollte ich wissen. »Als David gerade geboren war – ich lag noch im Wochenbett –, ging mein Mann mit ihm in den Klinikgarten und setzte sich auf eine Bank. Dann schlief er ein, aber so, dass er dem Baby die Luft abdrückte. Er war schon ganz blau. Ein Arzt, der zufällig vorbeilief, hat ihm das Kind aus den Armen gerissen und ihn auf die Säuglingsintensivstation gebracht.« Der Junge neben ihr, das Baby von damals, wirkte gesund und munter. Ich bat die Frau, mir die Geschichte weiter zu erzählen … und weiter und noch weiter. Am Anfang stockte ihre Stimme, aber als sie dahin kam, wie sie alle gesund zuhause waren, klang sie weich und flüssig. »Ich kann verstehen, dass für Sie die Geschichte bisher auf der Intensivstation geendet hat«, erklärte ich. »Wahrscheinlich sind Sie jedes Mal, wenn Sie die Geschichte erzählt haben, an dieser Stelle erstarrt, so wie damals, als Sie erfahren haben, was im Garten passiert ist. Aber das war nicht das Ende, sondern hier ist das wahre Ende dieser Geschichte. Ich möchte Sie bitten, sich diese Geschichte zuhause noch fünf Mal laut zu erzählen, jedes Mal bis zu diesem Punkt.«

Begegnung im Himmel (von Hoch zu Hoch trotz Katastrophe)

»Was aber, wenn das Kind gestorben wäre«, fragte mich eine Seminarteilnehmerin. »Dann gäbe es ja kein gutes Ende für die Geschichte!« »Wenn das Kind gestorben wäre, dann gibt es auf der Erde kein gutes Ende. Ich schaue also weiter: ›Wenn Sie sich vorstellen, es gibt einen Himmel, und dort ist Ihr Kind, und wenn Sie sich vorstellen, dass Sie Ihren Sohn dort besuchen – wie begrüßt er Sie? Wie schaut er Sie an?‹, würde ich die Frau dann fragen, und mir erzählen lassen, wie die Begrüßung im Himmel verläuft: ›Wenn Sie ihm sagen, was Sie bewegt: Trauer, Schuldgefühle, Vorwürfe an Ihren Mann … Was werden Sie ihm erzählen? Was antwortet er Ihnen darauf? Meint er das so? Klingt das stimmig? Wie geht es Ihnen damit?‹«

Die Toten sind gnädig, sagt meine Erfahrung. Was sie sagen, ist meistens weise und großzügig. Nach einer Zeit der Begegnung weise ich die Mutter darauf hin, dass dieser Reise viele folgen können und sie sich so noch oft begegnen können. Das Kind kann auch vom Himmel in den Therapieraum zu Besuch kommen. Die Wirkung ist dieselbe.

8.2.2 Geteilte Lebenserfahrung

Das aktuelle Problemerleben, das wir hoffen, in ein Ressourcen- und Lösungserleben zu transformieren, können wir mit Geschichten kommentieren, die auf die eigenen Lebensgeschichten des Klienten zurückgreifen. Wir können Geschichten wählen, die von kleineren Krisen zu großen Erfolgen führten oder solche, die von großen Krisen zu überraschenden Lösungen führten. Ein Beispiel für jede der beiden Varianten:

Meister und Schüler (Utilisation früherer Erfolge)

Einen Klienten mit Tinnitus befragte ich über seine Hobbys und Interessen:

»Treiben Sie Sport?« fragte ich einen jungen Mann. »Taekwondo.« »Welcher Gürtel?« »2. Dan.« Wäre der junge Mann Eisläufer, Formel-Eins-Fahrer oder Sportschütze gewesen, hätte ich ihn danach gefragt, und es wäre auf dasselbe hinausgelaufen. Ich sagte: »Hören Sie zu. Stellen Sie sich vor, Ihr linkes Ohr, das die Stille gut kennt, ist der Meister. Ihr rechtes Ohr, das den Tinnitus kennt, der Schüler. Was kann der Meister den Schüler lehren, und was möchte der Schüler von seinem Meister lernen?« »Konzentration.« »Gut. Hören Sie dem Meister eine Zeitlang zu, wie er den Schüler unterweist. Beobachten Sie den Schüler, wie er auf seinen Lehrer hört und seinen Anweisungen folgt.« Einige Minuten später wandte er sich zu mir: »Jetzt ist es still.«[177]

---

177 Nach Hammel 2009a, 84.

Not verleiht Flügel (Utilisation früherer Krisen)

Wir können auch an größere Krisen erinnern, die der Klient gemeistert hat. Gemäß der Regel, dass eine gewisse Transferleistung beim Klienten bleiben sollte, um nicht herablassend, belehrend oder moralisierend zu wirken, sind Beispiele fernab der Ausgangssituation des Klienten oft günstiger als naheliegende:

Vor einiger Zeit klagte die Tochter einer Kollegin, sie habe Gedächtnisschwierigkeiten. »Wenn ich zu einer Prüfungsfrage zehn Antworten wissen muss, fallen mir meistens nur fünf oder sechs ein.« »Bist du dir sicher«, fragte die Mutter, »dass es immer dieselben fünf oder sechs Antworten sind, oder könnten es auch jedes Mal verschiedene sein, die dir einfallen, so dass du insgesamt vielleicht tatsächlich alle Antworten weißt?« »Ich denke, es sind jedes Mal andere Antworten, die fehlen. Vielleicht weiß ich insgesamt alle. Aber was nützt mir das? Es fehlen ja trotzdem jedes Mal welche.« »Ich denke auch, dass du insgesamt alle Antworten weißt. Und darum werden dir in der Prüfung, wenn es darauf ankommt, auch alle einfallen. Jetzt, wo es noch nicht darauf ankommt, weiß dein Kopf, dass du nicht alle Antworten zu sagen brauchst, und sagt nur einen Teil. Aber in der Prüfung sagt er dir alle Antworten.« »Und woher weiß ich das?« »Erinnerst du dich daran, wie wir in Kolumbien waren und überfallen wurden? Damals bist du so schnell gerannt wie noch nie in deinem Leben. Und du hast hinterher gesagt: ›Ich wusste gar nicht, dass ich so schnell rennen kann‹. Du konntest da so schnell rennen, weil du es brauchtest. Vorher brauchtest du es nicht, und darum ging es nicht. Genauso ist das mit dem Gelernten und deiner Prüfung.« Die Tochter schien beruhigt und setzte ihre Vorbereitungen fort. Sie absolvierte die Prüfung und wusste alle Antworten.[178]

8.2.3 Vorbilder

Berühmte und weniger bekannte Menschen können mit ihren Lebenserfahrungen als Modelle für gelingende Lösungen herangezogen werden – oder auch als Modell dafür, wie es nicht laufen soll. Die

178 Hammel 2011, 118 f.

»Guggenheim«-Intervention ist ein positives Lernmodell, »Barbarossa« ein Beispiel für ein negatives Lernmodell. Das »Happy End« besteht hier darin, dass der Klient es anders macht als der Protagonist …

Meet me at the Guggenheim

Auf einem Künstlertreffen zeigte ein Fotograf Bilder einer Ausstellung, die er im berühmten Guggenheim-Museum präsentiert hatte.

»Wie hast du das gemacht, da eine Ausstellung zu bekommen?«, fragte ihn ein Freund.

»Ich habe im Jahr 2010 eine Bewerbung dorthin geschickt. Darauf haben sie nicht reagiert. Dann habe ich 2011 eine Bewerbung hingeschickt. Die haben sie abgelehnt. Dann habe ich 2012 eine Bewerbung hingeschickt. Die hat auch nichts gebracht. Dann habe ich mich 2013 beworben. Die haben sie auch nicht gewollt. Dann habe ich mich 2014 wieder beworben. Da haben sie ›ja‹ gesagt. Dranbleiben, das ist alles.«

Barbarossa

Diese Geschichte verwende ich besonders bei Menschen, die mutmaßlich aufgrund früherer Traumatisierungen unter körperlichen Verspannungen, Schmerzen, körperlicher Rigidität, Hyposensitivität, Emotionsarmut und diversen dissoziativen Phänomen leiden. Das Vorgehen beruht auf dem therapeutischen Prinzip, erstarrte Emotionen spürbar werden zu lassen, ohne, dass sie überhand nehmen (Wirkfaktor 6 in Abschnitt 2.1.1). Es lohnt sich, die Geschichte pantomimisch auszugestalten, um sie noch stärker wahrnehmbar zu machen. Auch eine Intervention ähnlich dem Heilritual »Symptome aus dem Körper ziehen« (9.7.4) kann daraus gestaltet werden.

»Vor langer Zeit kam der Kaiser Barbarossa von einem Kreuzzug zurück. Der Krieg war längst vorbei, aber vorsichtshalber behielt er auf seinem langen Heimweg die Rüstung noch an. Man weiß ja nie. Einmal mussten sie einen Fluss durchqueren. Sie fanden eine flache Stelle, an der die Pferde das Wasser durchqueren konnten. In der

Mitte des Flusses geschah es, dass Barbarossas Pferd ausglitt. Der Kaiser stürzte, und da seine Rüstung so schwer war, ertrank er. Das Land fiel in tiefe Trauer, und noch heute erzählen manche, er sei nicht ertrunken, sondern halte sich nur versteckt.

Wenn der Krieg vorbei ist, ist es gut, die Rüstung auszuziehen: zuerst den Helm mit dem Visier. Sie legen ihn vor sich und schauen sich an, wie er aussieht ... Dann den Brustpanzer. Schauen Sie ihn sich an ... den Rückenpanzer. Schauen Sie ... Die Oberarmstücke rechts und links ... die Unterarmstücke ... die Handpanzer mit den feinen Scharnieren ... die Oberschenkelstücke ... die Unterschenkelstücke ... die Fußpanzer ... fehlt noch etwas? Aber ja! Als nächstes kommt das Kettenhemd ... wo legen Sie das hin? ... und dann das lederne Wams unter dem Kettenhemd ... legen Sie das neben das Kettenhemd oder sollen wir es hier über den Stuhl hängen? ... War das jetzt alles oder gibt es noch etwas, was Sie ablegen können? ... Dann bitten Sie den Waffenknecht, das alles zu nehmen und ins Arsenal zu bringen. Und dann den Kammerdiener, der Ihre kaiserlichen Gewänder bringt. Möchten Sie sie selbst anziehen oder möchten Sie von ihm bekleidet werden?«

Wir können auch eigene Erlebnisse wählen, wenn wir darauf achten, dass nicht der Eindruck entsteht, dass wir damit das Anliegen des Klienten beiseiteschieben oder uns auf dessen Kosten profilieren. Günstig ist es, dabei zu zeigen, dass wir ahnen, was der Klient erleidet und nicht, wie gut es dem Therapeuten mit der gelösten Situation geht.

Ihr schafft das!

Am 19. Juni 1974 schrieb die Klassenlehrerin die Zeugnisse. In mein Zeugnis schrieb sie: »Stefans Leistungen sind durchweg befriedigend. Er könnte aber viel bessere Leistungen zeigen, wenn er nicht unter einer starken Verhaltensstörung leiden würde. Er ist völlig unkonzentriert und verkrampft, traut sich nichts zu und wirkt oft verängstigt. Seine Arbeitsweise muss ordentlicher werden.«

Am 16. Juni 2008 sprach ich mit acht Kindern in einer psychiatrischen Tagesklinik: »Als ich so alt war wie ihr, hatte ich kaum Freunde. Andere Kinder haben mich gequält und ausgelacht. Die Lehrerin hat auch geschrieben: ›Er scheitert an seinem Arbeitstempo und an seinen Verhaltensstörungen.‹ Sie hat sich geirrt. Aus mir ist etwas geworden. Ihr schafft das auch.«[179]

Eigene Erlebnisse kann der Therapeut auch in der dritten Person ansprechen. (Erickson verwendete hier das Pseudonym »my friend John«.) Entsprechend können Erlebnisse von anderen Klienten, Freunden und Familienmitgliedern genutzt werden, wenn man darauf achtet, dass die erwähnten Personen nicht identifiziert werden können.

8.2.4 Märchen, Fabeln, Fantasiegeschichten

Für die Entwicklung von Fantasiegeschichten hat sich die Sechs-Schritte-Regel bewährt. Wichtig für die Dramaturgie ist es, deutlich werden zu lassen, dass das Problem nicht trivial und die Entwicklung einer Lösung anspruchsvoll, aber möglich ist. Die Fabel von »Doktor Dachs« kann eingesetzt werden, um bei Kindern Behandlungsängste (z. B. Spritzenphobie) zu reduzieren oder um eine mentale (wachhypnotische) Anästhesie einzuleiten. Nebenbei kann sie beispielhaft das Sechs-Schritte-Schema klassischer therapeutischer Geschichten veranschaulichen.

Doktor Dachs

1. **Den Protagonisten vorstellen:** Der Fuchs hatte sich einen Stachel zugezogen.
2. **Das Problem beschreiben:** Tief steckte der in seiner Pfote, und wenn der Fuchs versuchte aufzutreten, dann tat das furchtbar weh.
3. **Lösungsversuche benennen:** Schon bald lief der Fuchs nur noch auf drei Pfoten. Die vierte hielt er in der Luft, und tatsächlich tat sie so auch nur ganz wenig weh. Praktisch war das natürlich nicht, und Hasen konnte er so auch nicht jagen.
   Die anderen Tiere schüttelten den Kopf und sagten: »Geh zum Dachs, vielleicht kann der dir helfen.« Der Dachs war so etwas wie

179 Nach Hammel 2009a, 213, mit Originalzitaten aus Zeugnissen der ersten und zweiten Klasse.

der Arzt der anderen Tiere. Er wusste, was zu tun war, wenn eines krank war oder sich eine Verletzung zugezogen hatte. Der Dachs schaute sich die Pfote des Fuchses genau an und sagte: »Da ist ein Stachel drin. Es hilft nichts, der muss raus.« Sobald aber der Dachs begann, an dem Stachel zu ziehen, zog der Fuchs die Pfote weg und schrie ganz fürchterlich, denn jetzt begann es erst richtig weh zu tun. »Du tust mir weh!«, sagte der Fuchs. »Ich muss daran ziehen, damit der Stachel rauskommt«, sagte der Dachs. »Das kann ganz kurz mal weh tun.«

4. **Das Scheitern zeigen:** Die beiden wurden sich nicht einig, und so humpelte der Fuchs noch einige Tage auf drei Beinen durch den Wald und wurde immer hungriger.
5. **Eine neue Idee präsentieren:** »Hast du keine andere Idee, wie man das machen kann?«, fragte er den Dachs, als er ihn wiedersah. »Komm mit!«, sagte der, und gemeinsam gingen sie zum Fluss »Halte deine Pfote da hinein. Das Wasser ist so kalt, dass es deine Pfote betäubt. Der Fuchs streckte seine Pfote ins Wasser. »Uuh! Ist das kalt!« Das war schon sehr unangenehm, aber der Dachs hatte Recht. Nach einer Weile konnte er seine Pfote fast nicht mehr spüren. »Was machst du eigentlich heute Abend?« fragte der Dachs. Der Fuchs überlegte.
6. **Den Erfolg feiern:** Währenddessen nahm der Dachs die Pfote, zog an dem Stachel, und: Draußen war er![180]

8.3 Therapeutische Landkarten und Landschaften

Therapeutische Situationen als Landkarten oder Landschaften darzustellen, kann wirkungsvoll dazu beitragen, Klienten oder Kliententsysteme aus einer Problemtrance herauszuführen. Einige Möglichkeiten werden in diesem Abschnitt vorgestellt.

180 Hammel et al. 2018, 91 f. Ähnlich aufgebaut sind »Gregor der Drache« in Hammel 2009a, 209 f.; »Vom Aussterben der Drachentöter« in Hammel et al. 2021, 102 f.; »Der Tanz der Einhörner« in Hammel 2016b, 45 ff.

8.3.1 Die Insel der Liebe

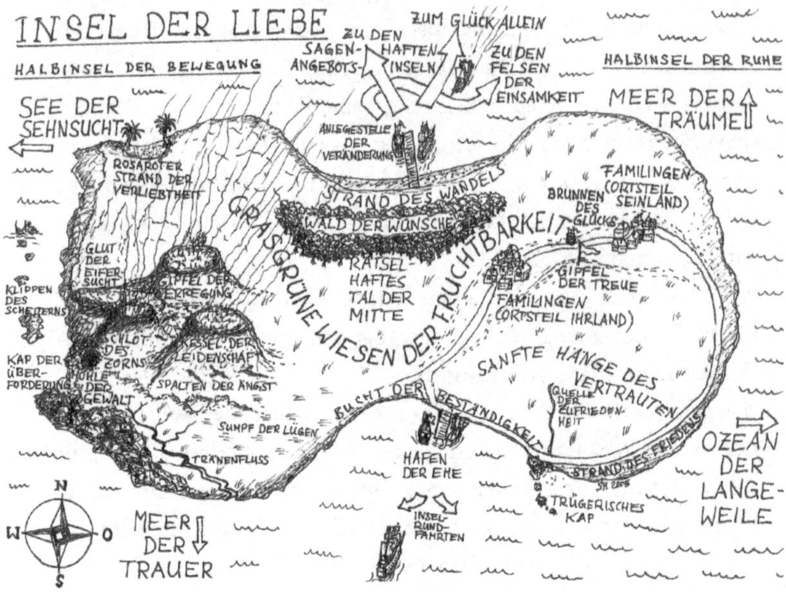

Die Karte der »Insel der Liebe« geeignet, um aus Konfliktgesprächen mit Paaren das Erbitterte und die Härte herauszunehmen und auf einer anderen Ebene ins Gespräch zu kommen: »Ich merke, dass Sie Ihre Konflikte manchmal sehr intensiv ausleben. Wenn Sie sich einmal diese Karte anschauen …« Sofort sind die Partner vom Problem-Gespräch abgelenkt und auf etwas Kreatives fokussiert.

Der Therapeut kann mit zirkulären Fragen fortfahren: »Wenn ich Ihren Mann fragen würde, wo er auf dieser Insel in der letzten Zeit (als es so schwierig war) oft war, was – denken Sie – würde er antworten?« Die Klientin sagt vielleicht: »An den Klippen des Scheiterns«. Der Therapeut kann sich an den Mann wenden: »Und wenn ich Ihre Frau fragen würde, wo sie in dieser Zeit oft war, was – denken Sie – würde sie sagten?« Der Klient sagt vielleicht: »Am Tränenfluss.«

Der Therapeut kann beide Orte mit Spielfiguren unterschiedlicher Farben markieren.

Dann wendet er sich nacheinander an den Mann und die Frau: »Wenn ich Sie direkt gefragt hätte, was hätten Sie gesagt?« Er markiert ihre Antworten. Liegen die Orte der gegenseitigen Einschätzung jeweils nahe an den Orten der Selbsteinschätzung, kann der Therapeut sagen: »Sie kennen einander gut und wissen, wie es dem anderen geht – eine gute Voraussetzung für unsere Arbeit.« Liegen sie weit auseinander, kann er sagen: »Ihre jeweilige Selbsteinschätzung und Ihre gegenseitige Einschätzung sind recht unterschiedlich. Kein Wunder, dass Sie sich missverstehen. Wir tun jetzt etwas dafür, dass Ihre Einschätzungen von sich selbst und voneinander zur Deckung kommen und diese Missverständnisse unnötig werden.«

Als nächstes kann er jeden der beiden fragen: »Wo auf der Insel möchten Sie sich gern aufhalten, wenn es Ihnen besser geht?« Die Partner teilen jeweils einen Lieblingsort mit und der Therapeut markiert die Orte mit Spielfiguren. »So gesehen müssten Sie sich von hier nach da bewegen.« Der Therapeut deutet von den Orten auf der Insel, wo sich die Klienten bisher viel aufgehalten haben, hinüber zu den Orten, wo sie hinmöchten. Er kann fragen: »Was meinen Sie: Sollte Ihr Mann Sie da, wo Sie bisher sind, abholen oder kommen Sie ihm entgegen? Treffen Sie sich in der Mitte zwischen Ihren bisherigen Standorten oder ein Stück davon entfernt in Richtung des Ziels? Wäre es leichter, wenn Ihre Frau Ihnen entgegenkäme oder wenn sie erlaubte, dass Sie dahin kämen, wo sie bisher ist?« Dabei hält der Therapeut die Aufmerksamkeit der Partner auf der Karte und vermeidet eher Diskussionen über das »wirkliche Leben«: Der Therapeut kann fortfahren: »Sie haben unterschiedliche Zielorte … gehen Sie erst miteinander zum Zielort Ihrer Frau und dann zu dem Ihren oder machen Sie es umgekehrt? Gehen Sie manchmal einzeln und manchmal zu zweit dorthin oder gehen Sie alle Wege gemeinsam? Verabreden Sie sich zwischen Ihrem Zielort und dem Ihres Mannes oder mal am einen, mal am anderen Ort? Gehen Sie erst zu seinem Platz und bleiben anschließend länger an Ihrem, machen Sie es umgekehrt oder ganz anders?«

Nur selten kommt ein Paar nach dieser Art des Gesprächs auf den vorigen Diskussionsstil zurück. Die Erfahrung ist vielmehr: Nach einer Weile redet das Paar selbst dann, wenn es von seinem »realen Leben« spricht, über Lösungen und Ressourcen und äußert Vertrauen und den Wunsch nach gegenseitiger Unterstützung.

Wird eine solche Intervention (8.3.1 oder 8.3.2) im Videoformat durchgeführt, stellt der Therapeut ein Foto oder Powerpoint der Karte über die Funktion »Bildschirm teilen« zur Verfügung oder richtet seine Kamera auf die Karte bzw. das Flipchart in seinem Raum.

8.3.2 Inselkarten selbst erstellen

Natürlich können solche Inselkarten für Paare oder einzelne auch selbst erstellt werden. Günstig ist es, die Klienten zu fragen: »Wenn sie ihre Situation als Inselkarte darstellen würden, welche Landschaftselemente würden dazugehören?« Wenn die Therapeutin einige Beispiele nennt, geht die Sammlung schnell voran: Gibt es da beispielweise die »Wiesen des Glücks«, die »Nebelfelder der Unwissenheit«, den »Leuchtturm der Weisheit«, »den Sumpf der Unklarheit«?

Die Therapeutin erstellt zunächst mit den Klienten eine Liste mit ein bis zwei Dutzend solcher Landschaftsbegriffe.

Dann zeichnet sie oder der Klient die Umrisse der Insel ein, um anschließend mit einfachen Symbolen die Landschaftselemente einzutragen und die entsprechenden Begriffe dazuzuschreiben. Der Klient entscheidet, wo diese Orte sich befinden. Falls er diesbezüglich sehr unentschlossen ist (wie das im Kontext depressiver Belastungen zu erwarten ist), kann die Therapeutin Orte vorschlagen und einzeichnen und dabei beispielsweise eine »Halbinsel der Veränderung (Bewegung)« und eine »Halbinsel der Beständigkeit (Ruhe)« unterscheiden.

Nun kann mit dem Klienten überlegt werden, welche Veränderungen nötig sind: Werden Verkehrsverbindungen gebraucht, Telefonleitungen, eine Schiffsverbindung für die Außenkontakte, ein Renaturierungsprogramm, ein Tourismusprojekt …?

Wenn dies verwirklicht wird, wie verändert das die Inselkarte? Die Therapeutin oder der Klient vermerkt das mit Symbolen und Bezeichnungen auf der Karte.

Die Therapeutin kann fragen:

Wie verändert sich das Leben der Menschen dort, wenn sich die Insel so verändert?

Wie wirkt das auf ihre Beziehungen, auf ihr Selbstbewusstsein, auf ihr Verhalten?

Und schon sind wir bei systemischen Fragen:

Was verändert sich für den Klienten, wenn er mit diesem Bild und dieser Physiologie auf sein Leben schaut? Einmal angenommen, dass er sich in den nächsten Wochen so erlebt und verhält, wie es zu diesem Lebensgefühl passt, was verändert sich dann?

Die Guano-Insel (Kindertherapie)

Ein siebenjähriger Junge kam in Therapie, weil er des Öfteren »in die Hose machte«. Etwas leichtfertig, so berichtete seine Mutter, würde er immer sagen, es sei ihm halt passiert, er wisse nicht warum. Mir gegenüber wirkte der Junge verschämt; das Thema war ihm sichtlich unangenehm. Ich erzählte dem Jungen und seiner Mutter von den »Guano-Inseln«, auf denen sich seit Jahrmillionen Möwen, nachdem sie ihre Fische verspeist haben, ausruhen. Ob er sich vorstellen könne, wie es dort aussehe? Meterhoch seien die Inseln mit Möwenkacke bedeckt. Ein findiger Geschäftsmann habe herausgefunden, dass diese Kacke der beste Dünger der Welt ist. Dann hat er Bagger dort hingebracht, die den Guano abtragen und auf Lastwagen schütten. Die kippen die Kacke in Container und ein Kran hebt die Container auf ein Schiff. Wenn das Schiff voll ist, bringt es die Kacke zu den Menschen in Europa, die viel Geld dafür bezahlen. Im Hafen dieser Guano-Insel gibt es eine Uhr, damit die Baggerfahrer wissen, wieviel Zeit sie haben, einen Lastwagen zu füllen, bevor der nächste Laster kommt, und damit die Lasterfahrer wissen, wieviel Zeit sie haben, um die Kacke zum Container zu bringen, und damit die Kapitäne wissen, wann sie den Platz freimachen müssen für das nächste ankommende Schiff. Bald sei die ganze Insel kackefrei, dann könnten sie die Bagger und Laster zur nächsten Insel bringen und dort weitermachen. Ziel sei es, auf der gut gedüngten Insel einen Park anzulegen und Häuser zu bauen, wo die Menschen wohnen können. Damit das bald gelingt, verjagen sie die Möwen mit Hubschraubern, damit die dort kacken, wo es nicht stört und nicht da, wo Menschen wohnen wollen. Die Mutter bat ich, mit dem Jungen eine Karte der Insel zu zeichnen, auf der zu sehen sei, wie weit die Baggerarbeiten schon fortgeschritten sind. Wenn es einen Rückfall geben sollte, sollten sie darüber reden, was gerade auf der Insel passiert ist. Vor allem aber sollten sie die Fortschritte der nächsten Zeit regelmäßig auf der Insel einzeichnen …[181]

Die Danielinsel (Jugendlichentherapie)

»Wenn dein Leben eine Insel wäre, was müsste man auf die Landkarte von so einer Insel draufmalen?« fragte ich Daniel, einen autistisch diagnostizierten Jungen.

»Wut. Hass. Zerstörung.«

»Auch Angst? Einsamkeit?«

»Kann sein.«

»Was noch?«

»Der Schulkram. Nervige Lehrer. Abivorbereitungen.«

So ging es eine Weile weiter.

»Dann können wir einen Vulkan auf die Insel malen, mit drei Kratern: Den Wutkrater, den Hasskrater und den Zerstörungkrater. Passt das?«

»Passt.«

Ich zeichnete erst die Vulkane ein, und dann weitere Landschaftselemente:

»Daneben vielleicht die Spalten der Angst und die Grotte der Einsamkeit?«

»Passt auch.«

»Die Schulwüste?«

»Das ist eher eine Mondlandschaft.«

»Also: ›Die Mondlandschaft des Schulkrams‹«.

»Yep.«

»Gibt es da ein Lehrerdorf oder haben die Lehrer eine eigene Insel?«

»Lieber eine eigene Insel.«

»Also die ›Lehrerinsel‹. Dann bräuchten wir noch eine ›Schülerinsel‹ für die anderen Schüler. Und eine Elterninsel?«

»Ja, wahrscheinlich.«

181 Eine andere Therapiesitzung, in der die Guano-Insel als Intervention bei einem einkotenden Kind zum Einsatz kam, findet sich in Hammel 2014a, 166 ff.

»Eine Andere-Leute-Insel?«

»Okay.«

»Manchmal muss man ja mit den anderen Leuten in Kontakt sein. Was wäre da gut? Ein Hafen mit Fährverbindungen zu den anderen Inseln? Ein U-Boot-Hafen? Eine Brücke? Ein Helikopterflugplatz?«

»Wahrscheinlich alles ganz gut. Das mit der Brücke ist vielleicht ein bisschen schwierig …«

»Also ein Schiffshafen, ein U-Boothafen und ein Helikopterlandeplatz. Jeweils auf jeder Insel. Wie ist es mit Straßen? Die bräuchten Sie auf Ihrer Insel sicher, um die verschiedenen Teile der Insel zu verbinden.«

»Da könnten wir eine von rechts nach links machen und eine von oben nach unten und eine Kreuzung in der Mitte.«

»Und ein Haus zum Wohnen an die Kreuzung? Oder eins an jedes Straßenende?«

»Ja, eins in der Mitte und eins an jedem Ende. Dann kann man auswählen …«

»Was ist mit Telefonverbindung? Handy oder Festnetz?«

»Handy ist praktischer.«

»Ja, dann kannst du auch mit den anderen Inseln telefonieren. Also brauchen wir einen Sende- und Empfangsmast auf deiner Insel und einen auf jeder anderen …«[182]

Die Familieninsel (Familientherapie):

Im Rahmen einer Familientherapie kann die Therapeutin mit den Anwesenden eine Familieninsel malen. Zunächst zeichnet sie auf einem großen Blatt Papier die Umrisse einer solchen Insel, dann sammelt sie Namen von markanten Orten. Entweder kann sie in Absprache mit allen Beteiligten die Orte einzeichnen oder diejenigen, die einen Vorschlag eingebracht haben, können dies tun.

Vorschläge für Ortsnamen, die ein Familienmitglied abwerten können, werden angepasst, indem eine Terminologie gefunden wird, der alle zustimmen können (Reframing). Dazu kann es hilfreich sein,

182 Zur Ausgangssituation und zum therapeutischen Vorgehen vgl. Hammel 2009a, 162 ff.

auf die gute Intention oder das Bedürfnis (Selbstschutz, Zugehörigkeit) hinter einem unerwünschten Verhalten zu sehen.

Die Therapeutin kann die Familienmitglieder raten lassen, wo sich die jeweils anderen zu einer Zeit (im Moment, zum Zeitpunkt eines Konflikts, meistens) verorten würden:

»Was denkst du, was dein Vater sagen würde, wenn ich ihn frage, wo er zu dieser Zeit war?« (zirkuläres Fragen) – und anschließend die betroffene Person antworten lassen.

Die Mitglieder können einzeln gefragt werden, wo sie gerne öfter bzw. seltener sein möchten, wann sie Wege gemeinsam bzw. getrennt gehen möchten, wie sie sich gut begegnen oder freundlich aus dem Weg gehen können. Das Gesagte kann durch Straßen, Tunnel, Telefonleitungen und andere Infrastrukturelemente veranschaulicht werden. Liegt die Inselkarte auf dem Boden oder auf einem Tisch, können die Positionen der Mitglieder mit verschiedenfarbigen Spielfiguren markiert werden. Wird ein Flipchart verwendet, werden ablösbare Klebezettel eingesetzt.

Gewalterfahrungen oder andere Belastungsereignisse können als Vulkanausbrüche, Stürme, Flutkatastrophen oder Erdbeben beschrieben werden. Auf der Landkarte können entstandene Schäden markiert und beschrieben werden. Besprochen werden kann, ähnlich wie bei der unten folgenden Bergdorf-Intervention, welche Aufräum- und Renovierungsarbeiten nötig sind und wie die Aufgaben unter den Aufräumarbeitern verteilt werden sollen, damit die Arbeit gut gelingt. Ratsam ist es, immer »im Bild« (also in der Metaphernsprache) zu bleiben, um unwillkürlich Lösungen zu finden, ohne den Umweg von Anschuldigung und Rechtfertigung zu nehmen.

Im Weiteren kann überlegt werden, was zur Entwicklung der Insel (wirtschaftlich, touristisch, mit Blick auf Lebensqualität) nötig oder wünschenswert wäre.

8.3.3 Das Bergdorf

Die Geschichte von der Renovierung eines Bergdorfs, das von einer Mure beschädigt wurde, setze ich unter anderem bei Klienten mit depressiven Symptomen, traumatisch bedingten Ängsten und plötzlichen schweren Erkrankungen sowie in der Paartherapie ein, um einen neuen Umgang mit belastenden Erinnerungen, mit Trauerphänomenen, Selbstvorwürfen, Misstrauen, Groll, den Mühen der Selbstregeneration und der Furcht vor einer wiederkehrenden Katastrophe zu ermöglichen.

»Stell dir vor, ein Dorf in den Bergen, an einem Bach zwischen grünen Wiesen, umgeben von schneebedeckten Gipfeln. Manchmal gibt es dort ein Problem, das die Älpler Mure nennen: Während der Schneeschmelze oder wenn es viel regnet, wird so ein Bach zu einem reißenden Strom, der Schlamm, Steine, Felsen und Baumstämme mit sich reißt und so ein Dorf schwer beschädigen kann. Die Bewohner können sich retten, sie haben ein paar Stunden, um ihre wichtigsten Habseligkeiten zu sammeln und sich in Sicherheit zu bringen, aber das Dorf ist schwer in Mitleidenschaft gezogen. Wenn das Wasser abgelaufen ist, sehen sich die Dorfbewohner den Schaden an. Dann versammeln sie sich und beraten, was zu tun ist. Und ich stelle mir vor …«

Die Struktur dieser Renovierungsgeschichte lässt sich, wie folgt, skizzieren:

0. Katastrophe
- a) Sich retten
- b) Zurückkehren
- c) Sichten

1. Freiräumen
- a) Mit Baggern, Lastwagen, Schubkarren, Schaufeln, Kränen
- b) Mit Wasserschläuchen, Dampfstrahlern
- c) Besuch des Statikers

2. Handwerker
- a) Maurer, Zimmerleute, Dachdecker, Fensterbauer
- b) Elektriker, Gas-Wasser-Installateure
- c) Kanalreiniger, Straßenbauer, Brückenbauer
- d) Maler, Landschaftsgärtner
- e) Was noch?

3. Gedenken
- a) Hochwassermarke, Bronzetafel, Stein, Skulptur, Brunnen, Baum?

b) Dorfplatz, Seitenstraße, Friedhof, am Bach, im Museum, außerhalb?
c) Einweihung mit Pfarrer, Bürgermeisterin, Alphornbläser?
d) Kranzniederlegung am Jahrestag? Kerzen aufstellen wer will?
e) Nichts davon?
f) Zwei Denkmäler? (Manchmal nützlich in Paarberatung, Familientherapie)

4. Prävention

a) Bach tiefer und breiter?
b) Hochwassermauer, Sandsäcke?
c) Überflutungszone auf den Wiesen oberhalb? Staudamm?
d) Umleitungskanal? Oberirdisch, unter der Wiese, im Tunnel in ein anderes Tal?
e) Büsche am Bach bis zur Quelle als Erosionsschutz? Oder Stahlnetze?
f) Taucher, die in den Quellhöhlen loses Material suchen? Befestigen? Sprengen?

5. Dorffest

a) Schuhplattler, Jodelgruppe? Neuere Musik? Tanz?
b) Darbietungen von Vereinen, Schulklassen, Theater?
c) Kaffee, Kuchen? Freibier?
d) Lampions, Dekoration?
e) Was noch?

Zeitachse / Film / ab jetzt

Transformation des Dorfes
- von beschädigt zu heil,
- von gefährdet zu sicher,
- von unglücklich zu glücklich

Raumachse / Fluss / bisher:

Vorgeschichte des Dorfes – eine Katastrophe mit Ansage. Jetzt aber: Hochwasserschutz als Heilung der Erwartung, Erosionsschutz als Heilung der
- filmischen Erinnerung
- Körpererinnerungen (erlernte Reflexe, Triggerreaktionen)

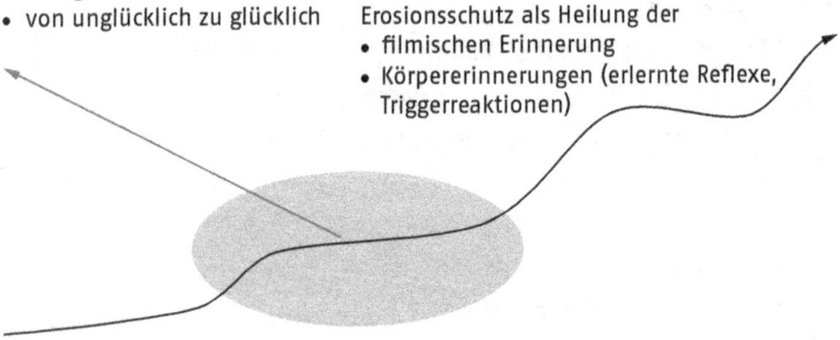

8.3.4 Idiomatische Landschaften

Sprichwörter und Redensarten sind reich an Bildern von Problem-Landschaften.

Oft führen Klienten unbewusst solche Landschaften ins Gespräch ein:

»Ich versinke in Arbeit …«

»Mein Mann verschanzt sich in seinem Elfenbeinturm.«

»Ich sitze auf dem Trockenen.«

Die meisten dieser Idiome zeigen Szenen, in denen ein Mensch einer Situation hilflos ausgeliefert ist, in der er Schaden leidet. Darin sind skizzenhaft Elemente einer Landschaft enthalten, in der dieses Leiden sich vollzieht. Die Bilder, die beim Gebrauch solcher Idiome entstehen, wirken unmittelbar auf die Traumwelt der Klienten zurück, der sie entsprungen sind. Bilder der Hilflosigkeit können mitsamt der Landschaft, in die sie eingebettet sind, in Bilder des Gestaltens transformiert werden.

Idiomatisch beschriebene Situationen und Landschaften lassen sich auf drei Arten neu gestalten, nach Regel-, Ausnahme- und Trickfilmlogik.

Regellogik bedeutet, dass wir für ein Reframing die Zusammenhänge berücksichtigen, die regelhaft die Situation und Landschaft verändern.

Ausnahmelogik bedeutet, dass wir schildern, auf welche ungewöhnliche Art das ausnahmsweise geschehen kann.

Trickfilmlogik bedeutet, dass wir darstellen, wie das in der Fantasie geschehen kann, wenn wir uns um die Regeln der alltäglichen Logik nicht kümmern.

Sagt der Klient: »Ich sitze auf dem Trockenen« und wir fragen ihn: »Einmal ganz bildhaft-wörtlich genommen, was sehen Sie vor Ihrem inneren Auge?«, wird er vielleicht erwidern: »Ich sitze in einer Wüste.«

Nach **Regellogik** können wir antworten: »In einem Wüstengebiet im Nahen Osten hat man Bewässerungssysteme installiert, mit denen man landwirtschaftliche Flächen immer weiter in die Wüste hinein ausdehnt. Ganz ähnlich das Aufforstungsprogramm am Rand der Sahel-Zone: Stellen Sie sich einmal vor, wie Sie Brunnen bohren,

Rohre und Schläuche verlegen, Schatten spendende Netze aufhängen, den Boden bearbeiten und bewässern. Wie verändert sich die Landschaft?«

Nach **Ausnahmelogik** können wir sagen: »In der arabischen Wüste haben sie einmal eine 1000-Meter-Tiefbohrung gemacht, um Öl zu finden. Öl haben sie keins gefunden; stattdessen kam ihnen ein Geysir von Wasser entgegen. Sie haben dann eine Oase kultiviert mit einer Parklandschaft und angrenzenden landwirtschaftlichen Flächen. Wenn Sie sich diese Bohrung in Ihrer Trockenzone vorstellen, was sehen Sie da?«

Nach **Trickfilmlogik** können wir sagen: »Natürlich sitzen Sie nicht in der Wüste, sondern in diesem Zimmer mit einem Fenster, einem Fußboden und einem Sessel. Genau genommen sind nicht Sie in der Wüste, sondern die Wüste ist ein Trickfilm in Ihrem Kopf. Bitten Sie doch Ihren inneren Regisseur, dass er Ihnen die Wüste in eine schöne Landschaft umwandelt, die Ihnen guttut. Was sehen Sie da?«[183]

Die Ergebnisse solcher Interventionen sind oft sehr beeindruckend: Die Bilder wirken nun befreiend statt lähmend. Die gesamte Physiologie des Klienten ist eine andere. Seine Emotionen und Körperreaktionen sind wie ausgetauscht, passend zum neuen Bild und konträr zu denen des Ausgangsbildes. Dieser Effekt bleibt selbst dann erhalten, wenn der Klient nochmals auf sein Ausgangsthema (das »Problem«) angesprochen wird, vorausgesetzt, die neue Erfahrung wird bei der Nachfrage als vorrangig gegenüber der Problemerinnerung behandelt. Der Therapeut kann fragen (und dabei neugierig, froh, hoffnungs- und erwartungsvoll klingen):

»Wenn Sie nun mit diesem Bild an Ihre Ausgangssituation denken, wie ist das jetzt?«

»Wenn Sie mit diesem Lebensgefühl schon gekommen wären, was wäre dann jetzt Ihr Anliegen? Wenn wir das einmal voraussetzen, was ist dann jetzt für Sie dran?«

---

183 Regel- und Ausnahmelogik werden auch als »Dokumentarfilmlogik« zusammengefasst. Zum Arbeiten mit Metaphern nach Regel-, Ausnahme- und Trickfilmlogik siehe Hammel 2006, 163 ff. und Hammel 2009a, 251 ff.

»Wenn Sie als der Mensch, der Sie in dieser Landschaft sind, in die Prüfung gehen, was ist dann jetzt anders?«

»Wenn wir Ihr Gehirn bitten, Ihnen dieses Erleben mit einem Schon-immer-Gefühl zu verbinden, so einem selbstverständlichen ›So ist das!‹, was brauchen Sie dann noch?«

Idiomatische Landschaften bereisen

Am Anfang dieses Abschnittes standen einige Idiome wie »auf dem Trockenen sitzen«, die Klienten verwenden, um Probleme zu beschreiben. Um diese Redensarten für die Therapie nützlich zu machen, geht der Therapeut wie folgt vor:

Er suggeriert sich ein Metaphernohr, das ihn mit einem Signal auf jedes Idiom aufmerksam macht, oder einen inneren Fotografen, der das daraus resultierende Tagtraumbild fotografiert. Wie sieht für ihn die Problemlandschaft aus?

- Spricht der Klient von »auf dem Trockenen sitzen«, »ausgetrocknet« oder »in die Wüste geschickt«, kann es eine Wüste sein.
- Spricht er vom »sinkenden Schiff«, »Schiffbruch«, »Untergehen« oder »Wasser bis zum Hals« wird es ein Meer oder anderes Gewässer sein.
- Spricht er vom »goldenen Käfig«, »gefangen« oder »verurteilt« sein, kann es ein Gefängnis oder etwas Ähnliches sein.
- Spricht er von »ruiniert«, »Wrack« oder »Baustellen«, ist es ein Sanierungsobjekt. Wie sieht demnach die Lösungslandschaft aus?

War die Problemlandschaft …

- eine **Wüste**, dann ist die Lösungslandschaft eine **Oase**.
- ein **Meer**, dann ist die Lösungslandschaft eine **Insel**.[184]
- ein **Gefängnis**, dann ist die Lösungslandschaft die **freie Welt** draußen.
- ein **Sanierungsobjekt**, dann ist die Lösungslandschaft das **sanierte Objekt**.

184 Und umgekehrt: Bei Ina Hullmann wird die »Insel des Verstandes« mit der eingeengten Wahrnehmung des Problemerlebens vom »Ozean der Möglichkeiten« einer erweiterten Wahrnehmung mit humorvoller und mitfühlender Leichtigkeit umspült. Vgl. Hullmann 2020, 5f.

Einmal vorausgesetzt, der Weg des Klienten aus der Problemlandschaft in die Lösungslandschaft gelingt, was wird passieren, um ihn dort hinzuführen?

Was wird der erste Schritt zur Rettung sein, was der zweite, und wie geht es weiter?

Der Klient kann vom Therapeuten im Erzählstil (monologisch) oder im Gesprächsstil (dialogisch) in die Lösungszone geleitet werden.

Die Reise zur Lösungslandschaft (Erzähl-Stil)

Wählt der Therapeut das Erzählen, bietet sich eine Geschichte mit Happy End nach Regel- oder Ausnahmelogik an. Erzählt der Klient, er habe Schiffbruch erlitten, kann der Therapeut nach Regellogik berichten, wie Seeleute gerettet wurden und was sie später von der Havarie ihres Schiffes erzählt haben. Er kann auch im Sinne der Ausnahmelogik davon sprechen, wie Delfine immer wieder in der Seefahrtsgeschichte Menschen aus Seenot gerettet haben, und Überlegungen anstellen, wie sie das tun.

Entsprechend kann man an andere Idiome anknüpfen und von einem Menschen erzählen, der nach den Regeln des Überlebens oder durch einen Glücksfall aus der Wüste oder einem Gefängnis entkam oder der ein verfallenes Gebäude instand setzte.

Relativ einfach ist es, den Weg von der Problemlandschaft in die Lösungslandschaft nach den erwähnten sechs Schritten zu gestalten. Zur Erinnerung:

1. Stellen Sie den **Protagonisten** und seine Welt dar!
2. Benennen Sie das **Problem** des Protagonisten!
3. Zeigen Sie misslingende **Lösungsversuche!**
4. Machen Sie das **Unglück** des Protagonisten deutlich!
5. Präsentieren Sie einen inneren oder äußeren Helfer mit einer neuen **Ressource**!
6. Zeigen Sie den **Erfolg** – oder lassen Sie das Ergebnis offen zum Weiterdenken!

Die Reise zur Lösungslandschaft (Dialog-Stil)

Entscheidet der Therapeut sich, die Intervention im Dialog durchzuführen, wird er dem Klienten Fragen stellen. Einen Klienten, der sagt, wer habe Schiffbruch erlitten, kann er fragen: »Wenn Sie sich das ganz bildhaft-wörtlich vorstellen, was sehen Sie dann?« Die weiteren Fragen werden so formuliert sein, dass nur Antworten zu erwarten sind, die den Klienten in seinem inneren Film einem Happy End näherbringen. Der Therapeut fragt vermutlich nicht: »Können Sie noch schwimmen oder ertrinken Sie schon fast?«, sondern eher: »Bei einem Schiffsunglück schwimmt meist eine Menge Zeug herum: Frachtgut, Möbel, Schiffsteile, Rettungsringe, Boote, … Was wäre eine gute Sache, um sich daran festzuhalten?« »Wenn Seeleute gerettet werden, geschieht das oft durch andere Boote, manchmal auch durch Hubschrauber und manchmal, indem sie das Land erreichen. Was denken Sie, was wäre es bei Ihnen?«

Der Therapeut stellt ganz sicher keine Alternativfragen, bei denen eine der Optionen ungünstig ist, W-Fragen, bei denen alle Antworten weiterführen: »Weil ja bei einem Schiffsuntergang immer Treibgut umherschwimmt – Frachtstücke, Rettungsboote, Gerätschaften, Schwimmwesten – woran halten Sie sich fest?« Auf diese Art entwickelt er die Geschichte mit dem Klienten weiter, bis er seine Rettung feiern kann. Dabei folgt die Formulierung seiner Fragen immer der Überlegung: Angenommen, die Geschichte geht gut aus, was muss dann als nächstes passieren?

Idiomatische Landschaften transformieren (Dokumentarfilmtechnik)

Wenn ein solcher Perspektivwechsel erlaubt erscheint, kann der Therapeut auch fragen: »Kennen Sie das Wasa-Schiff? Das war im Jahr 1628 eines der größten und am schwersten bewaffneten Kriegsschiffe seiner Zeit. Es ging in Stockholm vom Stapel, segelte los und versank nach 20 Minuten. Das war damals nicht lustig. Viele Jahre später konnte das Wrack allerdings geborgen und restauriert werden. Heute steht es in einem eigens dafür gebauten Museum. Sein alter Glanz ist neu erstrahlt.«

Ohne dass der Therapeut dies anzusprechen braucht, initiiert er im Klienten eine Suche, wie das, was aktuell als Katastrophe erlebt wird, aus späterer Sicht noch einmal einen Nutzen entfalten oder mindestens mit Interesse bestaunt werden kann.[185]

Eine detailliert ausgearbeitete Variante dieser Methode ist das »Bergdorf« in 8.3.3.

Idiomatische Landschaften transformieren (Trickfilmtechnik)

Der Therapeut könnte auch zu einem Klienten sagen: »Genau genommen sind natürlich nicht Sie im Meer (oder sehen Sie hier Wellen?), sondern das Meer mit Ihnen drin ist in Ihnen, wie ein Trickfilm in Ihrem Kopf. Wenn wir Ihren inneren Regisseur einmal bitten, den Film so zu ändern, wie es Ihnen guttut, was sollte er tun? Ich weiß, es ist verrückt, aber lassen Sie es uns einmal vorstellen: Soll er einen großen Stöpsel ziehen, so dass das ganze Wasser abläuft wie aus einer Badewanne, so dass Sie anschließend zu Fuß den Weg in die Zivilisation zurücklegen können? Oder soll er lieber einen Adler holen, der Sie am Gürtel packt und Sie zur nächsten Insel trägt?«

Idiomatische Landschaften transformieren (Überblendtechnik)

Die Idiome der Klienten bilden hier nützliche Anknüpfungspunkte. Notwendig ist diese Anknüpfung für solche Techniken aber nicht. Der Therapeut kann einfach fragen:

»Wenn dieser Zustand, in dem Sie jetzt sind, eine Landschaft wäre, wie sähe die aus?« »Was sieht man da noch?« »Und was noch?«

Daraufhin beschreibt der Klient eine Problem-Landschaft. Der Therapeut fragt weiter:

»Wenn Ihr innerer Regisseur, der Ihnen diese Landschaft gezeigt hat, daraus eine andere Landschaft machen könnte, die Ihnen guttut, wie sieht die aus?« »Was sieht man da noch?« »Was noch?« »Gibt es da auch etwas zu hören …?« »Wenn Sie sich in dieser Landschaft umschauen, wie ist das?« »Wie fühlt sich das jetzt an?«

Der Klient beschreibt nun die Lösungs-Landschaft und kommt dabei schon in eine sichtlich bessere Stimmung. Der Therapeut kann abschließend fragen:

---

185 Zur Veränderung imaginierter Landschaften nach Dokumentarfilmtechnik vgl. Hammel 2006, 77f.

»Wäre es okay, dass Sie Ihr Gehirn bitten, diesen Zustand zu behalten und womöglich noch weiter auszubauen? Meinen Sie, Ihr Gehirn ist damit einverstanden?«[186]

8.4 Therapeutische Räume

»Je wahrnehmbarer die Therapie ist, desto wirksamer ist sie« (Wirkfaktor 1 aus 2.1.1). Dieser Regel folgend, bietet es sich an, nicht nur imaginierte oder gemalte Räume, sondern auch den Therapieraum zu nutzen. Mit Seilen und Symbolen (oder Markierungen ohne inhaltliche Bedeutung) kann der Raum strukturiert werden – oder aus Gegenständen werden dreidimensionale Modelle erzeugt, die Problemerfahrungen und Lösungspotentiale veranschaulichen.

Für die folgenden Linien-, Raumflächen- und Kreismodelle wird der ganze Raum verwendet. Was in einem solchen Setting erlebt wird, wird als die gesamte Existenz, das ganze Leben, die ganze Welt betreffend empfunden. Dadurch werden solche Interventionen sehr kraftvoll, allerdings auch riskant, wenn der Therapeut nicht umsichtig handelt. Als Absicherung für den Fall, dass der Klient durch eine Altersregression traumatische Erinnerungen wiedererlebt, ist es gut, neutrale Zonen zu vereinbaren, indem festgelegt wird: Wer hier steht, ist aus dem Spiel draußen.

8.4.1 Linienmodelle

Eine Möglichkeit der Raumstrukturierung ist es, zeitliche Abläufe räumlich darzustellen. Dabei kann ein Seil als Koordinate dienen, auf der die aufeinanderfolgenden Ereignisse angezeigt werden (Lebenslinie), oder die quantitative Komponente der Zeit kann vernachlässigt und die erlebte Qualität der Zeit betont werden (Lebensfluss).

186 Zur Methodik, imaginierte Landschaften, die die geschilderte Lebenssituation abbilden, nach Trickfilm- und Überblendtechnik zu transformieren vgl. Hammel 2006, 61 f., 135; Hammel 2009a, 256. Ortwin Meiss hat in seiner hypnosystemischen Therapiearbeit ein ähnliches Vorgehen entwickelt, vgl. Meiss 2016, 206.

Lebenslinie

Das folgende Vorgehen basiert auf Timeline-Modellen, die in Coaching- und Führungskräftetrainings verbreitet sind – nur eben hypnosystemisch abgewandelt.[187]

1. Die Therapeutin bespricht mit dem Klienten seine aktuelle Situation und sein Ziel.
2. Die Therapeutin oder der Klient legt ein Seil in den Raum, das seine Lebenslinie darstellt. Sie fragt, wo die Vergangenheit, die Zukunft und der gegenwärtige Augenblick ist und lässt ihn ein Symbol wählen, das den aktuellen Moment markiert.
3. Sie lässt ihn alle mit Blick aufs Therapieziel wichtigen Lebenserinnerungen der Vergangenheit auf einer Seite des Seils markieren. Erwähnt der Klient belastende Erfahrungen, werden die Markierungen dazu auf die andere Seite gelegt. Am Anfang des Seiles können Zeugung und Geburt des Klienten markiert werden.
4. Die Therapeutin lässt ihn eine Markierung in den Bereich der Zukunft legen, dorthin, wo er (in der Vorstellung) sein Ziel erreicht hat, und eine weitere, die ein Ziel hinter dem Ziel anzeigt. Ein Todeszeitpunkt wird nicht markiert, weil er nicht bekannt ist, nicht geplant wird und nicht suggeriert werden soll (außer, der Klient wünscht sich, einen dankbaren Blick vom Sterbebett zurück auf sein erfülltes Leben zu werfen).
5. Der Klient geht auf der Ressourcen-Seite chronologisch am Seil entlang und sagt etwas dazu, was die markierten Situationen mit seinem Ziel zu tun haben. In der Gegenwart angekommen, bittet die Therapeutin ihn, auf die Vergangenheit zurückzuschauen. Stärkende und belastende Erfahrungen können mit Stolz und Dankbarkeit für das Erreichte und Überstandene betrachtet werden.
6. Die Therapeutin lädt den Klienten ein, von der Gegenwart aus nach vorn in eine gute Zukunft zu schauen, in der sein Ziel erreicht bzw. sein Problem gelöst sein wird.

187 Die Time-Line-Arbeit geht vermutlich auf Tad James oder Richard Bandler zurück, möglicherweise auch auf eine davor schon bestehende Beratungstechnik, vgl. www.nlpportal.org/nlpedia/wiki/Time_Line.

7. Sie bittet ihn, vom Ziel aus auf Gegenwart und Vergangenheit zu schauen, dann vom Ziel hinter dem Ziel zurückzuschauen, und jeweils seine Eindrücke zu schildern.
8. Die Therapeutin bittet den Klienten, sich an Orte entlang des Seiles zu stellen, die sich stark und gut anfühlen, dieses Erleben in sich aufzunehmen und es an die Orte zu bringen, wo es benötigt wird – ganz gleich, ob dabei Gutes aus der Vergangenheit in die Zukunft, aus der Zukunft in die Vergangenheit, aus der Vergangenheit oder Zukunft in die Gegenwart, aus früheren Zukünften bzw. Vergangenheiten in spätere gebracht wird oder jeweils umgekehrt.
9. Sie bittet ihn, sich an den Ort zu stellen, wo er die Arbeit beenden möchte, alles Gute, was er erlebt hat, in sich aufzusaugen und in sein weiteres Leben mitzunehmen.

Lebensfluss

Das folgende Vorgehen basiert auf dem Lebensfluss-Modell von Peter Nemetschek. Es ist besonders für Paare und Familien gedacht, aber auch für einzelne, die an ihren Beziehungen zu Familienmitgliedern oder anderen Menschen arbeiten möchten.[188]

1. Die Therapeutin bespricht mit den Klienten deren biographische Situation und Ziele.
2. Sie legt für die älteste Person ein Seil (bzw. für dic Eltcrn der Familie zwei Seile) als Lebenslinie in den Raum. Die Handhabung der Seile bleibt bei der Therapeutin, damit sie Selbstabwertungen und gegenseitige Herabsetzungen respektvoll neu rahmen und eine für alle Beteiligten einvernehmliche Deutung der Situation gestalten kann.

188 Die Wiedergabe ist als skizzenartige gedankliche Anregung konzipiert und versucht nicht, Nemetscheks Modell 1:1 wiedergeben. Sie erfolgt durch den Filter meiner Erfahrung und Deutung. Daher werden manche Elemente verkürzt dargestellt sein, während andere sich in meiner Praxis verändert und weiterentwickelt haben. Nemetschek präsentiert sein Modell in Holtz et al. 2000, 114 ff. sowie in Nemetschek 2006, 96 ff. Vielfältige Varianten für Einzel- und Teamcoachings finden sich in Theureutzbacher & Nemetschek 2009. Die Grafik auf S. 254 ist Nemetschek 2006, 104 entnommen.

3. Sie legt Seile für die anderen beteiligten Personen daneben, mit einem versetzten Anfangsort, um die jeweils spätere Geburt der anderen zu kennzeichnen. Besprochen wird der genaue Verlauf: Müsste das Seil hier ein wenig weiter rechts oder links liegen? Wo könnte ein Mäander eine Krise ausdrücken (z. B. am Gegenwarts-Ort, da eine Krise die Familie in die Therapie geführt hat)? Wo fließt der Fluss eher geradeaus?
4. Sie erklärt, die Seile stellten den Fluss des Lebens von der Quelle bis zum Meer dar, und dass Flüsse mäandrieren. Das Mäandern der Seile können die Nähe und Distanz der Personen zueinander im Verlauf des Lebens darstellen. Wann fließen sie auseinander, wann ganz dicht beieinander? Getrennte Zeiten (und solche, in denen die Partner einander noch unbekannt waren) werden mit einem weiten Abstand gelegt. Das Seil eines Kindes, das einmal der Mutter, einmal dem Vater näher steht, kann sich zwischen deren Seilen hin und her bewegen. Ein abgebrochener Kontakt zu einem Elternteil kann ausgedrückt werden, indem das Seil des Kindes auf die andere Seite des anderen Elternteils wechselt. Ferne und unbekannte Elternteile werden in einigem Abstand gelegt. Beziehungen, die nicht verstärkt werden sollen (kritische außereheliche Beziehungen) werden mit Symbolen markiert und nicht als Seil gelegt.
5. Im Gespräch mit den Klienten gestaltet die Therapeutin eine Biografie unter dem Gesichtspunkt der Nähe und des Abstands und rahmt alles Abwertende wertschätzend neu. Sie lässt die Klienten jeweils Symbole (z. B. Halbedelsteine) als Markierungen aussuchen und legt diese an die von ihnen bezeichneten Stellen.
6. Sie überlegt mit den Klienten: Wo seid ihr jetzt? Noch mitten im aktuellen Fluss-Mäander oder vielleicht schon etwas dahinter? Im Gespräch wird gemeinsam eine Stelle gefunden, wo die Gegenwart mit einem Symbol markiert wird.
7. Die Zukunft wird entsprechend dem Zukunftswunsch der Beteiligten gelegt. Sind die Wünsche nicht einheitlich, wird eine akzeptable Variante gelegt und erklärt, damit solle kein Weg vorgegeben werden. (Sollte eine Einigung schwierig sein, können auch Gabelungen für verschiedene mögliche Entscheidungswege gelegt werden.

8. Die Therapeutin bittet die Partner, sich gemeinsam (»synchron«) an Orte bzw. Zeiten in der Vergangenheit, Gegenwart und Zukunft zu stellen, die sich ihrer Vermutung nach für alle Beteiligten hilfreich anfühlen können, dort einander anzuschauen sowie gemeinsam in die bisherigen und in die kommende Zeit zu sehen und auszudrücken, wie sie die verschiedenen Perspektiven erleben.
9. Die Therapeutin kann die Klienten auch einladen, sich mit dem Guten in einer Zeit anzufüllen und es an Orte in einer anderen Zeit zu bringen. Dabei können die Klienten gemeinsam eine Bewegung vollziehen oder unterschiedliche Wege gehen, soweit das, was dem einen als Ressource gilt, auch vom anderen wohlwollend betrachtet wird.
10. Die Klienten werden gebeten, sich dahin zu stellen, wo sie die Arbeit beenden möchten, alles erlebte Gute in sich aufzusaugen und ins weitere Leben mitzunehmen.
    Varianten: Eingebaut werden können Rampen und Wasserfälle, Kringel und Spiralen.

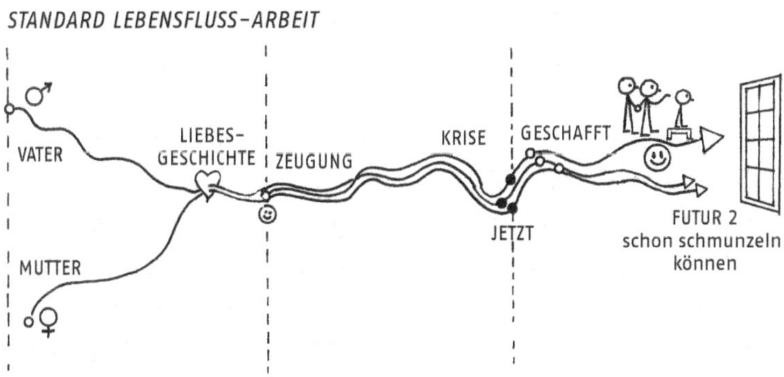

Knoten haben oft eher ungünstige Implikationen. Die Klienten können von einem erhöhten Schemel (Podest) aus ihre gute Zukunft erleben. Sie können ein Symbol des Erfolgs oder Glücks wie etwa einen Edelstein als Anker mitnehmen.

8.4.2 Raumflächenmodelle

Eine andere Möglichkeit besteht darin, den Raum in verschiedene Flächen einzuteilen, denen eine unterschiedliche Bedeutung zugewiesen wird.

Der Korridor

Die folgende Intervention verwende ich oft bei Klienten mit Anliegen bzw. Diagnosen, die mit Unter- oder Überforderung bzw. mit geringer oder sehr hoher Strukturiertheit assoziiert sind, unter anderem im Zusammenhang mit

- Asperger-Autismus,
- ADS und ADHS,
- Dyslexie und Dyskalkulie,
- Hochbegabung und Hochsensibilität,
- Hyperakusis und anderen Formen von Reizempfindlichkeit,
- Langeweile und Arbeitsstress, Boreout und Burnout,
- Perfektionismus und Zwanghaftigkeit.

1. Die Therapeutin legt in der Mitte des Raumes ein Seil auf den Boden. Sie erklärt, dass das Seil die Unterscheidung zwischen dem unterforderten und dem überforderten Lebensbereich markiert.
2. Die Therapeutin bittet die Klientin, sich auf die Seite zu stellen, die sie weniger als »Problem« empfindet und fordert sie auf, zu beschreiben, wie es ihr dort geht. Sie spiegelt ihr auch wider, was sie dabei an Körperreaktionen bei ihr wahrnimmt.
3. Sie lädt die Klientin ein, sich nun auf die Seite zu stellen, die sie mehr als »Problem« empfindet und bittet sie zu beschreiben, wie es ihr dort geht. Bei Bedarf kann sie ihr wiederum spiegeln, was sie in dieser Position an Körperreaktionen wahrnimmt.
4. Sie legt ein zweites Seil parallel zum ersten, erklärt diesen Bereich zu einem Korridor zwischen Unter- und Überforderung (oder Unter- und Überstrukturiertheit). Sie lässt die Klientin hineintreten und beschreiben, wie es hier ist.
5. Bei Bedarf lässt sie die Klientin ein Bein in die unterforderte und eines in die mittlere Zone stellen und lässt sie den Unterschied

zwischen den Körperhälften beschreiben. Dann wiederholt sie dasselbe mit der überforderten und der mittleren Zone.

6. Die Therapeutin legt die Seile weiter auseinander. Sie lässt die Klientin dazwischen umherwandern und mitteilen, was sich verändert hat. Dann legt sie die Seile direkt an die Wände, lässt die Klientin nochmals umhergehen und ihr Erleben beschreiben.
7. Bei Bedarf schlägt sie der Klientin vor, die Seile wegzunehmen, da der Raum ohnehin nur noch aus der mittleren Zone besteht. Sie lässt die Klientin erleben, wie es nun ist, im Raum umherzuwandern. Sie spricht mit ihr darüber, dass sie dieses Erleben überallhin mitnehmen kann. Bei Bedarf wandert sie mit ihr in andere Räume oder zum Auto und lässt sich bestätigen, dass das gute Erleben überall erhalten bleibt.

Die vier Quadranten

Die folgende Intervention ist ein wenig aufwändiger. Es lohnt sich aber, sich mit ihr vertraut zu machen und sie zu erproben, da sie sich therapeutisch als außerordentlich nützlich erwiesen hat. Ich verwende sie vor allem bei Menschen mit

- Suchtthemen,
- Essstörungen,
- Zwangserleben und Perfektionswünschen,
- Burnout und Fragen von Work-Life-Balance,
- einem Leben zwischen Unter- und Überforderung (wie oben), Prokrastination.

1. Die Therapeutin legt ein Seil auf den Boden, das den Raum in einen strukturierten (z. B. erfolgreichen) und einem unstrukturierten (z. B. süchtigen) Bereich unterteilt.
2. Sie bittet die Klientin, sich auf eine Seite zu stellen und zu beschreiben, wie es ihr dort geht. Sie kann eigene Beobachtungen zu deren Körperreaktionen ergänzen.
3. Sie bittet die Klientin, sich auf die andere Seite zu stellen und zu beschreiben, wie es ihr dort geht. Sie kann ergänzen, was sie hier an Körperreaktionen wahrnimmt.

4. Die Therapeutin legt ein zweites Seil auf den Boden, quer zum ersten. Sie erklärt, dieses markiere den Unterschied zwischen den Vor- und Nachteilen der beiden Seiten.

Es ergeben sich vier Quadranten:

A: Vorteile des strukturierten Bereichs, z. B. Erfolgserleben, Anerkennung, Verwirklichung bestimmter Werte	B: Nachteile des strukturierten Bereichs, z. B. Erschöpfung, Einsamkeit, Enttäuschung über fehlende Anerkennung und von anderen nicht geteilte Werte
C: Vorteile des unstrukturierten Bereichs, z. B. Genuss, Trost, Feiern, Entspannung, Erleben von Freiheit	D: Nachteile des unstrukturierten Bereichs, z. B. Scham, Kontrollverlust, Gesundheits- und Beziehungsprobleme

5. Die Therapeutin lässt die Klientin nacheinander in die Quadranten A, B, C, D und dann nochmals in A treten (in dieser Reihenfolge, also in Form einer Acht) und jeweils das Körper- bzw. Lebensgefühl spüren und beschreiben, das zu jedem Bereich passt.
6. Bei einer zweiten Runde durch die Felder erklärt die Therapeutin sinngemäß:
   »Ein Modell für das, was Sie erleben, ist dies:
   - A: Sie erleben Erfolg und Anerkennung, bei dem, was Sie tun, und weil das gut tut, tun Sie mehr davon, bis … (gehen Sie mal in Feld B!)
   - B: … Sie wegen der Nachteile, die damit auch verbunden sind, erschöpft, enttäuscht und frustriert sind … (gehen Sie mal in Feld C!)
   - C: … so dass Sie sich abends trösten und entspannen wollen, und das Geleistete feiern, und weil das gut tut, tun Sie mehr davon, bis … (gehen, Sie mal in Feld D!)
   - D: … Sie in einem Zustand sind, für den Sie sich schämen oder schuldig fühlen, oder der auf andere Art nicht gut tut, und zum Ausgleich … (gehen Sie mal zu A!)

- A: … zeigen Sie am nächsten Tag, was Sie leisten können, und spüren dabei, dass Sie doch wertvoll sind, bis es zu viel wird und Sie wieder in Feld B sind …

Ergibt das für Sie einen Sinn?«

7. Die Therapeutin bittet die Klientin, sich ganz mit dem guten Erleben in Quadrant A aufzufüllen, dieses mit einem Schritt diagonal in den Quadranten D hinüberzubringen, es dort auszubreiten und zu spüren, was sich verändert. Sie lässt sich die Veränderung von der Klientin beschreiben.
   Die Therapeutin kann sinngemäß erklären: »Sie haben alles, was Sie für ein glückliches Leben brauchen. Es war nur bisher nicht dort, wo Sie es brauchten. Wir haben die Ressourcen aus Zone A in die Zone D gebracht, also die Fähigkeiten, von Priorisierung, Begrenzung, Planung, Struktur und Kontrolle dorthin, wo sie gebraucht werden. Das führt dazu, dass Sie nicht mehr an den Punkt zu kommen brauchen, wo Scham und Schuld eine Rolle spielen, so dass Sie das am nächsten Tag nicht mehr zu kompensieren brauchen, bis Enttäuschung und Erschöpfung kommen.«

A: **Vorteile des strukturierten Bereichs,** **z. B. Erfolgserleben, Anerkennung, Verwirklichung bestimmter Werte**	B: Nachteile des strukturierten Bereichs, z. B. Erschöpfung, Einsamkeit, Enttäuschung über fehlende Anerkennung und von anderen nicht geteilte Werte
C: Vorteile des unstrukturierten Bereichs, z. B. Genuss, Trost, Feiern, Entspannung, Erleben von Freiheit	**D:** **Nachteile des unstrukturierten Bereichs,** **z. B. Scham, Kontrollverlust, Gesundheits- und Beziehungsprobleme**

8. Nun bittet die Therapeutin die Klientin, sich ganz mit dem guten Erleben in Quadrant C aufzufüllen, dieses mit einem Schritt diagonal in den Quadranten B hinüberzubringen, es dort auszubreiten und zu spüren, was sich verändert. Sie lässt sich die Veränderung von der Klientin beschreiben.
   Die Therapeutin kann sinngemäß erklären: »Wir haben die Ressourcen aus Zone C in Zone B gebracht, also die Fähigkeit zu Er-

mutigung, Freude, Genuss und Entspannung dahin, wo bisher Erschöpfung und Enttäuschung waren. Indem Ihr Gehirn das so organisiert, dass Sie die wohltuenden Erfahrungen schon während der Arbeit erleben, brauchen Sie sie nicht mehr kompensatorisch nach Feierabend nachzuholen. Dadurch kommen Sie dann auch nicht mehr an den Punkt von Scham und Schuldgefühl …«

A: Vorteile des strukturierten Bereichs, z. B. Erfolgserleben, Anerkennung, Verwirklichung bestimmter Werte	**B:** **Nachteile des strukturierten Bereichs,** **z. B. Erschöpfung, Einsamkeit, Enttäuschung über fehlende Anerkennung und von anderen nicht geteilte Werte**
C: **Vorteile des unstrukturierten Bereichs,** **z. B. Genuss, Trost, Feiern, Entspannung, Erleben von Freiheit**	D: Nachteile des unstrukturierten Bereichs, z. B. Scham, Kontrollverlust, Gesundheits- und Beziehungsprobleme

9. Die Therapeutin bittet die Klientin, sich mit einem Fuß in ein Feld (z.B. Quadrant A), mit dem anderen in ein anderes (z.B. Quadrant B) zu stellen und festzustellen, ob sich die Körperhälften gleich oder unterschiedlich anfühlen. Wenn eine Körperhälfte sich besser anfühlt als die andere, soll die Klientin das Erleben aus dem angenehmeren Feld bis in den Kopf aufsteigen lassen und auf der anderen Körperseite bis in die Finger und Zehen und darüber hinaus ins umgebende Feld schicken, bis sich die Körperhälften gleich anfühlen.
   Beim Vergleich von Quadrant A und C können in einer doppelten Bewegung die Vorteile jeder Seite auf die andere gebracht werden, beim Vergleich von B und D können die Vorzüge des Fehlens von Nachteilen der anderen Seite gebracht werden.
10. Die Klientin kann nochmals zwischen den Bereichen umherwandern und dann, wenn sich alle Felder gleich gut anfühlen, die Seile wegnehmen. Die Therapeutin fragt, was jetzt anders ist als zu Beginn der Sitzung und gibt ihre eigenen Beobachtungen wieder.

8.4.3 Kreismodelle

Eine weitere Möglichkeit, den Raum zu strukturieren, besteht darin, verschiedene Handlungs- oder Erlebensmöglichkeiten als Kreise im Raum zu unterscheiden. Beim »Problemkreis und Ressourcenkreis« werden belastende und stärkende Erinnerungen voneinander unterschieden, beim »Tetralemma« unterschiedliche Handlungsoptionen.

Problemkreis und Ressourcenkreis (Kraftsprung)

Bei dieser Intervention ist es zu empfehlen, die Abfolge der Schritte so zu wählen, dass die Ressourcen am Anfang stehen.[189] Die Klientin kann darauf hingewiesen werden, dass sie sich auch jederzeit außerhalb der beiden Kreise stellen kann, um in ein neutrales Erleben zu kommen. So ist das Arrangement auch mit Blick auf Traumata schonend und sicher. Das Vorgehen gestaltet sich dann so:

1. Die Therapeutin lässt den Klienten ein Problemerleben sowie eine besonders schöne Ressource benennen (Erfolg, glückliche Erinnerung, geliebter Mensch).
2. Sie bittet ihn, auf den Boden nebeneinander zwei Kreise aus Seilen oder Wollfäden zu legen. Die Kreise bezeichnen das Ressourcenerleben und das Problemerleben.
3. Sie lässt ihn in den Kreis mit dem Ressourcenerleben treten und beschreiben, was zu diesem Erleben gehört, insbesondere sein Körpergefühl und seine Emotionen.
4. Sie fordert ihn auf herauszutreten. Vor dem Erproben des Problemkreises betont sie, sein Inneres werde das Erleben so regulieren, dass nichts je zu viel wird. Außerdem könne er in die Zone außerhalb des Kreises zurückkehren, wann immer er wolle. Die Therapeutin lässt ihn in den Problemkreis treten und beschreiben, was er hier erlebt, insbesondere sein Körpergefühl und seine Emotionen. Bei einem besonders traumatischen Erleben oder wenn der

189 Kennengelernt habe ich dieses Vorgehen bei Birgit Steiner-Backhausen. Zugrunde liegt wohl eines der NLP-Formate »Collapsing Anchors« oder »Change History« mit Bodenankern, vgl. www.nlpportal.org/nlpedia/wiki/Collapsing_Anchors bzw. www.nlpportal.org/nlpedia/wiki/Change_History.

Klient große Bedenken hat, in den Kreis zu treten, kann dies entfallen.

5. Die Therapeutin bittet den Klienten, nochmals in den Ressourcenkreis zu treten, sich mit dem Erleben von dort anzufüllen, dieses dann mit einem großen Schritt hinüber in den Problemkreis zu nehmen und es dort auszubreiten. Sie bittet ihn, zu beschreiben, was sich in seinem Körpergefühl, seinen Emotionen und in seiner Wahrnehmung der Umgebung verändert.

Die Intervention kann auch mit mehreren Ressourcenkreisen und einem Problemkreis gestaltet werden. In dem Fall tritt der Klient von einem Ressourcenkreis in den nächsten und »sammelt« die Ressourcen der verschiedenen Kreise in seinem Körper, bevor er in den Problemkreis hinübergeht. Der Klient kann mehrfach nacheinander hilfreiches Erleben aus dem Ressourcenkreis in den Problemkreis bringen oder (was schneller geht) nach dem ersten Überbringen der Ressourcen über eine unsichtbare Leitung immer mehr gute Energie in den Problemkreis hinüberziehen.

Das Tetralemma

Die Tetralemma-Arbeit stammt von Matthias Varga von Kibéd und Insa Sparrer.[190] Sie eignet sich besonders für Menschen, die sich unentschlossen oder ambivalent sehen gegenüber einer möglichen (und möglicherweise als notwendig erlebten) Entscheidung. Eine Form dieser Tetralemma-Arbeit verläuft wie folgt:

1. Die Therapeutin bittet den Klienten, auf dem Fußboden mit Seilen oder Symbolen Orte zu markieren für die Optionen:
   - »Das Eine« (z. B.»Ja«)
   - »Das Andere« (z. B. »Nein«)
   - »Beides« (z. B. »einerseits Ja und andererseits Nein«)

190 Wieder gilt: Die Wiedergabe des Modells geschieht durch den Filter meiner Erfahrung und Deutung. Folglich werden manche Elemente verkürzt dargestellt sein, während andere sich in meiner Praxis weiterentwickelt haben. Eine eingehende Darstellung des Modells und seiner Anwendungsmöglichkeiten findet sich in Varga von Kibéd & Sparrer 2000, 75 ff.

- »Keines davon« (z. B. »Es geht um etwas ganz anderes«)
- »All dies nicht – und selbst das nicht« (z. B. eine paradoxe Auflösung, eine grundlegend andere Fragestellung, ein Joker)

2. Die Therapeutin fordert den Klienten auf, sich nacheinander auf alle Positionen zu stellen, körperlich zu spüren, wie sie sich anfühlen und wahrzunehmen, was sich beim Übergang von einer auf die andere Position jeweils verändert hat.
3. Sie erfragt etwa, welche Assoziationen ihm dort jeweils kommen, welche Impulse er spürt, welche inneren Stimmen er hört und welche Emotionen dazu jeweils passen.
4. Sie bittet den Klienten, auch die Räume zwischen den Markierungen abzuschreiten. Sie lädt ihn ein, die beste Position zu finden – auf einer Markierung, zwischen Markierungen, halb darauf und halb dazwischen, etc … Sie lässt sich vom Klienten nochmals dessen Erleben und seine Assoziationen mitteilen. Der beste gefundene Ort wird eingenommen, und das Gute dort erspürt und intensiviert. Der Klient wird gebeten, es so sehr zu intensivieren, wie er nur möchte und dann mit diesem guten Gefühl herauszutreten in die »reale«, aktuelle Welt.
   Variante: Der Klient legt positiv erlebte Seilkreise umeinander oder überlappend ineinander und findet nun das unter solchen Bedingungen für ihn beste Arrangement.
   Die fünf Positionen heißen dann:

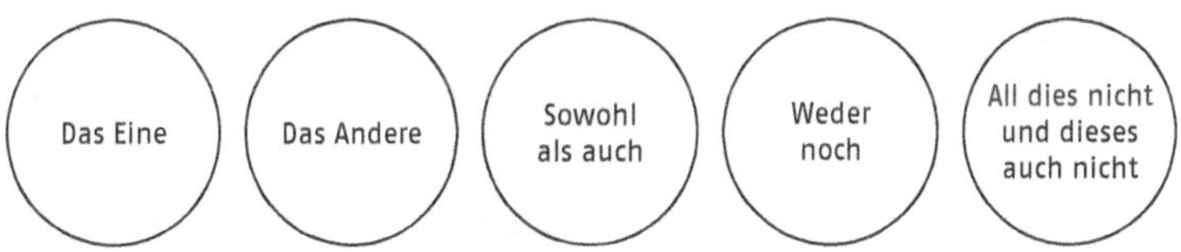
Das Eine
Das Andere
Sowohl als auch
Weder noch
All dies nicht und dieses auch nicht

8.4.4 Dreidimensionale Raummodelle

Die meisten dreidimensionalen Raummodelle nutzen nicht den gesamten Raum, sondern bieten in gegenständlicher Form ein Modell für eine neue Sicht auf das Problem und dessen Lösungen bzw. eröffnen Möglichkeiten zu seiner Lösung.

Sechs Stäbe

Wenn ein Klient der Auffassung ist, keine Wahlmöglichkeiten zu haben (beispielsweise seinen Job nicht kündigen zu können, weil er zu alt sei), kann der Therapeut ihm sechs gleich lange Stäbe geben, verbunden mit der Aufforderung, sie zu vier Dreiecken zu arrangieren. Wenn der Klient nicht weiterweiß, kann der Therapeut aushelfen: »Hilft es, wenn ich Ihnen ein Stück Knetmasse dazugebe?« Mit einer dreiseitigen Pyramide wird das Problem gelöst.

Mit dem Stück Knetmasse kann die Skulptur stabilisiert werden. Sie begleitet dann die weitere Therapiesitzung als stiller, anschaulicher Kommentar zur Lösbarkeit scheinbar unlösbarer Probleme.

Im Gleichgewicht

Gelegentlich kommen Paare in die Therapie und wollen wissen, ob ihre Partnerschaft eine Chance habe. Sie äußern Bedenken, weil die Frau älter ist als der Mann oder der Mann viel älter als die Frau, weil sie zwei unterschiedlichen Kulturkreisen angehören oder weit entfernt voneinander wohnen. Es ist schwer, hierzu Prognosen zu geben. Zu bedenken ist nur, dass jede Prognose, die der Therapeut geben kann, eine gewisse Tendenz haben wird, sich selbst zu verwirklichen. Statt viele Worte zu machen, kann der Therapeut einen Löffel, eine Gabel (oder zwei Gabeln) und ein Zündholz ineinanderstecken, um diese auf dem Rand eines Weinglases balancieren zu lassen, den Partnern ein wenig Zeit zu geben, das Wunder zu betrachten und dann zu sagen: »Es gibt Dinge, die halten, auch wenn man gar nicht weiß, warum«.[191]

Es empfiehlt sich, den Trick ein, zwei Mal zu üben, bevor man ihn Klienten vorführt. Natürlich kann ein solches Modell in vielen Situationen zur Anwendung kommen, beispielsweise, wenn ein Klient erwähnt, er müsse ins Lot kommen, sein Gleichgewicht finden, verschiedene Aspekte seines Lebens in Balance bringen, nur ein Wunder könne ihm helfen, er stehe vor einer unmöglichen Aufgabe und anderes mehr.

191 Demonstriert wird das Phänomen z. B. in www.entdeckerlab.de/blog/zuendholz-gleichgewicht-experiment.

8.5 Therapeutisches Modellieren

Beim Therapeutischen Modellieren werden …

- Belastungen personifiziert aus dem Klienten herausgestellt und beschrieben (Subtraktionsverfahren),
- dissoziierte Belastungen in sich aufgetrennt (Subtraktion außerhalb des Klienten),
- Ressourcen personifiziert in den Raum geholt, beschrieben, als Identitätserleben erspürt und stabilisiert (Additionsverfahren),
- Personifizierte Belastungen außerhalb des Klienten in Ressourcen umgewandelt (Transformationsverfahren).

Um festzustellen, was sich durch die jeweilige Intervention verändert, werden Körperreaktionen beobachtet, und der Klient wird auf zielführend oder weniger zielführend empfundene Veränderungen in seinem Erleben hin befragt.

Beim Arbeiten im Videoformat oder per Telefon stellt der Klient die imaginierten Personen in seinem Raum auf. Der Therapeut braucht nicht zu wissen, wo sie sich jeweils befinden, sondern nur, wer da steht. In der Arbeit mit Paaren, Familien oder Teams ist es günstig, sich zu einigen, wo welche imaginierte Person steht, damit die Partner beim Ausprobieren von Standorten von denselben Plätzen ausgehen. Sitzen die Partner gemeinsam vor *einem* Bildschirm, erleichtert das die Arbeit. Befinden sie sich an unterschiedlichen Orten, kann vereinbart werden: »Stellen wir uns vor, Sie sitzen zusammen auf einem Sofa, Sie, Frau X, rechts, und Sie, Herr X links …«

Zahlreiche Beispiele zum Arbeiten mit der Methode des Therapeutischen Modellierens finden sich in den Abschnitten 2.3 und 7.3.[192]

192 Ausführliche Darstellungen des Vorgehens finden sich in Hammel 2019 sowie in Hammel et al. 2020, 74. Zu Paartherapie mit dem Therapeutischen Modellieren vgl. Kolodej 2016, 175 ff.; Hammel 2014b und Hammel 2019, 105 ff., 205 ff. und 260 ff.

8.5.1 Subtraktion von Symptomen

Die geläufigste Anwendung des Subtraktionsverfahrens besteht darin, körperlich, psychisch oder sozial beschriebene Symptome aus dem Klienten zu dissoziieren, ihn erleben zu lassen, wie er sich ohne diese fühlt und dieses Erleben zu stabilisieren oder im Gespräch mit ihm hilfreich weiterzuentwickeln.

Die Erschöpfte heraussetzen

Das folgende Vorgehen beruht auf dem Subtraktionsverfahren des Therapeutischen Modellierens (Dissoziation nach dem Prinzip »Probleme trennen«).

Eine 23-Jährige Frau aus Schottland erklärte, sie leide seit einer Covid-19-Infektion vor einem halben Jahr unter Long Covid. Wenn sie von »Long Covid« spreche, so fragte ich, ob sie ein »Already Long Covid« oder ein »Still Long Covid« meine, ob sie also sagen wolle, dass sie Corona »noch lang« oder »schon lang« habe. Ich sei dafür, dass wir uns auf ein »Already Long Covid« einigen. Wir könnten es auch »Post Covid Syndrome« nennen, also »Syndrom **nach** Covid«. Damit war sie einverstanden.

Die Frau teilte mit, dass sie seit einem halben Jahr krankgeschrieben sei, mit einer kurzen Unterbrechung vor vier Monaten, als sie versucht habe, die Arbeit wieder aufzunehmen. Sie leide unter Chronic Fatigue. Normalerweise sei sie den ganzen Tag aktiv und voller Energie. Sie sei ein positiver, lebensbejahender Mensch, arbeite gern und stelle sich bereitwillig neuen Herausforderungen. Dafür habe sie früher sieben Stunden Schlaf gebraucht. Nun müsse sie 12–14 Stunden schlafen, um einigermaßen fit zu sein. Danach könne sie etwa zwei Stunden aktiv sein. Dann ruhe sie sich eine halbe Stunde aus, um, wenn es gut gehe, nochmal zwei Stunden etwas tun zu können.

Ich bat sie, diejenige Person aus sich heraustreten zu lassen, die so ungeheuer müde sei. Sie ließ diese Person sich auf dem Sofa gegenüber hinsetzen und beschrieb mir, wie sie dort nach unten sinke wie ein Sack. Sie selbst richtete sich unwillkürlich ein wenig auf und wirkte wacher. Allerdings sah sie auch sehr traurig aus. »Ich habe den Eindruck, dass da etwas traurig ist. Wäre es okay, wenn sich die Traurige dort neben das Sofa stellt?«, fragte ich. Die Frau nickte und begann zu weinen. »Ich weiß nicht, was das ist. Ich weine normalerweise nie, schon gar nicht vor Leuten. Ich bin ein sehr starker Mensch, das sagen auch meine Freunde und meine Familie von mir. Jetzt bringen Sie mich zum Weinen!« »Lassen Sie uns einmal vorstellen, da wären mehrere Traurige in Ihnen. Wie viele können Sie sich vorstellen, wenn Sie es einfach aus dem Bauch heraus sagen?« »Fünf oder sechs.« »Schauen Sie sie einmal an! Wie alt sind sie? Haben Sie eine Idee, was für Themen sie so traurig machen?« Sie berichtete, es seien kindliche, jugendliche und erwachsene Versionen von ihr darunter. Sie selbst sei immer sehr selbständig gewesen. Ihre Eltern seien liebevoll und sie verstehe sich gut mit ihnen. Sie hätten beide aber auch immer viel gearbeitet. Die Frau erzählte, dass sie wenig Hilfe von anderen beanspruche, jedoch immer für andere da sei, dass ihr im Beruf keine Arbeit zu viel oder zu schwer sei und sie alles auf sich nehme, allerdings auch von ihrem Arbeitgeber sehr gefordert werde. In der Zeit vor der Krankschreibung sei das wohl auch zu viel geworden, inzwischen grenze sie sich aber mehr ab.

Während sie etwas zu den herausgestellten Traurigen, von ihrer Lebensgeschichte und Lebenshaltung erzählte, wurden ihre Bewegungen und ihre Stimme immer lebendiger. Gegen Ende der Stunde teilte sie mit, sie fühle sich viel wacher und fitter als zu Beginn. In der Folgestunde berichtete sie, sie könne nun nach neun Stunden Schlaf drei bis vier Stunden aktiv sein und unternehme in dieser Zeit mehr als vorher – kein Durchbruch, aber eine Verbesserung der Situation.

8.5.2 Unsichtbare Freunde

Die folgenden Interventionen sind eine Kombination von Subtraktionsverfahren und Additionsverfahren (sowie von Altersregression und Altersprogression): Die Personen werden jeweils erst aus der Klientin dissoziiert, da sie problemassoziiert sind, dann als Helferfiguren auf sie rückbezogen, da sie gleichzeitig besondere Ressourcen für die Klientin darstellen können. Ein Beispiel hierfür findet sich unter dem Titel »Die, die für andere da ist, ist jetzt für dich da (Die gute Mutter in dir)« in Abschnitt 3.1.4. Zur Veranschaulichung folgen hier weitere Gestaltungsmöglichkeiten.

Zwei Freundinnen

Zu hochbegabten Kindern sage ich sinngemäß: »Ich habe den Eindruck, ein Teil von dir spielt noch im Sandkasten und ein anderer diskutiert mit den Philosophen an der Universität. Mit den Gleichaltrigen verbindet dich gerade nicht so viel. Kann das sein?« Man kann fortfahren: »Das ist nicht immer angenehm, bei besonders begabten Kindern aber auch ein bisschen normal. Irgendwann gleicht sich das aus. Stell dir einmal vor, aus dir heraus tritt die, die verspielt ist wie ein kleines Kind und stellt sich links von dir hin. Schau sie einmal an: Wie steht sie da? Wie guckt sie? Nun stell dir vor, rechts tritt die aus dir heraus, die schon erwachsen ist, die sich viele Gedanken über das Leben macht und gerne philosophiert. Wie sieht sie aus? Die sind da rechts und links, du in der Mitte. Was fühlt sich bei dir jetzt anders an?«

Eine 16-Jährige erzählte, seit einigen Wochen reagiere sie panisch, wenn ihre Eltern außer Haus seien. Vor allem könne sie nicht ohne ihre Mutter sein. Das sei so, seit ihre Mutter wieder arbeitete und sie selbst nach der Schule bei einem Supermarkt jobbe. Ihre Eltern hätten wegen der vielen Arbeit nie viel Zeit für sie gehabt. Schon mit acht sei sie oft mit der Schwester allein gewesen. Ich erklärte, es könne sein, dass sie, bevor sie vollends erwachsen werde, noch ein bisschen Kindheit nachzuholen und bei Ihren Eltern Zuwendung zu tanken hätte. Sie könne ihrer Mutter ausrichten, sie brauche sich keine Sorgen machen, solle sie aber noch für einige Monate kräftig mit elterlicher Fürsorge nachbetanken. Sie könne sich einmal vorstellen, wie zur Rechten die aus ihr heraustritt, die schon erwachsen ist und zur Linken die, die noch ein Kind ist. Die Jugendliche berichtete, die rechts brauche nichts von ihr, aber die links brauche ihren Schutz. Ich lud sie ein, sich um sie besonders zu kümmern und fragte, ob die rechts sich auch um sie kümmern könne. Die Jugendliche beschrieb nun, dass die Erwachsene das sehr gut übernehme und sie den beiden zuschauen könne, wie sie eine gute Zeit miteinander verbringen.

Eine 49-jährige Frau erklärte, sie sei mit ihrer hormonellen Umstellung und mit der Frage nach ihrer Attraktivität und Weiblichkeit beschäftigt und habe noch nicht den rechten Umgang damit gefunden. Ich schlug ihr vor: »Stellen Sie sich vor, Sie stellen rechts neben sich die ›lovely old lady‹, die liebenswerte Oma, die Sie sein werden, und schauen Sie sich an. Jetzt stellen Sie sich vor, Sie stellen links aus sich heraus diejenige, die weiterhin hübsch und begehrenswert sein will und das auch ist, den Schwarm aller Männer, und sagen zu ihr: ›Du bleibst noch ein Weilchen bei mir!‹ Schauen Sie sie an! Sie stehen in der Mitte. Das sind Ihre Freundinnen. Sie brauchen sich nicht zwischen ihnen zu entscheiden. Sie können beide bei sich haben. Wie geht es Ihnen damit?« Die Klientin strahlte und sagte, es gehe ihr sehr gut dabei.

8.5.3 Subtraktion, Addition und Transformation realer und möglicher Personen

Im Sinne der Regel »Probleme trennen, Lösungen verbinden« wird beim Therapeutischen Modellieren das innere Bild von Menschen, die der Klient mit dem Problem assoziiert, aus ihm herausdissoziiert und in den Raum gestellt (Subtraktion). Menschen, die mit Ressourcen assoziiert werden, können in den Raum geholt und ihm an die Seite gestellt werden (Addition). Der Klient kann eingeladen werden, sich auf deren Position zu stellen und zu erleben, wie diese sich (mutmaßlich) fühlen. Mit einem Gruß kann sein Inneres aufgefordert werden, das, was hier an Ressourcen hilfreich ist, mitzubringen auf seinen Ausgangsplatz und in sein weiteres Leben hinüber zu holen – oder auf die Plätze weiterer Personen »aus seinem Kopf«, die diese Ressource benötigen (Transformation).

Der Klient (oder ein imaginierter Klon von ihm, den er im Raum umherschickt) kann zwischen den unsichtbaren Personen und sich selbst Information hin und her tragen:

- Hilfreiches Wissen: Der Skeptiker, den er eben noch in sich trug, kann informiert werden, wie gut es dem Klienten ohne dessen Einwände geht.
- Befinden: Der einsame Junge, der er früher war (oder der Burnout-Patient von heute oder sein strenger Vater) kann mit dem guten Erleben des Klienten gegen Sitzungsende angefüllt werden.

Diese Weitergabe geschieht nur mit lösungsassoziierten (stärkenden) Erfahrungen.

Problemassoziiertes (schwächendes) Erleben wird jeweils auf seinem Platz gelassen. Ist der Klient auf seinen Ausgangsplatz zurückgekehrt, kann er darauf hingewiesen werden, dass sich die herausgestellten Personen auch verändern, wenn sie erfahren, auf welche Art er und die jeweils anderen Personen sich mit Ressourcen gefüllt haben. Diese positive Veränderung kann erfragt und dadurch reihum bei den verschiedenen dissoziierten Personen und beim physisch anwesenden Klienten verstärkt werden.

Die inneren Bilder von realen oder möglichen Personen können auf vielfältige andere Weisen vom Ich-Erleben des Klienten dissoziiert oder mit ihm assoziiert werden oder in sich dissoziiert, voneinander dissoziiert, miteinander assoziiert oder in andere Bilder transformiert werden. Das folgende Beispiel zeigt einige Möglichkeiten auf.

Das Kind auf der Fensterbank

Eine 39-jährige Frau (ich nenne sie Kerstin) berichtete von ihrem unerfüllten Kinderwunsch, von den erfolglosen Versuchen mit Hilfe der Fortpflanzungsmedizin ein Kind zu bekommen und davon, wie sie hin und her gerissen sei zwischen Hoffnung und Aufgeben, Traurigkeit, Erstarrung und einer Vielzahl anderer Gemütszustände, die sich zu widersprechen schienen und teilweise zu einer Blockade ihrer Gefühle führten. Ihr Mann habe ein sehr positives Naturell und könne, anders als sie, gut mit der Situation umgehen. Ihr Ziel für die gemeinsame Arbeit sei, Leichtigkeit zu finden.

Ich lud sie ein, alle Kerstins, die wir unterscheiden konnten, aus sich herauszunehmen und bat sie, mir einige der markanteren Protagonistinnen näher zu beschreiben.

Dann forderte ich sie auf, ihren Mann gedanklich neben sich zu stellen und das Kind, das vielleicht noch komme oder vielleicht auch nicht, im Raum zu platzieren. Sie erklärte, es säße auf der Fensterbank und schaue sie an.

Aus der Überlegung heraus, dass bei ihrem Mann vielleicht Leichtigkeit zu finden sei, bat ich sie, sich dahin zu begeben, wo ihr Mann stand, um zu spüren, wie er sich fühle. Sie stellte sich dorthin und brach in heftige Tränen aus. Ihr sei gar nicht klar gewesen, wie tapfer ihr Mann sei und was er durchzustehen habe, erklärte sie.

Auf ihren Anfangsplatz zurückgekehrt teilte sie mit, diese Erfahrung sei für sie wertvoll gewesen, um die Liebe und den Beistand ihres Mannes noch mehr zu würdigen.

Nochmals forderte ich sie auf, mir das Kind auf der Fensterbank zu beschreiben, bat sie, ihr Gehirn zu grüßen, dass es alle Emotionen und sonstigen Körperreaktionen gut für sie reguliere und lud sie ein, sich auf den Platz des Kindes zu setzen, das aus der Zukunft, aus dem Himmel oder einem Raum aller Möglichkeiten gekommen sei.

Auf der Fensterbank sitzend baumelte sie mit den Beinen. Auf die Frage, was sie als das Kind von Kerstin ihren Eltern sagen wolle, erklärte es, ihm gehe es auf jeden Fall gut, sie bräuchten sich nicht so viel Gedanken machen, es werde alles gut werden.

Ich bat Kerstin, alles, was von dem Erleben des Kindes mitnehmenswert sei, mitzunehmen und auf ihren Ausgangsplatz zurückzukehren. Dort saß sie und baumelte mit den Beinen. Auf die Frage, was nun anders sei, beschrieb sie ein bemerkenswert leichtes, unbeschwertes Lebensgefühl.

Auf welche Art ihr Mann nun anders aussehe, wenn er diese Veränderung an ihr bemerke? »Auch erleichtert, frei und voller Energie«, war die Antwort.

Ich bat sie, sich nochmals dorthin zu stellen, wo er stand und das zu spüren.

Sie beschrieb mir den Zustand aus einer Innenperspektive. Ich ließ mir seine äußere und innere Haltung zu seiner Frau und zu dem Kind auf der Fensterbank beschreiben.

Wie das Kind reagiere, wenn es nun beide Eltern so viel glücklicher sehe, wollte ich wissen. Erwartungsgemäß ging es ihm nochmals besser. Und wie es für sie als Mann sei, das Kind nochmals glücklicher zu sehen? Auch nochmal besser …

Ich bat sie, alles, was sie von hier für mitnehmenswert erachte, mitzunehmen, auf ihren Ursprungsplatz zurückzukehren und mir zu berichten, was nun nochmals anders sei. Sie fühlte sich sichtlich wohl. Ob ihr klar sei, dass dieser Zustand gekommen sei, um zu bleiben, wollte ich wissen. Das denke sie schon. Sie wünsche nun etwas, weil sie sich immer noch irgendwie »unter Druck« fühle. Wir sprachen über das Entlüften der Heizung (vgl. »Heizkörper entlüften« in Abschnitt 9.1.2), worauf sie zufrieden erklärte, jetzt gehe es ihr gut. So beendeten wir die Arbeit.[193]

8.5.4 Draußensofa und Drinnensofa

Diese Intervention setze ich regelmäßig in der Paartherapie ein. Ein Paar schildert eine Situation, in der ein Partner für die beliebten, vielleicht auch sozial mehr respektierten, meist im »Draußen« verorteten Tätigkeiten »zuständig« ist, während der andere die weniger beliebten und ggf. sozial weniger wertgeschätzten Drinnen-Aufgaben ausübt. Oft hält der Mann die Draußen-Position inne und die Frau die Drinnen-Position, selten umgekehrt. Das Konfliktfeld ist auch bei schwulen und lesbischen Paaren verbreitet.

Beim Arbeiten im Videoformat gelten die in der Einleitung zu 8.5 genannten Hinweise.

1. Der Therapeut stellt zusätzlich zu den aktuellen Plätzen das Paars zwei Stuhlpaare einander gegenüber auf und definiert sie als »Draußensofa« und »Drinnensofa«.
2. Der Therapeut lässt den Mann einmal auf einem Sitzplatz des Draußensofas und die Frau diagonal gegenüber auf einem Stuhl des Drinnensofas sitzen. Er bittet beide, ihr körperliches und seelisches Erleben auf diesem Platz zu beschreiben.
3. Der Therapeut lässt beide Partner auf die genau gegenüberliegenden Plätze wechseln, also die Frau auf das Draußensofa, neben den Platz, wo ihr Partner vorher saß und den Mann auf dem Drinnensofa, neben den Platz, wo seine Frau zuvor saß. Er bittet beide um Rückmeldung zu ihrem emotionalen und körperlichen Empfinden.

---

193 Das Vorgehen, zwischen verschiedenen real existierenden bzw. imaginierten (möglichen) Personen zu wechseln, die Vorteile jeder Position den jeweils anderen Personen zu Gute kommen zu lassen und dieses Wohlergehen kreisförmig hochzuschrauben, wird in Hammel et al. 2020, 78 ff. bei Prüfungsangst eingesetzt. Dieselbe Strategie wird im Fallbeispiel »Das Kind auf der Fensterbank« in 8.5.3 gewählt.

4. Zur Vertiefung bittet der Therapeut die beiden gegebenenfalls, sich auf den Platz zu setzen, auf dem ihr Partner jeweils gerade gesessen hat und so ein plausibles Körpergefühl davon zu gewinnen, wie es ihm dort ergangen ist.
5. Der Therapeut bittet beide Partner, sich gemeinsam auf das Draußensofa zu setzen und erfragt ihr Erleben in dieser Position. Was sind die Vorteile? Gibt es auch Nachteile?
6. Der Therapeut bittet beide Partner, sich gemeinsam auf das Drinnensofa zu setzen und erfragt ihr Erleben in dieser Position. Was sind die Vorteile? Gibt es auch Nachteile?
7. Wenn Schritt 5. und 6. dies hilfreich erscheinen lassen, bittet der Therapeut beide Partner nochmals gemeinsam auf das Draußensofa und fordert sie auf, sich mit dem, was hier gut ist, vollzusaugen, dann gemeinsam aufzustehen, zum Drinnensofa zu gehen und dieses damit aufzufüllen.
8. Wenn das Paar dies wünscht, bittet er die beiden, sich auch mit den Vorteilen des Drinnensofas vollzusaugen und dieses zum Draußensofa zu bringen.
9. Der Therapeut fragt, auf welchen Positionen die Übung ausklingen soll. Wenn die Antwort nicht einfach sein sollte, bittet er die beiden, alles Hilfreiche mitzunehmen, zum Ausgangssofa zurückzukehren und von hier auf den Prozess zurückzublicken.

8.6 Therapeutische Grüße

Eine weitere Interventionsart sind Therapeutische Grüße.[194] Es handelt sich um eine Form wacher Ultrakurzhypnose auf der Basis Erickson'scher Hypnotherapie. Unterschieden werden dissoziative, assoziative, transformative und gemischte Grüße.

Lassen Sie uns mit einem Beispiel in das Thema einsteigen. Hier geht es um die Stabilisierung therapeutischer Ergebnisse gegen skeptische Instanzen, also mögliche Einwände innerer Stimmen oder

194 Eine ausführliche Darstellung der Wirkungsweise therapeutischer Grüße mit vielen Beispielen zur Methodik findet sich in Hammel 2017a.

äußerer Personen, deren Wort der Klient mehr Autorität zubilligen könnte, als dem des Therapeuten.

Die Erde dreht sich vorwärts

»Wenn ich das richtig sehe, geht es Ihnen deutlich besser als vorhin! Kann man das so sagen? Sagen Sie Ihrem Gehirn doch einen Gruß: *Das ist gekommen, um zu bleiben!*

Falls es in Ihnen gewissermaßen eine Person gäbe, die daran auch nur im Geringsten zweifelte, dann sagen Sie der auch einen Gruß: *Was neu ist, löst das Vorige ab.*

Wenn Sie auf Ihrem Computer ein neues Betriebssystem installieren, sagen Sie nicht: ›Das war da nie drauf, morgen läuft er bestimmt wieder mit Windows 97!‹

Wenn Sie auf Ihrem Handy eine App installieren, sagen Sie nicht: ›Die hält sich da nicht lange‹, sondern Sie erwarten mit Recht, dass sie dableibt, außer, wenn sie Ihnen nicht mehr gefällt und Sie sie löschen.

Wenn Sie sich ein Auto kaufen, wird die Garage morgen nicht leer sein, weil das Auto sich aufgelöst hat, weil es ja vorher so lange nicht da war. Wenn nebenan auf einer Wiese ein Haus gebaut wird, macht sich das nicht rückgängig, sondern es bleibt da und entwickelt sich weiter. Wenn Ihr Nachbar Ihnen erzählt, dass sein Hund gestorben ist, sagen Sie ihm nicht: ›Der war noch nie tot, morgen ist er wieder da!‹ Genauso natürlich, wenn der Hund Welpen bekommen hat: Die sind übermorgen immer noch da, und wenn der Nachbar sie verkauft, dann sind sie dort, wo er sie hingebracht hat. Sie verschwinden nicht, bloß weil es sie vorher nicht gab. Warum soll das bei Ihnen irgendwie anders sein, wenn Ihr Inneres eine neue Art zu leben gefunden hat, die ihm besser tut als das, was Sie vorher gelebt hatten?

Sagen Sie Ihrem Inneren einen Gruß: Die Erde dreht sich, immer vorwärts. *Was Sie entdeckt haben, bleibt bei Ihnen.*[195]

Es kann allerdings sein, und grüßen Sie Ihr Inneres bitte nochmals,

---

195 Strukturell ähnlich gestaltet ist die Intervention »Die Unruh« in Hammel et al. 2015, 77 f.

dass es sich weiterentwickelt, wie eine Knospe sich zur Blüte entfaltet, und wie aus der Blüte eine Frucht entsteht, die wächst und wächst und reift und reift.«

Der Gruß: »*Das ist gekommen, um zu bleiben!*« hat **assoziativen** Charakter; er verbindet ein Ressourcenerleben mit dem Ich- und Ist-Erleben und mit dem Erleben von Dauer (s. die Grafik zum Grundsatz »Probleme trennen, Lösungen verbinden in Abschnitt 1.3).

Der Gruß wird später bekräftigt in der Form: »*Was Sie entdeckt haben, bleibt bei Ihnen*«.

Der Gruß gibt der Serie der Beispielgeschichten eine zusammenfassende Bedeutung und lenkt die Aufmerksamkeit auf den Anfang zurück.

Der Gruß »*Was neu ist, löst das Vorige ab*«, hat **dissoziativen** Charakter; er trennt das hilfreiche aktuelle Erleben vom nicht hilfreichen (symptomatischen) bisherigen Erleben und damit die Erwartung (die »Zukunft«) von der Erinnerung (»Vergangenheit«). So wird der alte Kreislauf von Erinnerung, Erwartung und Erleben unterbrochen und ein neuer Kreislauf initiiert, in dem die Erwartung nicht auf Erinnerungen gründet, die intensiv (Trauma) oder lange (chronische Belastung) oder oft (wiederkehrende Belastung) erlebt wurden, sondern auf das, was aktuell erlebt wird (therapeutische Wirkung). Als Aspekt eines assoziativen Grußes wird impliziert, dass das, was jetzt ist, mit dem was kommt (Erwartung, Zukunft), identisch ist.

Die Wahl dieser Intervention an dieser Stelle begründet sich aus der Regel: »Je weniger Einwände der Klient am Sitzungsende gegenüber der Therapie hat, desto stabiler ist das Ergebnis« (Wirkfaktor 3 aus Abschnitt 2.1.1). Die Unterbrechung des Kreislaufes von Erinnerung, Erwartung und Erleben wird in Abschnitt 2.1.2 und in Kapitel 11 besprochen.

Die weiteren Beispiele dienen dazu, durch Anschaulichkeit (Wahrnehmbarkeit) Plausibilität zu schaffen. Der Wechsel zwischen verschiedenen Beispielen dient dazu, Diskussionen zur Übertragbarkeit der Beispiele gar nicht aufkommen zu lassen. Die Vielfalt der Beispiele lässt auch den Eindruck entstehen, als handle es sich um ein universales Gesetz, das umso weniger in Zweifel gezogen werden kann.

Der Gruß, *dass es sich weiterentwickelt,* hat **transformativen** Charakter. Angeboten werden Bilder einer wertvollen, zugleich unvermeidlichen, Weiterentwicklung des bereits Erreichten. Impliziert wird, dass das Gute bleibt und sich ganz von selbst ausweitet.

8.6.1 Dissoziative Grüße

Dissoziative Grüße verwende ich oftmals in der Traumatherapie, aber auch in der Therapie mit Allergien. Hier ist es nützlich, dass sich Menschen an frühere Zeiten, in denen sie allergisch reagierten, erinnern können, ohne dabei wieder den Beginn einer allergischen Reaktion zu zeigen, die sich in einer Art Panikspirale unwillkürlich zu einer vollen allergischen Reaktion entwickeln kann.

Körpererinnerung und filmische Erinnerung entkoppeln

Den folgenden Gruß verwende ich, wenn Menschen beginnen, in der Therapie über möglicherweise traumatische Erlebnisse zu sprechen oder wenn ich vermute, dass der Gesprächsverlauf dort hinführen kann.

»Sie können frei von den bisherigen Körperreaktionen und Emotionen Bilder davon sehen, wie es früher war. Ihr Inneres löst dafür die filmische Erinnerung von der körperlichen Erinnerung los, so dass Sie das eine ohne das andere haben. Richten Sie Ihrem Körper aus, dass er Ihnen das für unsere Arbeit und darüber hinaus bereitstellt!«

8.6.2 Assoziative Grüße

Der folgende Gruß schafft im Gehirn eine assoziative Verbindung, die vorher nicht bestanden hat. Ich setze ihn in der Therapie von Schlafapnoe ein.

Bei den ersten Vorzeichen (vorbewusste Anker)

»Sagen Sie bitte Ihrem Körper einen Gruß, er soll ab heute bei den ersten *Vorzeichen* einer nächtlichen Atemstockung besonders tief atmen, sodass Sie umso angenehmer weiterschlafen.«[196]

196 Hammel 2017a, 109.

Ähnlich kann bei Durchschlafstörungen, etwa im Zusammenhang mit Depression und Trauer, vorgegangen werden. Der Klient wird gebeten, seinem Körper auszurichten, er möge ab sofort bei den ersten Vorzeichen dieses Erwachens konsequent und immer konsequenter tiefer schlafen, statt, wie vorher, aufzuwachen.[197]

8.6.3 Transformative Grüße

Es folgt ein Beispiel für einen transformativen Gruß, also für eine Kurzintervention, deren Ziel es ist, in allmählichen Übergängen ein belastendes oder Komplikationen erzeugendes Erleben in ein weniger symptomatisches oder lösungsassoziiertes umzuwandeln.

Häufig geschieht dies in der visuellen Imagination, also mit inneren Filmen. Möglich ist aber auch eine Transformation von akustischen (verbalsprachlichen oder klanglichen) oder körperlichen und emotionalen Erfahrungen. Hier werden Körpersymptome in Emotionen transformiert. Das Vorgehen bewährt sich bei sehr vielen Symptomen, unter anderem bei verschiedenen Hauterkrankungen.

Fallbeispiele zum Transformieren von Symptomen in Emotionen mit anderen therapeutischen Techniken finden sich am Ende von Abschnitt 8.7.4.

Weitere transformative Grüße finden sich am Ende der Geschichte »Seesturm und Eismeer« in 3.3.2, im Fallbeispiel »Das Kind auf der Fensterbank« in 8.5.3 und in der Intervention »Unbewusste Übungseffekte ankündigen« in 9.4.

Symptome in Emotionen transformieren I

In den zwei Tagen nach meiner ersten Corona-Impfung erlebte ich Schwindel, Übelkeit, Mattigkeit, Kopfschmerzen und eine kurze, aber extrem heftige Phase von Schüttelfrost. Bei der zweiten Impfung teilten mir zwei Ärzte mit, es könnte starke Reaktionen geben. Ich würde vermutlich zwei bis drei Tage Symptome wie bei einer Grippe haben. In Gedanken sagte ich zu meinem Körper: »Bitte transformiere jedes Symptom, das auch nur ansatzweise auftritt, in

---

197 Ibid., 107f.

eine Emotion.« Zeitweise verspürte ich ein leichtes Schwitzen, ein wenig Müdigkeit sowie leichte Vorstufen von Kopfschmerz und Schwindel und ein unauffälliges Brennen an der Impfstelle. Hätte ich nicht darauf geachtet, wäre mir all das wahrscheinlich gar nicht aufgefallen. Mehrmals erlebte ich Wellen von Traurigkeit, die allerdings, so, wie sie kamen, auch bald wieder gingen. Bei der dritten Impfung wiederholte ich das Vorgehen. Dieses Mal war die Traurigkeit noch ausgeprägter, während ich körperlich fast symptomfrei war – eine Reaktion, mit der ich gut umgehen konnte. Thematisch bezog sich die Traurigkeit auf früher durchlebte Erkrankungen, deretwegen ich mit Blick auf Corona als Risikopatient gelte.[198]

Anderen Menschen, die zur Impfung gehen, gebe ich mit auf den Weg: »Sagen Sie Ihrem Inneren doch einen Gruß, dass es von Anfang an jedes Symptom einer etwaigen Impfreaktion vorbewusst und unwillkürlich in eine Emotion umwandelt! Das kann Traurigkeit oder Ärger, Wehmut oder Einsamkeit sein. Wenn Sie möchten, können Sie darauf achten, welche Emotionen kommen und woran diese Sie erinnern.«

Auch Erickson kannte Methoden, um mit wenigen Worten Symptome in Emotionen umzuwandeln. Einmal kam eine Frau mit Schuppenflechte in seine Praxis. Er sah sich die befallene Stelle an und sagte: »Sie haben nur ein Drittel so viel Schuppenflechte, wie Sie glauben … Sie haben ein wenig Schuppenflechte und viele Emotionen.« Die Frau war zwei Wochen wütend auf ihn, bis ihr auffiel, dass die Schuppenflechte verschwunden war.[199]

Das Vorgehen in den genannten Fällen beruht auf der Anwendung des Prinzips von Wirkfaktor 6 aus Abschnitt 2.2.1.

198 Die erste Impfung erfolgte mit dem Impfstoff von Astra Zeneca, die zweite drei Monate später mit dem Vakzin von Biontech/Pfizer, die dritte nochmals sechs Monate später ebenfalls mit Biontech/Pfizer.

199 Rosen 2000, 190f.

8.6.4 Gemischte Grüße

In vielen Grüßen werden dissoziative, assoziative und transformative Suggestionen gemischt angeboten. Hier zwei Beispiele von Grüßen für Klienten, die über Erlebnisse zu sprechen beginnen, die anscheinend traumatisch auf sie gewirkt hatten.

Nichts nimmt überhand

»Können wir mit Ihrer Seele vereinbaren, dass, wohin wir auch gehen, nichts je überhandnimmt, keine Emotion und keine Körperreaktion (**dissoziativ**), sondern, dass Ihre Seele Sie immer wieder in Ihr Wohlbefinden führt (**assoziativ**) und alles ausgezeichnet reguliert (**transformativ**)?«

Gelassen an das Schlimme denken

»Sagen Sie Ihrem Gehirn bitte, dass es dafür sorgt, dass Sie mit bemerkenswerter Ruhe und Gelassenheit (**assoziativ**) auch an Dinge denken können, die bisher (**dissoziativ mit Blick auf die Vergangenheit**) höchst unangenehm hätten sein können (**dissoziativ mit Blick auf die Wirklichkeit**)! Ihr Gehirn kann das.«[200]

8.7 Therapeutische Rituale

Gemäß der Regel »Je wahrnehmbarer die Therapie ist, desto wirksamer ist sie« (Wirkfaktor 1 in Abschnitt 2.1.1), können Gegenstände und Handlungen mit symbolischem Charakter veranschaulichen, was in der Therapie geschehen soll. Die größere Anschaulichkeit verstärkt die Intensität der Erinnerung (und damit deren gefühlte Relevanz), die als Grundlage für neue Erwartungen dient, aus denen sich das künftige Erleben konstituiert.

> Rituale sind Verdichtungen von Abläufen, die sich im Sinne einer komprimierten, kollektiven und symbolischen Handlung wiederholen. Als solche gehören sie in die Traditionen aller

200 Hammel 2017a, 66f. (Hervorhebungen in Klammern sekundär hinzugefügt.)

Kulturen, ja, sie stellen vielleicht auch die älteste Form der Psychotherapie dar … In gewisser Weise ist Psychotherapie selbst auch eine Form des Rituals, das Klienten einen Statusübergang vom Problemzustand zum Nicht-Problemzustand ermöglicht und dafür einen Rahmen vorgibt …[201]

8.7.1 Technische Rituale

Technikmetaphern lassen sich ausgezeichnet in gegenständliche Symbole und handlungsorientierte Rituale übersetzen.

Den Kühlschrank abtauen

Eine Frau bat um sexualtherapeutische Unterstützung. Auf die Frage, warum sie mich als Therapeuten wünsche, sagte sie: »Sie arbeiten doch nach Milton Erickson, und zu dem kam einmal eine Frau und sagte, sie sei frigide (englisch ›frigid‹). Er hat sie nach Hause geschickt mit der Aufgabe, ihren Kühlschrank (englisch ›fridge‹) abzutauen. Das hat ihr geholfen. Ich dachte, so einen Therapeuten will ich auch«.[202]

Ob das denn ein Ritual sei, fragte eine Leserin. Wenn es der technischen Funktion und der Hygiene des Geräts dienen sollte, ist es wohl keines. Als ärztliche Vorschrift, die befolgt wird, um die Heilung voranzubringen, wohl schon. Ich würde es als Schwellenritual auffassen, das das Alte vom Neuen unterscheidet und in einer symbolischen Handlung den Übergang in einen neuen Zustand markiert. Der Kontext macht in diesem Fall den Unterschied.

Die Klinke ölen

Inszenierte und damit physisch erfahrbare Metaphern (Realmetaphern, *living metaphors*)[203] können auch *innerhalb* einer Therapiesitzung eingesetzt werden. Ein Arzt erzählte mir:

---

201 Schlippe & Schweitzer 1996, 190.
202 Das klingt nach Erickson. Trotz eingehender Recherche konnte ich keine Quelle dazu finden.
203 Hammel 2006, 163; Hammel 2009a, 353 f.

Ich hatte eine Frau in Behandlung, die Arthrose in den Daumen hatte. Nach einer Behandlung mit einem pflanzlichen Arzneimittel aus Teufelskralle war der eine Daumen schon viel besser, der andere aber war noch ziemlich unbeweglich und schmerzte bei jedem Bewegungsversuch. Ich gab ihr noch eine homöopathische Spritze und ging mit zur Tür, um die Frau zu verabschieden. Die Türklinke quietschte schrecklich. Das tat sie schon lange, aber dieses Mal störte es mich aus irgendeinem Grund. Während wir noch im Gespräch waren, holte ich einen Spray für das Scharnier. Ich sprühte das Gelenk der Klinke ein und bewegte die Klinke mehrmals hin und her. Während ich das tat, fiel mir auf, dass die Frau ihren Daumen gleichzeitig ebenfalls hin und her bewegte. Das hat mich fasziniert. ›Gucken Sie mal, Ihr Daumen ist genau wie die Türklinke‹, habe ich gesagt. Dann habe ich die Klinke noch einmal bewegt und gesagt: ›Jetzt quietscht es nicht mehr.‹ ›Ja, und es tut auch nicht mehr weh‹, sagte die Frau und bewegte ihren Daumen hin und her.[204]

8.7.2 Fürsorgerituale

Fürsorge für Haustiere, Zimmerpflanzen oder ein Stück Natur im Freien kann ein anschauliches Modell sein für gute Selbstfürsorge, für Heimat, für Zugehörigkeit, also die Fähigkeit, im Geben und Nehmen mit anderen verbunden zu sein und für die Zuversicht, auf eine lange und lebenswerte Zukunft hin zu leben.

Aus Scheiße Rosen machen

Dieses Ritual gibt es in unterschiedlichen Versionen. Das erste Beispiel bezieht sich auf eine Frau, die mehr für andere als für sich tat und auch viel mehr von anderen als von sich hielt, das zweite auf einen 10-Jährigen Jungen, der einkotete (Enkopresis).

»Ich stelle mich immer gegenüber anderen hintan, und was ich mache, finde ich Scheiße, und wenn andere mich dann Scheiße behandeln, denke ich, sie haben Recht!« erklärte eine Kollegin.

---

204 Hammel 2011, 60.

»Ich denke ja, du bist eine Rose. Aber da werden wir uns vielleicht nicht einig«, antwortete ich. »Weißt du, was Skatol ist?« »Nein.« »Skatol ist ein Duftstoff, der in der Parfümindustrie verwendet wird. Skatol ist der Stoff, der Rosen duften lässt. Skatol ist aber auch genau der Stoff, der Scheiße stinken lässt.[205] Auf die Dosis kommt es an. In Amerika gibt es die Redensart: ›aus Scheiße Rosen machen‹.[206] Hast du einen Garten?« »Ja. Da ist auch ein großer Rosenbusch!« »Ich habe eine Aufgabe für dich. Kauf dir einen Sack Dünger, Guano oder so was mit Scheiße drin. Dünge deine Rosen damit und schau, was dann passiert!«

Zwei Jahre später erwähnte die Kollegin in einer E-Mail rückblickend, es habe ihr gut getan, »dass ich meine Rose düngen konnte und sie es mir mit einer wunderschönen weißen, lichten Blütenpracht dankte«.

Die Mutter, die mit ihrem Sohn eine Landkarte der Guano-Inseln gemalt hatte (Abschnitt 8.3.2), teilte einige Zeit später mit, das Problem mit dem Einkoten sei viel besser geworden, aber noch nicht gut. Ich bat sie, mit dem Jungen in den Gartenmarkt zu fahren und einen Sack Guano-Dünger und zwei Zimmerpflanzen zu kaufen. Die eine der Pflanzen sollen sie mit Guano düngen, die andere nicht. Beide sollen sie auf das Fensterbrett im Zimmer des Jungen stellen und regelmäßig gemeinsam wässern. Die Mutter berichtete einige Zeit später, sie habe mit dem Jungen drei etwa gleich aussehende Pflanzen gekauft. Die eine erhielt nur Wasser, die zweite einen Löwenzahn-Johannisbeeren-Brei, den der Junge empfahl, die dritte Guano. Einige Wochen später war erste Pflanze eingegangen, die zweite habe überlebt und die dritte geblüht. Der Junge gab in dieser Zeit das Einkoten auf.

---

205 »Der Geruch von Fäkalien ist vor allem auf Skatol zurückzuführen … Skatol hat in hoher Verdünnung einen reinen, nebengeruchsarmen Geruch nach Rosen und wird in Spuren in der Parfümerie verwendet«, https://de.wikipedia.org/wiki/Skatol.

206 Ursprünglich hieß das Idiom: »fall into shit and come up smelling like roses«, heute wird es meist verkürzt: »come up smelling like roses«. Eine Variante ist: »turn shit into roses«.

8.7.3 Rituale von Abschied und Neubeginn

Rituale von Abschied und Neubeginn können Klienten dabei helfen, in einer neuen Lebenssituation ihre Rolle und Identität zu finden, Vermischungen von Traurigem und Schönem zu entflechten, sich abzugrenzen und über Raum, Zeit und auch über die Begrenzung des Todes hinweg Zugehörigkeit zu erleben.

Die Nabelschnur durchschneiden

Dieses Ritual habe ich mehrmals eingesetzt, wenn Frauen sagten, sie seien »noch nicht abgenabelt«, also eine Ablösung von der Mutter im Raum stand. Hier ein Beispiel:

»Meine Mutter ist 82, aber soweit recht fit. Sie jammert viel, und ich springe dann immer und tue alles, damit es ihr gut geht. Aber es hilft gar nichts. Danach jammert sie immer noch. Ich ärgere mich über mich selber, dass ich so abhängig von ihr bin. Ich bin irgendwie noch nicht recht abgenabelt.«

»Einen Augenblick«, antwortete ich, verließ den Raum und kam ein paar Minuten später mit einigen Utensilien wieder, genauer gesagt mit einer Schere, einer Schnur und zwei Wäscheklammern. Die Wäscheklammern klemmte ich an die Schnur, welche ich über meine Knie legte. »Wer soll die Nabelschnur durchschneiden, Sie oder ich? Oder ich als Ihre Mutter?« Ich legte die Schere an die Schnur, hielt einen Moment inne und schnitt die Schnur durch. Die Klientin atmete mehrmals tief durch, als sei etwas Einschneidendes geschehen. Sie schaute ergriffen, und ihre Stimme klang berührt, während sie mitteilte, dass das etwas »mit ihr gemacht« habe und sie sehr bewegt sei.

In der nächsten Sitzung teilte sie mit, dass dieses Ritual ihre innere Haltung ihrer Mutter gegenüber verändert habe und sie sich freier fühle.

Ich habe ein solches Ritual noch zweimal in ähnlichen Situationen mit anderen Klienten durchgeführt, einmal in physischer Begegnung und einmal in einem Videotelefonat. Jedes Mal war die Wirkung bemerkenswert.

Heimaterde tauschen

Die folgenden Rituale setze ich in Therapien ein, in denen Migration oder Trauer (und manchmal eine Kombination von beidem) eine zentrale Rolle spielten.

Einer Migrantin, die unter Heimweh litt, bat ich: »Wenn Sie das nächste Mal Ihre Verwandten in Russland besuchen, nehmen Sie eine Handvoll Erde aus Ihrem Garten hier mit und bringen Sie sie dort in einen Garten, den Sie lieben. Sprechen Sie mit der Erde und geben Sie ihr Ihren Segen, auf dass sie Pflanzen und Tieren Gedeihen bringt. Dann nehmen Sie eine Handvoll Erde von dort und bringen Sie sie nach Deutschland, in Ihren Garten oder in einem Blumentopf in der Küche. Geben Sie auch dieser Erde Ihren Segen, dass sie Gedeihen bringen möge. Wenn Sie wollen, können Sie etwas da hineinpflanzen, es wässern und schauen wie es wächst.«

In einer anderen Situation habe ich eine Frau gebeten, eine Blume von zuhause mitzubringen und auf das Grab eines in der Ferne bestatteten geliebten Menschen zu setzen. Umgekehrt könne sie einen Stein, etwas Erde oder eine Pflanze von dessen Grab mitnehmen und daraus einen kleinen Gedenkort bei sich zuhause gestalten.

Neueinweihung

Rituale wie dieses habe ich initiiert, wenn ein Mensch zwischen Sehnsucht nach dem früheren Partner und Wut auf ihn hin und her gerissen ist und trotz der komplizierten Gefühlslage weiter in dem Haus lebt, wo alles an diesen Menschen erinnert.

»Jedes Bild, jede Wand, jedes Möbelstück im Haus erinnert mich an meinen Exmann. Ich möchte ihn vergessen und etwas Neues anfangen, aber alles erinnert mich an ihn, und Umziehen geht aus praktischen und finanziellen Gründen nicht.«

»Ich habe eine Bitte an Sie: Kaufen Sie sich eine Sprühflasche, so eine mit Zerstäuber. Füllen Sie sie mit Wasser. Laden Sie für einen Nachmittag oder Abend die Menschen zu sich ein, die Sie lieben und die Ihnen wichtig sind, und geben sie ihnen ein kleines Stück saugfähiges Papier. Bitten Sie sie, einen Segen oder ein gutes Wort für Sie darauf zu schreiben und es Ihnen wieder zu geben. Kaufen Sie sich ein Duftöl mit einem Geruch, den Sie lieben. Träufeln Sie etwas davon auf jeden Zettel. Dann legen Sie die Zettel in die Sprühflasche und schütteln Sie sie. Dann gehen Sie gemeinsam durchs Haus und weihen Sie es neu ein. Vielleicht kann jemand von ihren Freunden Musik dazu machen oder singen. Oder Sie verteilen Topfdeckel zum Krach machen, damit Sie miteinander die Geister der Vergangenheit vertreiben. Nehmen Sie die Flasche und sprühen Sie das ganze Haus damit ein, jeden einzelnen Raum.«

8.7.4 Heilrituale

Heilrituale können helfen, die Möglichkeit des Körpers, sich selbst zu regulieren und zu regenerieren, wahrnehmbar zu machen und dadurch zuweilen Symptome und Erkrankungen schnell und nachhaltig zu reduzieren oder zu heilen.

Symptome aus dem Körper ziehen

»Darf ich Ihnen das gerade einmal herausziehen?«, sage ich manchmal zu Menschen mit Nacken- oder Rückenschmerzen, Verspannungen oder Missempfindungen unter anderem im Nacken und Rückenbereich, während ich meine Arme in ihre Richtung ausstrecke, als wollte ich etwas ergreifen. Mit einer freundlichen Mischung von Ernst und Humor warte ich, bis ich ein Kopfnicken oder ein »Ja« von ihnen erhalte. Dann ziehe ich pantomimisch Material aus ihrem Rücken, als ob ich ein Fischernetz aus dem Meer holte. Allmählich werden die Bewegungen leichter, bis mit einem kleinen Ruck das letzte Etwas aus dem Rücken entfernt ist. Zuweilen untermalen angestrengte Geräusche und Blicke das Programm. Manchmal wickle ich das Material um den Arm, um eine gedachte Seilwinde oder auf eine Kabeltrommel, und oft werfe ich es direkt vor dem Klienten auf den Boden. Meist lasse ich mir das, was da liegt, von ihm nach Material, Struktur und Farbe beschreiben. Dann frage ich, wie es seinem Rücken geht. »Viel besser! Aber es ist noch etwas da …« ist die häufigste Antwort. So wiederhole ich das Vorgehen noch drei bis sechs Mal. Die Farbe und oft auch das Material und die Struktur des entnommenen Etwas verändert sich, und bei genauem Nachfragen stellt sich heraus, dass auch die jeweils verbleibenden Restsymptome nicht exakt dieselben sind wie zuvor. Sie werden schwächer, fühlen sich anders an, verlagern sich vom Zentrum der vorher symptomatischen Region an die Ränder, usw.

Mehrfach habe ich Klientinnen Tinnitustöne als Strahlen oder Fäden »aus dem Ohr gezogen«. Zuvor besprachen wir, wie die Töne aussähen, wenn sie sichtbar wären. Wiederholt fanden solche Interventionen im Videosetting statt. Den Klienten bot ich an, dass ich, »wenn Sie erlauben, einfach mal durch den Bildschirm herübergreife und das herausziehe«, was bemerkenswerterweise ohne Diskussion akzeptiert wurde.

Von Menschen, die kein Problem mit körperlicher Nähe und unkonventionellen Behandlungsformen haben, erbitte ich zuweilen die Erlaubnis, einen Kopfschmerz oder Druck auf den Augen »aus ihnen zu ziehen«. Ich lege eine Hand auf die betroffene Stelle und ziehe, als wolle ich Knetmasse oder eine schleimige Substanz aus ihrem Kopf ziehen. Manchmal bitte ich sie darum, mitzuhelfen, indem sie den Schmerz in meine Hand schicken. Die Hand schüttele ich anschließend mit einem Ausdruck von Schauder und Widerwillen aus. Dann erkundige ich mich, wie es ihnen jetzt geht und wiederhole die Prozedur nach Bedarf in Varianten. Die symptomreduzierende Wirkung des Verfahrens ist den Rückmeldungen nach deutlich erfahrbar.

Was ich bestreiche

Dieses volksheilkundlich überlieferte Ritual wird unter anderem bei Menschen mit Warzen, verschiedenen Hauterkrankungen und inneren Erkrankungen eingesetzt.

Meine experimentelle Praxis führt zu dem Ergebnis, dass es in der Regel funktioniert.

Wissenschaftliche Untersuchungen zu seiner Wirksamkeit gibt es vermutlich nicht.

Menschen mit Warzen können darum gebeten werden, ein altertümliches Ritual zu vollziehen. Es stammt aus dem Repertoire der Braucherinnen, also von Frauen (selten Männern), die im magisch-religiösen Brauchtum der Volksheilkunde unterwiesen sind, welche auf schamanische Traditionen im mitteleuropäischen Raum zurückgeht. Gelernt habe ich es von einer älteren Heilpraktikerin, die angab, es in ihrer Jugend bei einer alten Frau in Bayern kennengelernt zu haben. Dort wird das Vorgehen in manchen Familien seit Generationen praktiziert und auch für innere Beschwerden verwendet.

Die Betroffenen werden aufgefordert, ihren Zeigefinger zu lecken, damit kreisförmig über die Warze streichen und laut zu sagen: »Was ich bestreiche, weiche!« Dasselbe sollen sie mit dem Mittelfinger und dem Ringfinger vollziehen und so lange dreimal täglich vollziehen, bis die Warze verschwunden ist. Eine andere Form des Spruches lautet: »Was ich sehe, das vergehe, was ich streiche, das erweiche.«[207] Wieder eine andere regionale Form des Rituals sieht so aus: Der Mensch, der eine Warze loswerden möchte, soll bei zunehmendem Mond täglich (oder nächtlich) zum Nachthimmel schauen, sich über die Warze streichen und sagen: »Was ich sehe, nehme zu. Was ich bestreiche, nehme ab.«[208]

Interessant an der letztgenannten Version des Rituals ist, dass es die Ambivalenz von Symptomen aufgreift: Wären sie nicht für etwas gut oder hätten mindestens eine gute Intention, wären sie nicht entstanden oder würden nicht bleiben. Wären sie aber wünschenswert, so wollte man sie nicht weghaben (vgl. die Ausführungen in Abschnitt 3.3.1). Diese Ambivalenz oder Doppelbindung wird in einer therapeutischen Gegendoppelbindung dissoziiert: Der Wunsch, zuzunehmen und zu bleiben, wird mit dem Mond verkoppelt und damit anschaulich und plausibel von der Warze entkoppelt, der Wunsch, abzunehmen, wird mit der Warze verknüpft.[209]

---

207 Herz 2010, 66. Dort finden sich weitere Gebete und Rituale zur Warzenbehandlung in dieser Tradition. Im deutschsprachigen Raum finden sich Reste dieses Brauchtums unter anderem noch in den Alpenregionen.

208 Die Variante folgt der Mitteilung einer anderen Seminarteilnehmerin, in deren bäuerlich geprägter Familie das Ritual seit mehreren Generationen in dieser Form vollzogen wird.

209 Dazu passt Paul Watzlawicks Betrachtung, dass Gegensätze in Systemen einander ausbalancieren und stabilisieren (System 1. Ordnung: Menschlicher Körper mit Warze). Eine grundsätzliche Auflösung stabiler Zustände innerhalb eines solchen Systems ist dann möglich, wenn eine Lösung gefunden wird, die nicht innerhalb des betreffenden Systems (Körper), sondern in einem hierarchisch übergeordneten System (System 2. Ordnung: Erde mit Mond als Umgebung des Menschen) begründet ist. Watzlawick et al. 1974 99 ff.

Die Methode habe ich zunächst mehrmals bei mir selbst mit Warzen und Lipomen erprobt[210] und dann an andere weitergegeben. Die Dauer der Behandlungen bis zum völligen Verschwinden dauerte zwischen drei Tagen und zwei Wochen, bei einer Dornwarze an der Fußsohle drei Wochen. In einem Fall übersetzten wir den Reim ins Französische. Auch hier war das Ergebnis voll zufriedenstellend.

Auch in der Hypnotherapie werden Warzen »besprochen«,[211] nur dass hier nicht eine spirituelle Welt, sondern »Suggestion« als heilendes Prinzip zugrunde gelegt wird.

Handauflegen

In einer säkularisierten Gesellschaft sind Rituale wie Handauflegen, Gesundbeten und Segnen nicht unbedingt anschlussfähig. Sie entsprechen nicht den Erwartungen, die man an einen Psychotherapeuten, Arzt oder Coach heranträgt. Damit ist nichts über die mögliche Wirksamkeit solcher Rituale gesagt, sondern über Rollenerwartungen, das heißt, über die Möglichkeiten durch ein gutes Pacing eine gelingende Therapie zu gestalten. Bei einem Kind im Vorschulalter kann ein solches Ritual angemessen sein, für christlich orientierte Menschen ebenfalls. Möglich ist es auch, ein solches Ritual für unsere Zeit neu plausibel und damit nützlich zu machen …

Der Therapeut kann zum Klienten sagen: »Ein Trauma oder ein Konflikt ist oft besonders belastend, wenn niemand da ist, der uns in dieser Zeit unterstützt. Irgendwann versucht man das Problem auszublenden und zu vergessen. Manchmal sucht es sich dann einen Platz im Körper, etwa eine angeborene Schwachstelle oder einen Platz mit einem symbolischen Wert. Ich weiß nicht, ob man das ein Zuhause oder ein Gefängnis nennen soll. Dort produziert es Symptome, manchmal Jahre oder Jahrzehnte lang, bis sich jemand um den Bewohner und seine Bedürfnisse kümmert. Trauma besteht aus Ohnmacht und Einsamkeit, und Konflikte bestehen daraus, dass man essentielle Bedürfnisse nicht verwirklichen kann, weil die Verwirklichung anderer Bedürfnisse dem entgegensteht.

---

210 Vgl. Hammel 2009a, 64 f.

211 Olness & Kohen 1996, 272 f., 397 ff., Hammond 1990, 223 ff.

»Wenn es recht ist, lassen Sie uns einmal etwas Ungewöhnliches tun. Darf ich meine Hand über diese Stelle legen, die bisher nicht heilen wollte? Stellen Sie sich diese Hand als Wärmestrahler vor für Willkommen und Annahme, Liebe und Respekt, für das, was Ihnen gefehlt hat in der Zeit, als das Symptom entstanden ist, oder auch vorher schon, vielleicht als kleines Kind, vielleicht schon bei den Eltern und Vorfahren, wer weiß. Wenn Sie erlauben: Lassen Sie uns diese Wärme, dieses Willkommen, diese Achtung Ihrer Würde herbeirufen wie einen Segen aus der Welt der Liebe, damit es in Ihrem Körper eine Heimat findet, da, wo es gebraucht wird: Aus der unsichtbaren Welt, wo Liebe ist, rufen wir diesen Strom von Wärme an diese Stelle ihres Körpers, wo sich etwas niedergelassen hatte wie unterdrückte Wut oder Trauer oder Einsamkeit oder Angst ... immer mehr ... immer mehr ... immer mehr ... Was verändert sich jetzt?«

Der Therapeut erzeugt Plausibilität für die Wirksamkeit des Vorgehens, indem er auf das Prinzip verweist, das als Wirkfaktor 6 in Abschnitt 2.1.1 beschrieben wurde. Zweifellos hat auch eine intuitiv empfundene Plausibilität, die sich mit diesem Jahrtausende alten Ritual verbindet, eine Wirkung. Wirkungsweisen, die eher mit spirituellen als mit psychobiologischen Worten zu beschreiben wären, sollen hier weder bestritten noch spekulativ behauptet werden.

Bei der Arbeit im Videoformat teilt der Therapeut mit: »Wenn es für Sie in Ordnung ist, lege ich einmal meine Hand auf diese Stelle« und deutet die Geste pantomimisch an. »Spüren Sie bitte in Gedanken, wie meine Hand da liegt. Können Sie das fühlen?«

Ein weiteres Beispiel für Handauflegen in der therapeutischen Arbeit wurde eben schon unter der Überschrift »Symptome aus dem Körper ziehen« beschrieben.

Symptome in Emotionen transformieren II

Eine Teilnehmerin eines Videoseminars teilte mir mit, sie habe sich mit Covid-19 infiziert. Es gehe ihr schon wieder viel besser, sie leide aber noch unter Kopfschmerzen, rauem Hals, belegter Stimme und einem Gefühl permanenter Müdigkeit. Außerdem schwitze sie viel und habe zeitweise erhöhte Temperatur.

Ich bat sie, sich vorzustellen, die Kopfschmerzen in eine Emotion zu transformieren und diese Emotion zu spüren. Was nun aus ihren Schmerzen geworden sei? Die seien viel weniger geworden, nur ein Druck sei noch vorhanden. Ich bat sie also, auch diesen Druck in eine Emotion zu verwandeln und diese zu spüren. Dann bat ich sie, die Müdigkeit in eine Emotion oder etwas Ähnliches zu transformieren und mir mitzuteilen, was sie dann spüre. Dann bat ich sie, den rauen Hals und die belegte Stimme in Emotionen zu verwandeln und zu spüren, worum es sich handle. Schließlich bat ich sie, das Schwitzen und die erhöhte Temperatur in Emotionen zu verwandeln und diese zu fühlen.

Zwischendurch fragte ich, mit welchen Lebensthemen, Personen und Ereignissen aus der jüngeren Zeit sie die emotionalen Reaktionen assoziiere, und es entstand ein Gespräch über belastende Situationen, die sie in der letzten Zeit beschäftigt hatten.

Welche Symptome sie jetzt noch habe, fragte ich die Teilnehmerin.

»Keine«, antwortete sie mit ungläubig-erstaunter Miene. Auf Nachfrage einen halben und einen ganzen Tag später gab sie an, dass dies weiter so geblieben sei.

Die Effektivität des Vorgehens beruht wiederum auf Wirkfaktor 6 in Abschnitt 2.2.1.

Eine andere Teilnehmerin desselben Seminars litt unter Reaktionen auf eine Covid-19-Impfung. Dasselbe Vorgehen, ergänzt um das Herausstellen derjenigen Personen in ihr, die Kopfweh, Schüttelfrost, Armschmerzen, etc. erlebten (also dem Subtraktionsverfahren aus dem Therapeutischen Modellieren), führte auch bei ihr in kurzer Zeit zu Symptomfreiheit, die auch bei Seminarende zwei Tage später bestand.

Möglicherweise lassen sich die höchst unterschiedlichen Verläufe von Covid-19-Erkrankungen und die unterschiedliche Stärke von Impfreaktionen zum Teil mit Dispositionen erklären, die mit biographischen Erlebnissen assoziiert sind.

KAPITEL 9

Abschluss und Folgestunde

Wenn sich die Sitzung dem Ende zuneigt, kann die Aufmerksamkeit sich darauf richten, was erreicht wurde und wie es weitergeht:

- Wieweit wurden die Ziele des Klienten für die Sitzung erreicht?
- Was fehlt gegebenenfalls?
- Welche neuen Ziele sind gegebenenfalls in den Blick gerückt?
- Welche Fragen oder Bedenken hat der Klient mit Blick auf das Ergebnis?
- Wird etwas benötigt, um das Erreichte gegen innere Zweifel und die Skepsis anderer einflussreicher Personen im System des Klienten abzusichern?
- Gibt es Rituale, Übungen oder Aufgaben, mit denen der Klient das Ergebnis der Sitzung festigen kann?
- Hat der Klient Vorsätze, die er bis zur nächsten Sitzung umsetzen möchte und sollen darüber feste Vereinbarungen getroffen werden?
- Welche Vereinbarungen sollen mit Bezug auf etwaige weitere Therapiestunden getroffen werden?

9.1 Zweifel ausräumen und Zuversicht aufbauen

Vor dem Abschluss einer Sitzung ist es von Bedeutung, sicherzustellen, dass der Klient zuversichtlich in die kommende Zeit schaut und Zweifel an der Wirksamkeit und Nachhaltigkeit der Arbeit möglichst ausgeräumt sind. Bedenken und Einwände wirken wie Gegensuggestionen zu den Inhalten des therapeutischen Angebots, da sie eine gegenläufige Erwartung erzeugen – und Erwartungen die Tendenz haben, sich als Erlebnisse zu realisieren (aus denen Erinnerungen werden, aus denen Erwartungen werden, vgl. Wirkfaktor 3 in Abschnitt 2.1.1 sowie Abschnitt 2.1.2).

Was können wir tun, um den Klienten in der Überzeugung zu bestärken, dass die Therapieergebnisse haltbar sind seine Probleme daher nachhaltig gelöst sein werden?

Die Moment-Kiste und die Immer-Kiste (Die Wäre-Kiste und die Ist-Kiste)

Es gibt regelmäßig Klienten, die gegen Ende einer Sitzung mitteilen: »Im Moment geht es mir gut. Aber ich weiß ja nicht, ob das auch so bleibt.« Zuweilen antworte ich:

»Es gibt zwei Konzepte von Zeit. Nach dem einen Konzept ist die Gegenwart ein unendlich kurzer Zeitpunkt, eingeklemmt zwischen Vergangenheit und Zukunft, nach dem anderen ist die Gegenwart ewig, weil es ja immer »Jetzt« ist. Entsprechend haben wir auch zwei Worte für die Gegenwart. Manchmal sagen wir »im Moment« und manchmal »immer«. Eigenartigerweise sagen die Menschen für die guten Dinge des Lebens meistens »im Moment« und für die schlechten »immer«. Vom Gesichtspunkt der Suggestion und der selbsterfüllenden Prophezeiungen her betrachtet ist es umgekehrt viel günstiger.

Stellen Sie sich vor, Sie haben in Ihrem Gehirn zwei Kisten. Die »Moment-Kiste« und die »Immer-Kiste.« Bitten Sie Ihr Gehirn doch mal, den Inhalt der Kisten zu tauschen. Dann heißt der Satz von eben: ›Mir geht es gut, und das gilt, bis zum Erweis des etwaigen Gegenteils, wenn es jemals käme, immer.‹ Wie ist das für Sie?«

Wenn Klienten sagen: »Es wäre schön, wenn es so bliebe«, lautet die Intervention:

»In Ihrem Gehirn sind zwei Kisten. Die Wäre-Kiste und die Ist-Kiste. Was in der Wäre-Kiste und was in der Ist-Kiste landet, hat meistens nichts damit zu tun, ob ein Ereignis wahrscheinlich oder unwahrscheinlich ist. Sondern in die Wäre-Kiste stecken die Menschen meistens die schönen Sachen, damit sie nicht enttäuscht sind, wenn sie nicht bleiben, und in die Ist-Kiste die doofen Sachen, damit sie nicht enttäuscht sind, wenn sie bleiben. Dabei ist es umgekehrt viel günstiger. Sagen Sie Ihrem Gehirn einmal, dass es den Kisteninhalt tauscht. Dann heißt der Satz: ›Es ist schön, wenn es so bleibt‹ oder kurz: ›So ist es schön‹. Ist es auch in Ordnung, das so zu sagen?«

Die Reise zum Wäre-Planeten

»Die Reise zum Wäre-Planeten« hat eine gewisse Ähnlichkeit mit dem Tausch der Inhalte der Wäre-Kiste und der Ist-Kiste, erinnert aber auch an die Wunderfrage. Hypnotherapeutisch betrachtet handelt es sich um eine Tranceinduktion durch Erzeugung von Konfusion (Verwirrungsinduktion). Manchmal setze ich diese Intervention bereits in der Phase der Zielklärung ein, wenn Klienten auf die Frage: »Angenommen, wir erreichen heute Bestmögliches, was ist dann anders?« antworten: »Es wäre schön, wenn ich … (XY) könnte«.

Stellen Sie sich vor, es gibt zwei Planeten, den Wäre-Planeten und den Ist-Planeten. Sie leben jetzt auf dem Ist-Planeten. Auf dem Wäre-Planeten ist es besser; da ist es, wie es wäre, wenn es schön wäre. Stellen Sie sich vor, es gibt einen Shuttle-Service zwischen den beiden Planeten. Mit einem Raumschiff können Sie zwischen den Planeten pendeln. Stellen Sie sich vor, Sie fliegen da hinüber und landen auf dem Wäre-Planeten! Ein angenehmes Klima, gute Lebensbedingungen. Die auf dem Wäre-Planeten sehen sich aber gar nicht als Wäre-Leute. Die sagen: Bei uns ist es, wie es bei uns ist, und bei euch wäre es, wie es bei euch wäre. Sie nennen ihren Planeten den Ist-Planeten und unseren Planeten, von dem Sie herkommen, nennen die den Wäre-Planeten. Und wenn Sie eine Weile auf deren Planeten leben, können Sie sie verstehen und sagen: »Früher dachte ich, hier *wäre* es. Aber hier *ist* es ja, und da wo ich vorher war, da wäre es, wenn ich da nochmal hinginge …« Können Sie mir folgen?

Auf der mir zugewandten Seite

Den Klienten, die sich so äußern, erzähle ich manchmal auch folgende Geschichte:

»Nach einer Autofahrt durch die Lüneburger Heide wurde ein Göttinger Physiker von Freunden gefragt, ob die Schafe dort schon geschoren seien. Seine Antwort war: ›Auf der mir zugewandten Seite nicht‹.«[212]

Die Anekdote nutzt eine therapeutische Doppelbindung. Die naturwissenschaftliche Akkuratheit des Skeptikers wird positiv hervorgehoben und die Irrelevanz seiner Antwort fürs bäuerliche Leben humorvoll ins Lächerliche gezogen. Der Erzählkontext impliziert, dass die Skepsis des Klienten gleichfalls logisch akkurate und praktisch irrelevante Einwände hervorbringt. Die Intervention tut ihre Wirkung unabhängig davon, ob den Klienten die Absicht der Geschichte bewusst wird.

Ministerämter

Vom Therapeutischen Modellieren her könnten wir die Person, die Einwände hat, aus dem Klienten herausstellen **(Subtraktion)**, ihre guten Absichten würdigen und sie anderweitig besser nutzen – etwa, indem wir ihm, der den Klienten vor Enttäuschung schützen wollte und dabei doch nur eine selbsterfüllende Prophezeiung eingeflüstert hatte, ein Amt als Minister für Zuversicht und Optimismus im Leben des Klienten anbieten **(Transformation)**, ihn feierlich fragen: »Nehmen Sie das Amt an?« und den Klienten fragen, was er antwortet.[213] Wenn im weiteren Lauf des Gesprächs weitere Einwände auftauchen, können wir diese Bedenkenträger ebenfalls zu Würdenträgern ernennen und ihnen Ämter als Staatssekretäre am Ministerium für Zuversicht und Optimismus anbieten. In weiteren Runden können Jobs als Dezernenten, Referenten, Sachbearbeiter, Praktikanten und Hospitanten vergeben werden. Alternativ kann der, der »gern die Kontrolle« hat, ein »Ministerium für Zugehörigkeit, Heimat und Herde« bekommen, der, der »zwanghaft ist«, das »Ministerium für Vollkommenheitsliebe«, usw.

---

212 Wense 2005, Werke 2, 958; vgl. Hammel 2014a, 92f.
213 Hammel 2017a, 58f.

Gekommen, um zu bleiben

Mit Mitteln therapeutischer Grüße kann, wie bereits vorgeschlagen, verkündet werden:

»Richten Sie Ihrem Frontalhirn gern aus, was Ihr Kleinhirn schon längst verstanden hat: Das hier ist gekommen, um zu bleiben!«[214]

Da dem Klienten dazu kein »Ja, aber …« einfällt, akzeptiert sein Unbewusstes den Satz als gültig und das Therapieergebnis als haltbar (vgl. Kapitel 6 und Abschnitt 8.6).

Das einsame Symptom

Es kann auch mit provokativen Fragen gearbeitet werden:

»Ich fürchte, es wird sehr schwierig werden, Ihr Symptom zurückzuholen. Werden Sie sehr traurig sein, wenn ich das nicht mehr hinkriege?« … »Aber werden Sie es denn nicht vermissen?« … »Was machen Sie denn, wenn Sie Ihr Symptom aus irgendeinem Grund mal wieder haben wollen und es nicht mehr finden?« … »Und wenn das Symptom traurig ist und Sie vermisst, werden Sie es dann zu sich einladen, um es ein bisschen zu trösten?« … »Muss ich mir keine Sorgen um Ihr Symptom machen? Vielleicht ist es einsam, so ganz allein, ohne Sie?« … »Sie scheinen Ihr Symptom nicht zu vermissen. Fehlt es Ihnen denn nicht, so weg, wie es ist?«

Ordeal

Wenn es scheint, als ob der Klient zäh an einem Verhalten oder Erleben festhalte, das er doch seinen sonstigen Äußerungen zufolge gerne loswerden will, kann auf eine besondere Form der therapeutischen Doppelbindung zurückgegriffen werden, für die Milton Erickson den Begriff Ordeal (Order and deal) geprägt hat.[215]

»Es gibt eine Möglichkeit, wie Sie Ihr Ziel sicher erreichen, wirklich ganz sicher. Auf den ersten Blick scheint das nicht so attraktiv, wenn Sie aber genau hinschauen und überlegen, was passieren wird, ist es ein sauberer, sicherer Weg, da hinzukommen. Möchten Sie, dass ich Ihnen sage, wie das geht?« »Ja …« »Wir vereinbaren hier

---

214 Vgl. Hammel 2009a, 320 f.

215 Zum Ordeal vgl. von Schlippe & Schweitzer 1996, 197 f.; Hammel 2009a, 299; Hammel 2011, 271.

miteinander, feierlich per Handschlag und nachher auch nochmal schriftlich folgendes:

Für jede Zigarette, die Sie ab heute rauchen (oder jedes entsprechende andere unerwünschte Verhalten) zahlen Sie fünf Euro Spende an diejenige Bundespartei, die Sie am wenigsten leiden können. Sie zahlen das Geld persönlich am nächstgelegenen Bankschalter ein, lassen es sich quittieren und schicken ein Foto davon digital an mich und an Ihre fünf besten Freunde.« »Ich weiß nicht …« »Denken Sie zweimal drüber nach: Wie wahrscheinlich ist es, dass Sie dann noch rauchen?« »Das wird nicht passieren.« »Dann werden Sie die Vertragsstrafe nicht zahlen müssen. Kommen wir ins Geschäft?«

Willigt der Klient ein, notiert der Therapeut die Eckpunkte des Vertrags (was, wie, ab wann, bis wann …) und stellt sicher, dass der Klient ganz sicher nicht den Wunsch oder ansonsten keine Chance hat, sich vor oder nach einem Vertragsbruch herauszureden. Vereinbart werden kann, dass der Klient dem Therapeuten bis zum nächsten Tag eine genaue Formulierung zuschickt und der Text nachverhandelt wird, wenn etwas unklar sein sollte. Wichtig ist, dass die Vertragsstrafe deutlich unangenehmer ist als das Fortführen des unerwünschten Verhaltens. Spenden ans Kinderheim oder Champagner für den Therapeuten erfüllen dieses Kriterium nicht unbedingt.

9.2 Terminvereinbarung

Keine Frage ohne Implikationen – das gilt auch für die Frage nach der nächsten Stunde. Fragt der Therapeut: »Wann sollen wir uns das nächste Mal treffen?«, impliziert er, dass es nicht zur Debatte steht, ob vielleicht gar keine Sitzung mehr nötig ist. Fragt er: »Sollen wir eine nächste Stunde vereinbaren?« oder »Möchten Sie, dass wir eine Folgestunde vereinbaren?«, impliziert er, dass vielleicht keine Sitzung mehr gebraucht wird, vielleicht klingt aber auch eine Präferenz fürs Vereinbaren der Folgestunde an. Mir ist es wichtig, mit solchen Implikationen kein Nocebo in Bezug auf die Dauer der Therapie, sondern die Erwartung eines zügig fortschreitenden Prozesses generieren:

Therapiesitzung kurzfristig zu- und absagen

»Wir haben zwei Möglichkeiten: Wir können eine nächste Sitzung vereinbaren, die Sie kurz vorher absagen oder verschieben können, wenn Sie sie gar nicht brauchen, oder Sie lassen sich ein paar Tage Zeit und schreiben mir dann, ob und gegebenenfalls wann Sie eine Sitzung möchten. Wie ist es Ihnen lieber?«

Therapiesitzung erst bei Bedarf

»Wir brauchen aus meiner Sicht keine feste Folgestunde vereinbaren. Sie melden sich einfach, wenn Sie eine brauchen oder möchten. Wie ist das für Sie?«

Therapiesitzung als Wellnessoase

»Ich hatte einen Klienten, der in größeren Abständen kam. Er erzählte mir, dass seine Bekannten sich immer über ihn wundern, wenn sie merken, dass er sich auf seine Therapiestunde freue. Er sagte, für ihn ist das eine Art Wellness, die er sich gönnt.«

Therapiesitzung als Feuerwehreinsatz

»Wenn es jemals irgendeinen Notfall gäbe, können Sie mich als Feuerwehr anrufen.«

Therapiesitzung als Geländerpfosten

»Wir können Geländertermine machen, also Termine nur, für den Fall, dass Sie einen bräuchten. Wenn wir feststellen, dass Sie gar nichts oder nur wenig brauchen, sind wir nach einer viertel oder halben Stunde fertig, und ich berechne Ihnen nur die Zeit, die wir zusammen sind. Wenn ich dann eine Pause habe, mache ich Büroarbeiten.«

Therapiesitzung als Klavierstunde

»Wir können Kurztermine von einer viertel bis halben Stunde machen. Du sagst mir, was bei dir ansteht, und ich sage dir ein paar Gedanken dazu und praktische Aufgaben, von denen ich denke, dass sie dazu führen, dass du die Probleme löst. In der nächsten Stunde sagst du mir, wie du die Übungen gemacht hast, was gut funktioniert hat und was wir als Nächstes angehen. Dann erzähle ich dir wieder ein paar Sachen dazu und gebe dir ein, zwei oder drei Übungen zum Ausprobieren. Ein bisschen wie eine Klavierstunde: Üben, vorspielen, dann gibt es ein paar Korrekturen und Verfeinerungen und am Schluss eine Übung bis zur nächsten Stunde.«

Therapiesitzung als paradoxe Intervention

Ein Klient, der früher unter der zwanghaften Angst gelitten hatte, eines seiner Familienmitglieder könnte schwer erkranken, kam noch in längeren Abständen wegen »Rückfällen«. Einmal erzählte er: »Ich habe manchmal Rückfälle. Das geht so zwei, drei Tage. Dann fragt mich meine Frau: ›Warum gehst du nicht zu deinem Therapeuten?‹ Dann sage ich: ›Ja gut, morgen rufe ich ihn an.‹ Am nächsten Tag sind die Ängste weg. Ich beobachte die Situation dann noch eine Zeitlang mit dem Gedanken, Sie anzurufen, sobald sie wiederkommen, aber sie bleiben weg.« »Lassen Sie uns etwas vereinbaren«, sagte ich zu ihm. »Sie können sich zu jeder halbwegs normalen Arbeitszeit an jedem beliebigen Werktag spontan ins Auto setzen und bei mir klingeln. Ich verspreche Ihnen: Wenn ich gerade frei habe, machen wir Therapie, und sonst nehmen wir den nächsten freien Termin, wenn möglich, am selben Tag. Sind Sie damit einverstanden?« Der Mann war einverstanden. Ich habe ihn seit Jahren nicht mehr gesehen.

Aufbruchsstimmung verbreiten

Das Signal zum Abschied versehe ich meistens mit einem Schwung, der Zuversicht auf die gute Entwicklung der kommenden Zeit mit ausdrückt. Was hier passt, hängt vom Verlauf der Sitzung und der Stimmungslage des Klienten und Therapeuten ab und lässt sich nicht generalisieren. Übergänge können sein:

»Ich glaub', dann sind wir fertig! Was meinen Sie?«

»Dann heißt es jetzt: ›Auf geht's!‹, oder?«

»Dann freue ich mich zu hören, wie es weitergeht!«

»Lassen Sie uns sehen, wie sich das jetzt entfaltet! Ich bin gespannt!«

»Auf zu neuen Ufern!«

9.3 Eröffnung der Folgestunde

Wie beginnt die Folgesitzung? Die dritte, vierte, fünfte Sitzung? Kann die Therapeutin sie wie das Erstgespräch beginnen oder müsste da noch etwas anderes kommen?

Generell kann gefragt werden, wie es seit der letzten Sitzung weitergegangen ist und wie es weitergehen soll, was also inzwischen das Anliegen des Klienten ist. In aller Regel ist es kein Problem, wenn die Therapeutin nach dem Motto verfährt: »Jede Sitzung ist eine erste Sitzung.« Die Therapeutin kann jede Sitzung mit derselben Frage beginnen, beispielsweise: »Angenommen, diese Stunde verläuft bestmöglich und noch besser, was ist dann nachher anders?« Sie kann auch erklären: »Ich möchte einmal so tun, als wäre es unsere erste Stunde und Sie fragen: »Wo gibt es aus aktueller Sicht in Ihrem Leben am ehesten (oder am dringendsten) Bedarf zu Verbesserungen?« Auch wenn sie sich nicht über die Situation des Klienten im Klaren ist, kann sie fragen: »Was, meinen Sie, ist heute auf jeden Fall dran? Wo wollen wir zusammen hin?«

9.4 Rückmeldung zur Entwicklung seit der letzten Sitzung

Natürlich kann die Therapeutin den Klienten auch um Orientierung bitten:

»Möchten Sie mir ein Update von Ihrer Situation geben?«

»Ist seit dem letzten Mal etwas besser oder schlechter geworden? Hat sich etwas verändert oder ist etwas gleichgeblieben?«

Erfolge feiern

Berichtet der Klient daraufhin von Verbesserungen, ist das ein Grund zum Feiern.

> Fortschritte ... sollten sehr »mit Bedeutung geladen«, d. h. sehr wichtig genommen werden ... Sofort sollte gefragt werden, ob man empfehlen sollte, mehr davon zu tun, um diese Entwick-

> lung auszubauen. Man sollte aber auch vorsichtshalber gleich wieder nach eventuellen Ambivalenzen fragen (antizipieren). Dadurch kommen die TherapeutInnen und BeraterInnen aus der Projektion heraus, ständig Agenten einseitiger Veränderung zu sein … Der Abschluss sollte … »zelebriert« werden. Damit werden sowohl die Beiträge der KlientInnen, aber auch die der TherapeutInnen angemessen gewürdigt. Und dies ist für zukünftige Entwicklung beiderseits die beste Förderung![216]

Der Therapeut kann seine Freude und ggf. sein Erstaunen darüber mitteilen:

»Super! Ich freue mich mit Ihnen!«

»Mensch! Wie haben Sie das geschafft!«

»Ich glaube, wir werden hier nicht mehr lange brauchen …«

»Ich finde, das ist ein Grund zum Feiern! Wie *könnten* Sie das feiern?«

Rückschläge auswerten

Berichtet der Klient dagegen, nach der Therapie habe ich etwas verschlechtert, kann man mit ihm darüber nachdenken,

- wann die Verschlechterung eintrat,
- was (wahrscheinlich) die Verschlechterung ausgelöst hat,
- wie sich dasselbe Ereignis vor der letzten Sitzung ausgewirkt hätte.

Meist kommt der Klient zum Ergebnis, dass es ein Auslöseereignis gab. Die Frage, ob dieses Auslöseereignis vor der Therapie möglicherweise zu einem noch schlechteren Befinden des Klienten geführt hätte, wird fast immer mit erstaunlicher Klarheit bejaht.

Der Therapeut kann dem Klienten vor Augen führen, dass es nicht das Ziel einer Therapie sein kann, dass sein Leben keine Hochs und Tiefs mehr durchläuft, sondern, dass das durchschnittliche Wohlbefinden nach oben verschiebt. Dazu kann eine Zeichnung wie die Folgende verwendet werden.

---

216 Schmidt 2005, 122f.

Zunächst (1.) bewegt sich das Lebensgefühl des Klienten überwiegend im Minusbereich. Später (2.) überwiegend im Plusbereich. Schöne oder belastende Ereignisse sorgen vorher wie nachher für Hoch- und Tiefpunkte, nur sind die Hochpunkte anschließend höher und die Tiefpunkte weniger tief als zuvor. Das durchschnittliche Wohlbefinden (gestrichelte Linien) ist nach oben verschoben.

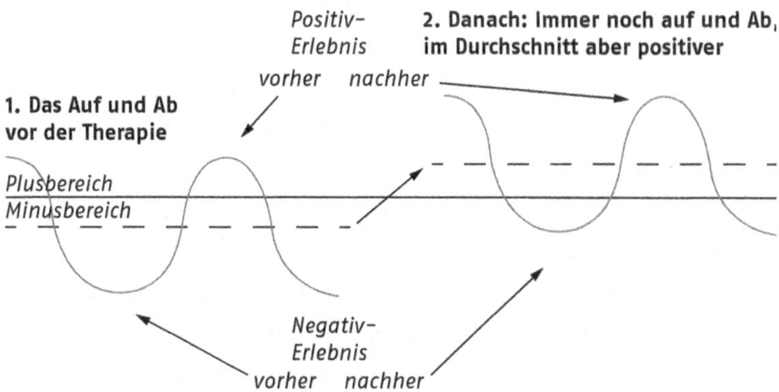

Häufig beschreiben Klienten ihr Befinden seit der letzten Stunde etwa so: »Drei Tage lang war es gut, danach war es wieder schlecht.« Nachfragen ergeben, dass das Befinden keineswegs so schlecht wurde wie vor der Therapiestunde, nur eben schlechter als unmittelbar danach. Einige – üblicherweise die, die sich auf die Folgestunde gedanklich vorbereiten – berichten, kurz vor der Therapiestunde sei es ihnen wieder besser gegangen. Wie erklärt sich das?

Das Unbewusste muss auswählen, aus welchen seiner Millionen Erinnerungen es seine Erwartungen erzeugt. Es sortiert also seine Erinnerungen danach, welche Bedeutung es ihnen fürs Erzeugen einer Zukunftsprognose beimisst. Dafür priorisiert es sie nach mehreren Kriterien:

- die **Intensität (INT)** des Erlebnisses (Trauma)
- die Häufigkeit und **Dauer (DAU)** des Erlebnisses (Chronizität).
- die **Aktualität (AKT)** des Neuen, das ersichtlich Altes ablöst (Update bleibt Update, tot bleibt tot).

Letzteres ist von zentraler Bedeutung für die Wirksamkeit der Therapie. Die Intensität der Wahrnehmung und der Emotion sowie die gefühlte Plausibilität am Stundenende entscheiden über die Stärke dieses Faktors, also über die Stabilität des Ergebnisses bzw. die Nachhaltigkeit der Therapie (Wirkfaktoren 1 und 2 in 2.1.1).

Wenn es dem Klienten einige Stunden nach der Therapiesitzung besser geht als vorher, erwartet er, dass das in den nächsten Stunden auch so ist, und so geschieht es auch, weil die Erwartung sich als Erlebnis realisiert. Nach drei guten Stunden erwartet er drei weitere gute Stunden, nach einem guten Tag einen weiteren. Nach einigen Tagen verblasst die Erinnerung an die Therapie und mit ihr das Hoffnungskriterium der Aktualität. Dadurch greift er für die Erzeugung von Erwartung mehr auf die Intensität und Dauer früherer (negativer) Erinnerungen zurück.

Die Grafik zeigt, wie positive Erwartung (Hoffnung, Pfeile nach oben), bezogen aus relevanten neuen Erinnerungen an die Therapie, sich mit negativen Erwartungen (Befürchtung, aus intensiven bzw. dauerhaften biografischen Erinnerungen) wie Vektoren addieren und subtrahieren lassen und im Verlauf der Zeit die Kurve des Wohlbefindens nach oben oder unten bewegen.[217]

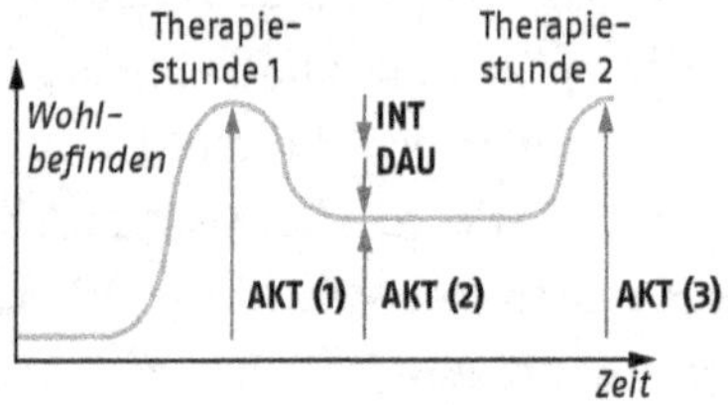

Zum Zeitpunkt 1 (nach der ersten Stunde) überwiegt die positive Erwartung aus der aktuellen (AKT1) positiven Erinnerung und erzeugt ein hohes Wohlbefinden. Die positive Erwartung verblasst später (AKT2) und das Wohlbefinden reduziert sich, während aus Erinnerungen an intensive (INT) bzw. dauerhafte (DAU) negative Erlebnisse wieder negative Erwartungen generiert werden. Die Er-

217 Auf den Umstand, dass positive Erwartungen schon vor der ersten Therapiestunde regelmäßig Verbesserungen generieren, verweist Prior 2006.

wartung an die nächste Therapiestunde wird aus der Erinnerung an die vorige Stunde generiert, so dass das Wohlbefinden vor der Stunde durch Auffrischung der aktuellen Therapieerinnerungen wieder besser wird (AKT3).

Obwohl der Klient also den Eindruck von »Rückfällen« haben mag, geht es gut voran. Man kann ihn darauf hinweisen, dass dies ein typisches Muster ist, dass es aufwärts geht und »so weitermachen« zum Ziel führen wird.

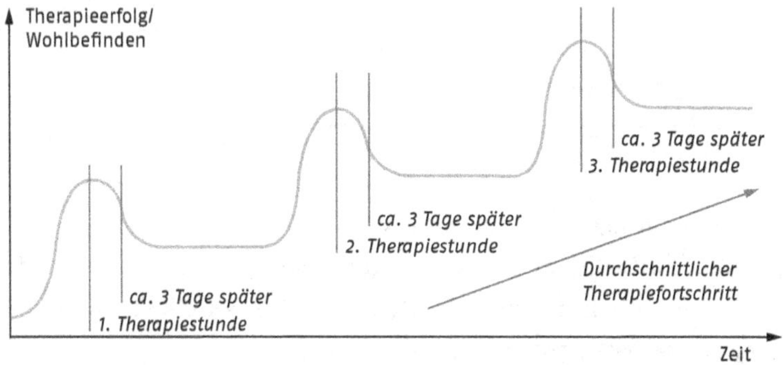

Klienten, die sich enttäuscht zeigen, dass das gute Ergebnis nicht lange angehalten habe, erkläre ich manchmal diesen Kurvenverlauf mit einer Skizze, zeichne einen Pfeil nach oben (wie rechts im Bild) und teile ihnen mit: »So geht es auch nach oben!«

Weinberg statt Reisterrasse

Danach kann erklärt werden: »Das hier ist ein Reisterrassenmuster. Wahrscheinlich können wir daraus auch ein Weinberg-Muster machen. Das sieht so aus … Es funktioniert, wenn Ihr Inneres fürs Erzeugen von Erwartungen immer weniger auf das, was früher war, zurückgreift und dafür noch konsequenter auf das, was wir hier erleben. Dafür ist es gut, wenn Ihr Inneres diejenigen inneren Personen, die vielleicht bisher noch vorsichtig waren und Einwände hatten, um Sie vor Enttäuschung zu schützen, zunehmend als Mitarbeiter im Ministerium für Zuversicht und Optimismus einsetzt …«

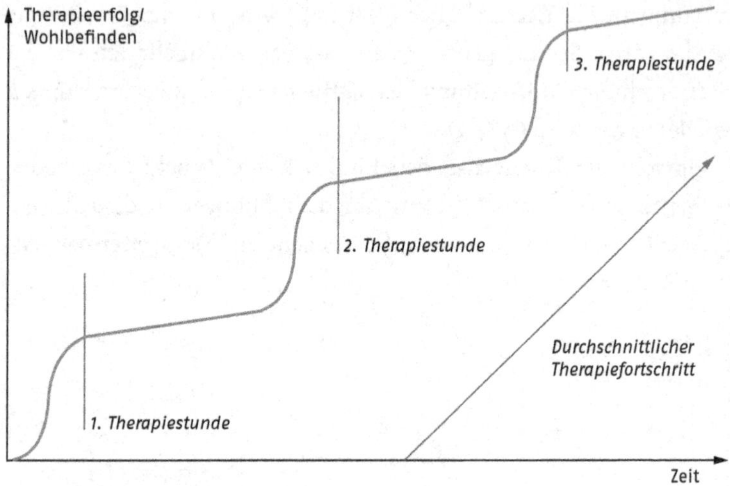

Unbewusste Übungseffekte ankündigen

»… Sie können Ihrem Inneren einen Gruß sagen, dass das, was wir entdecken, durch unbewusste Übungseffekte sogar von einer Sitzung zur nächsten noch stärker wird …«

Von der Knospe zur Blüte

»… so wie eine Rose, die als Knospe beginnt und sich dann entfaltet und dabei noch größer und schöner wird, als sie am Anfang schon war. Was halten Sie davon?«

KAPITEL 10

Verzeichnisse

10.1 Ansprechpartner für Ausbildung und Therapie

Ausbildungen, die sich am hier vorgestellten Methodenspektrum orientieren:

Institut für Hypnosystemische Beratung, Kaiserslautern/online (Stefan Hammel)
www.hsb-westpfalz.de
Ausbildung Hypnosystemische Therapie (hsb)
Grundkurs: 12 Seminare à 3 Tage in 12 Monaten
Aufbaukurs: 12 Seminare à 3–4 Tage in 36 Monaten
zirkuläres Curriculum (Ein- und Ausstieg zu jedem Seminar bzw. kürzere Teilnahme möglich)
Teilnahme digital oder physisch
für Menschen in heilkundlichen und sozialen Berufen

INKUR, Berlin (Jean-Otto Domanski, Sabine Rösler)
www.hypnosystemischeseelsorge.de
Worte, die wirken. Hypnosystemische Seelsorge-Ausbildung
14 Seminare a 2 Tage in 18 Monaten
zirkuläres Curriculum (Ein- und Ausstieg zu jedem Seminar bzw. kürzere Teilnahme möglich)
Teilnahme physisch
für Menschen in seelsorgerlicher Tätigkeit und sozialen Berufen

Hypnosystemische Weiterbildung, Schwäbisch Hall (Karin Sautter-Ott)
www.karinsautter-ott.de/termine
Weiterbildung »Worte und Bilder mit Wirkung«
10 Tage in 10 Monaten
Teilnahme physisch
für Heilpädagogen, Psychologen, Fachkräfte aus dem sozialen Bereich

Weitere hynosystemische Ausbildungen mit unterschiedlichen Schwerpunktsetzungen (Auflistung ohne Anspruch auf Vollständigkeit):

Milton-Erickson-Institut Heidelberg (Gunther Schmidt)
www.meihei.de

Milton-Erickson-Institute Bonn, Rottweil, Saarbrücken, Tübingen
www.meg-hypnose.de/fortbildung/curricula/hypnosystemische-kommunikation

Milton-Erickson-Institut Köln (MEIK)
www.meik.de

SySt, München
www.syst.info/de/ausbildung/hypnotherapeutische-kommunikation

istob, München
istob-zentrum.de/kompakt-weiterbildung-qualifizierung

IEKOHSA, Elmshorn (Dorothea Leichsenring, Manuela May)
www.iekohsa.com/hypnosystemische-ausbildung

sys-TEM Karlsruhe (Anne Müller, Dieter Salomon)
www.systemiker.de/hypno

Institut Hullmann Coaching, Buochs, Schweiz (Ina Hullmann)
www.inahullmann.com/seminare/coach-ausbildung

IEF Zürich
www.ief-zh.ch/Hypnosystemische-Fortbildung

GHYPS Basel
www.hypnose.ch/fort-und-weiterbildung/hypnosystemische-interventionen-bei-kindern-und-jugendlichen-ghyps

Hypno-Synstitut Wien (Martina Gross) und Milton-Erickson-Institut Innsbruck (Reinhold Bartl)
www.hypno-synstitut.at bzw. www.mei-innsbruck.at (Ausbildungsort: Wals bei Salzburg)

arge Bildungsmanagement Wien
www.bildungsmanagement.ac.at/studienangebote/weiterbildungs lehrgaenge/hypnosystemische-beratung

Sigmund Freud Privatuniversität, Wien
www.ptw.sfu.ac.at/de/studium/universitaetslehrgaenge-mit-akademischem-abschluss/hypnosystemische-beratung-interventionen/

10.2 Personen- und Sachverzeichnis

A

Ablehnung, elterliche *siehe Selbstwert, Trauma*
Abnehmen, Adipositas *siehe Essstörung*
ADS/ADHS 75, 141, 254
Aggression 139, 219
Albtraum 138, 156, 222
Allemann, Peter 23
Allergie 28, 63, 140, 148, 202, 274
Altersregression und -progression 151, 265
Ambivalenz 35, 58, 88, 145, 181, 285, 298
Anamnese 21, 41, 179, 212, 218
Anästhesie *siehe Schmerz*
Angst 27, 61 f., 70, 87, 95, 131 f., 134, 137 f., 188, 191, 201, 206, 214, 238, 287, 296
Anorexie *siehe Essstörung*
Ärger 214, 276, 281
Arthrose 90, 279
Asch, Solomon 107
Asthma 138, 140
Atem 26, 35, 37, 70, 82, 131, 140, 143, 187, 189 ff., 209, 215
Aufmerksamkeitsfokussierung 32, 71 f., 74, 80, 88, 102, 177, 235, 273, 289
Auftragsklärung, Auftragsorientierung *siehe Zielklärung*
Augendruck-Gefühl *siehe Kopfschmerz*
Autismusspektrum-Störung 238, 254
Autoimmunerkrankung *siehe Immunsystem*

B

Bambi-Syndrom 141
Bandler, Richard 36, 250
Bartl, Reinhold 23, 103, 304
Bateson, Gregory 20
Beaulieu, Danie 117
Beerdigung *siehe Trauer*
Beisel, Louise 118
Bewusstlosigkeit 140
Bierbaum-Luttermann, Hiltrud 23, 32, 62
Bildschirmkonsum, Bildschirmsucht 154, 158
Binder, Elisabeth 96
Bipolare Störung *siehe manisch-depressive Störung*
Blackout 149
Bluthochdruck 140, 216
Borderline-Störung 126
Boreout / Unterforderung 254 f.
Bosch, Maria 20
Brächter, Wiltrud 23
Brutkasten 93, 132, 152
Bruxismus (Zähneknirschen) 140
Bulimie *siehe Essstörung*
Burnout 219, 254 f.

C

Chronic Fatigue 264
Clairvoy, Patrick 130
Coan, James 38
Covid 19 130, 264, 275, 287
Cyrulnik, Boris 130

D

Delage, Michel 130
Depression 32, 42, 87, 93 ff., 97, 107, 109, 129, 132, 134, 136, 139, 143 f., 149, 152, 157 f., 179, 215, 236, 240, 274
Diabetes 182
Dietrich, Daniel 23
Domanski, Jean-Otto 23, 34, 303
Doppelbindung
– belastende 146, 181, 285
– therapeutische 22, 56, 64, 164, 177, 285, 292 f.
Dreiecksbeziehung 89, 122

Dunbar, Robin 104
Durchblutung / Durchblutungsstörung 26, 87, 131, 140, 189, 216
Dyslexie / Dyskalkulie 254

E

Einsamkeit 27, 42, 109, 130, 132, 150, 152, 156, 158, 197, 206, 214, 238, 276, 286 f.
Ekel 27, 131, 139
Enkopresis (Einkoten) 238, 279
Entscheidungen treffen 74, 260
Entzündung 140, 221
Epilepsie 140
Erickson, Milton 19 f., 22, 30, 36, 64, 100, 163, 175, 232, 276, 278, 293
Erniedrigung 14, 84, 119, 128, 131 f., 152, 156
Erregungsstörung, Frigidität *siehe Libidoverlust*
Erschlaffung (Energielosigkeit) 141
Erstarrungsreaktion *siehe Starre*
Essstörung 140, 210, 255
Euphorie 143
Experimente (Asch, Milgram, Stanford) 107

F

Familientherapie 20, 239, 242
Fibromyalgie 140
Fieber / Schüttelfrost 275
Fisch, Richard 20
Fragetechniken 72, 93, 134, 138, 177, 179 f., 183, 185 ff., 190, 193, 197, 201, 209, 227, 234, 236, 240, 243, 292 f., 297 f.
Fritzsche, Kai 21

G

Gähnen 141
Galois, Evariste 20
Gammer, Caroline 20
Gefühllosigkeit
– emotionale 139, 141, 150, 230
– körperliche 140 ff., 150
Gehirnwäsche 123
Gerl, Wilhelm 20
Gewalt 42, 119, 132, 156, 218, 240
Glauben, Himmel *siehe Spirituelle Zugänge*
Gleichgewicht 140, 262, 275
Grinder, John 36
Gross, Martina 15, 23, 149, 304
Gut-Böse-Dichotomie 14, 107, 128, 145

H

Haasis, Klaus 21
Hagen, Nina 145
Hager, Katharina 23
Hain, Peter 23
Haley, Jay 20
Harari, Yuval 104
Hartmann, Alexander 45
Hartman, Woltemade 21
Häublein, Philip 23
Hellinger, Bert 20
Herzrasen (Tachykardie) 140
Heuschnupfen *siehe Allergie*
Hexenschuss 140
Hochbegabung 254, 266
Homophobie 107
Homosexualität / Heterosexualität 106
Hullmann, Ina 23, 245, 304
Hyperakusis 217, 254

I

Identität 64, 71, 102, 105, 115, 120, 122 ff., 127, 131, 150, 263, 281
Immunsystem 28 f., 137, 140
Impfreaktion *siehe Covid 19*
Inhaftierung 123

J

James, Tad 250
Jost-Peter, Alida 20
Jucken 140, 200, 202
Jugendlichentherapie 141, 184, 238, 266

K

Kachler, Roland 23, 121
Kasernierung 123
Kim Berg, Insoo 75
Kindertherapie 184, 186, 231, 237 f., 266, 286
Kinderwunsch, unerfüllter 268
Kirschenbaum, Martin 20
Kollar, Andreas 23
Kompetenz 30, 32, 56, 59, 65, 68, 74, 91, 124, 181
Konflikt 58, 63, 66, 69, 77, 105, 132, 139, 145, 147, 180 f., 234, 240, 270, 286
Konfusion 139
Konzentration 228, 231
Kopfschmerz 140, 275, 284, 287
Korzybski, Alfred 16
Krampf 140
Krebs 226

L

Lang, Anne 23
Langeweile 254
Leading 33, 35, 69, 71, 178, 197
Leeb, Werner 23
Leichsenring, Dorothea 23, 304
Libidoverlust 278
Lieberman, Matthew 37
Linkshänder (Händigkeit) 106
Lipom 286
Long Covid *siehe Covid 19, Chronic Fatigue*
Lösungsorientierung 69
Lösungstrance / Problemtrance 32, 35, 233
Luhmann, Niklas 20

M

Manie 42, 132, 139, 153
Manisch-depressive Störung 143
Mansuy, Isabelle 96 f.
Margritte, René 17
May, Manuela 304
Mehrebenen-Kommunikation 22, 37
Meiss, Ortwin 23, 32, 118, 249
Meyer-Erben, Cordula 23, 103
Mey, Manuela 23
Migräne 140
Migration 109, 181, 282
Milgram, Stanley 107
Minuchin, Salvador 20
Misophonie 217
Mobbing 58, 122, 181
Molcho, Samy 109
Morbus Crohn 140
Moskau, Gaby 20
Mrochen, Siegfried 23, 32, 62
Muffler, Elvira 15, 23, 33
Müller, Anne 23, 304
Müller, Gerd 20
Müller-Löw, Sabine 117
Multiple Sklerose 221
Muster des Verhaltens und Erlebens 19, 28, 34, 46, 54 f., 62, 64, 94, 102, 157, 177, 301

N

Nader, Elisabeth 20
Nemetschek, Peter 20
Neuropathie 149
Niedrist, Andrea 23
Nierenschwäche 221

O

Ohnmachtserleben / Hilflosigkeit 131, 139, 200, 243
Ordeal 293

P

Paartherapie 42, 63, 66, 141, 176, 241, 262, 270
Pacing 35, 69, 84 f., 149, 177, 197, 286
Panik 32, 139, 143, 274
Paradoxe Intervention 56, 67, 296
Paradoxie 59, 182, 194, 261
Partnerschaft 41, 63, 66, 71, 89, 109, 122, 141, 159, 161, 165 f., 177, 188, 213, 234, 262, 270
Peichl, Jochen 19, 23
Perfektionismus 145, 254 f.

Peschke, Tilman 23
Peter, Burkhard 20
Peyton, Sarah 38, 43, 208
Pfeifer, Peter 23
Phobie 28, 148
– Arachnophobie (Spinnenangst) 134, 137
– Autobahnphobie 137
– Behandlungsphobie (Spritzenphobie) 232
– Fahrstuhlphobie 137
– Klaustrophobie 135, 137 f.
Placebo/Nocebo 33, 294
Plausibilität *siehe Skepsis*
Popper, Vera 15, 23, 149
Post Covid *siehe Covid 19, Chronic Fatigue*
Prior, Manfred 300
Problemtrance *siehe Lösungstrance*
Prokrastination 255 *siehe Entscheidungen treffen*
Psoriasis *siehe Schuppenflechte*
Psychose 32, 42, 53, 132, 139, 156 f., 222
Psychosomatik / Somatopsychik 25, 29, 151
Pubertät *siehe Jugendlichentherapie*

R

Radikalisierung 130
Rapport 31, 35, 92, 143
Rassismus 107
Rauchen 294
Räuspern 37, 65, 79, 87, 187
Raynauld-Syndrom *siehe Durchblutung*
Reframing 65, 164, 182, 214, 239, 243
Reinhard, Mechthild 23, 149
Reinicke, Claudia 23
Residuum *siehe Psychose*
Ressource 14, 32, 56, 67, 79, 91, 124, 150, 184, 186, 189 f., 192, 209, 214, 221, 228, 235, 257, 259, 263, 265, 267, 273
Restriktionen 174
Ritual 31, 56, 65, 67, 209, 230, 277, 289
Rolle *siehe Identität*
Rösler, Sabine 23, 303
Rückzug *siehe Vermeidungsverhalten*
Russell, Bertrand 20

S

Saint-Exupéry, Antoine de 63
Salomon, Dieter 304
Satir, Virginia 20
Sautter-Ott, Karin 23, 303
Schachtner, Hans-Ulrich 20
Scham 186, 214, 257
Schizophrenie *siehe Psychose, Wahn*
Schlafapnoe 138, 144, 274
Schlafstörung 140, 275
Schlaganfall 221
Schlippe, Arist von 15
Schmerz 146, 150, 230, 275, 279, 283 f., 288
Schmid, Bernd 20
Schmidt, Gunther 16, 19 f., 23, 25, 29, 32 f., 35, 38, 46, 54, 68, 72, 100, 105, 147, 149, 175, 298, 304
Schnarchen 217
Schüchternheit 141
Schuldgefühl 27, 118, 132, 203, 214, 227, 240, 256 f.
Schuppenflechte 276
Schweitzer, Jochen 15
Schwindel *siehe Gleichgewicht*
Seemann, Hanne 23, 146, 150
Selbstbild *siehe Identität*
Selbst-Denunziation 123
Selbstsicherheit / Selbstwert 279
Selbstunterwerfung 141
Selbstverletzung 56, 139
Sellam, Salomon 28
Selvini Palazzoli, Mara 20
Sexismus 107
Sexuelle Störung 140
Shazer, Steve de 75
Signer-Fischer, Susy 23

Sinnerleben 107, 116, 121, 152, 257
Skepsis / Plausibilität in der Therapie 29, 33, 39 f., 69, 71 f., 76 f., 79 f., 84, 86 f., 90, 93, 144, 150, 192, 197, 210, 271 ff., 289, 292, 300
So-tun-als-ob-Intervention 46
Sparrer, Insa 21, 260
Spirituelle Zugänge 29, 86, 89, 92, 94, 99, 102, 121, 128, 207, 269, 284 ff.
Spitzbarth, Alexandra 114
Spork, Peter 95
Sprachfluss / Sprachstockungen 37, 79, 93, 139, 187, 189, 198, 227
Starker, Vera 23
Starre (Erstarrung) 26, 31, 42, 74, 87, 139, 141 f., 144, 148, 150, 152, 157, 189, 213, 227, 268
Stefano, Antonio de 23
Steiner-Backhausen, Birgit 259
Stierlin, Helm 20
Stimme 31, 35, 37, 41, 70, 73, 79, 87, 93, 108, 131, 140, 153, 178, 187, 189, 191, 198, 265, 281, 287
Stimpfle, Peter 23
Stockholm-Syndrom 123
Stottern 79, 187
Sucht 42, 132, 139, 148, 157, 218, 255
Suggestion 31 ff., 40, 277, 289
Suizidalität 56, 87, 136
Synästhesie 25 f.

T

Tinnitus 140, 144, 176, 183, 217, 221, 228, 284
Torticollis (Schiefhals) 140
Trance 21, 30 ff., 35, 40, 139, 193, 233
Transgenerationales Arbeiten 58, 93 ff., 201
Trauer 42, 88, 90, 93, 120, 132, 134, 144, 148, 152, 158, 214, 227, 231, 241, 274, 282, 287
Trauma 28, 32, 42, 77, 87, 93, 95, 109, 115, 119, 126, 128 f., 131, 137, 141 f., 148, 150, 156, 158, 181, 189, 192, 230, 240, 259, 273 f., 286, 299
Traurigkeit 87 f., 152 f., 197, 199, 205 f., 264, 268, 276, 281
Trenkle, Bernhard 23
Trennung 122, 132, 282
Tumor *siehe Krebs, Warze, Lipom*

U

Übelkeit 140, 275
Überforderung 118, 254 f.
Unentschlossenheit *siehe Entscheidungen treffen*
Unterberger, Gerhart 28
Utilisation 36, 55, 61, 67, 184, 228 f.

V

Varga von Kibéd, Matthias 21, 260
Verletzung, körperliche 137, 221
Vermeidungsverhalten 141 f.
Vernachlässigung 107, 119, 132, 156
Verschollensein, Vermisstwerden, Verschwinden von Personen 88
Verschwörungstheorie 130
Verspannung 140, 143, 230, 283
Vlamynck, Astrid 114

W

Wahn, Paranoia 29, 53, 56
Wahrnehmung / Wahrgebung 17, 26 ff., 31 f., 38 f., 43, 59, 64, 68 ff., 72, 107, 131, 137, 145, 230, 260, 273, 283, 300
Warze 284
Watzlawick, Paul 15, 20, 29, 32, 102, 285
Weakland, John 20
Weber, Gunthard 21
Wechseljahre 266
Weckenmann, Martin 23
Weinspach, Claudia 62, 146
Wense, Hans Jürgen von der 292
Wertschätzung 30, 36, 54 ff., 68, 91, 100, 125, 149, 207 f., 210
Whitehead, Alfred 20
Wilcke, Ingo 28
Wittgenstein, Ludwig 9
Witt, Klaus 28

Work-Life-Balance 255
Wut 27, 61, 84, 87, 139, 144, 152, 200, 206, 214, 238, 282, 287

Y

Yehuda, Rachel 96
Yes-Set 36, 84

Z

Zander-Schreindorfer, Ute 23, 103
Zanotta, Silvia 23
Zeig, Jeffrey 43
Zeyer, Reinhold 23
Zielklärung 167, 171, 174
Zimbardo, Philip 107
Zirkuläres Fragen *siehe Fragetechniken*
Zirkularität 62, 64, 105, 142, 181
Zwangserleben, Zwangsstörung 58, 132, 145, 179, 219 f., 254 f., 292, 296

10.3 Verzeichnis der Einzelinterventionen

Wo eine Intervention mit »der, die, das, ein, eine« beginnt, wird der Artikel im Register weggelassen.

Albtraum *156*
Auf der mir zugewandten Seite *291*
Aufbruchsstimmung verbreiten *296*
Aus Scheiße Rosen machen *279*
Autoanamnese *179*
Barbarossa *230*
Begegnung im Himmel (von Hoch zu Hoch trotz Katastrophe) *227*
Bei den ersten Vorzeichen (vorbewusste Anker) *274*
Beide Partner raus – und das schlechte Gewissen auch! *166*
Beobachten, wie es besser wird *172*
Bergdorf *240*
Bilder von sich und anderen entmischen (Identifikation auflösen) *205*
Bitte noch mehr Histamine! (Eskalationsspirale) *63*
Bremszug *217*
Brombeeren pflücken *165*
Das widme ich dir! *182*
Doktor Dachs *232*
Drei Hassans *88*
Draußensofa und Drinnensofa *270*
Du bist eine Prinzessin *117*
Einsames Symptom *293*
Eltern handeln bestmöglich *118*
Emotionale Belastungen trennen
- (nach Anlässen) *205*
- (nach Personen) *206*
Energiesparsam *182*
Erdbeerquark und Jauche *119*
Erde dreht sich vorwärts *272*
Erfolge feiern *297*
Erschöpfte heraussetzen *264*
Erst danach können Sie sich töten! *59*
Erster Tag des unsichtbaren gemeinsamen Lebens *121*
Expartner aufteilen *89*
Fast ersticktes Kind (von Hoch zu Hoch) *227*
Feld bestellen *166*
Filterblase *46*
Flaschengeister befreien *91*
Folgestunden-Modalitäten, Therapiesitzung
- als Feuerwehreinsatz *295*
- als Geländerpfosten *295*

- als Klavierstunde 295
- als paradoxe Intervention 296
- als Wellnessoase 295
- erst bei Bedarf 295
- kurzfristig zu- und absagen 295

Frage, systemische bzw. hypnosystemische
- Alternativfrage 75
- Ausnahmefrage 75
- Frage nach dem neuen Ziel 78
- Frage nach dem Sitzungs-Traumergebnis 76
- Frage nach dem Therapiefortschritt 80
- Frage nach der Erlaubnis zum Unterbrechen 77
- Frage nach der Idee des Klienten, wo das Problem herkommt 76
- Frage nach möglichen Auslöseereignissen 77
- Frage zur Integration von Ressourcenerleben 79
- Hypothetische Frage 75
- Provokative Frage 293
- Skalierungsfrage 75
- Wunderfrage 75
- Zirkuläre Frage 74

Freispruch und Segen der Ahnen erbitten 207
Füchse und Hasen 220
Füße am Ofen 160
Gekommen, um zu bleiben 292
Gelassen an das Schlimme denken 277
Gute Absicht
- der bipolaren Störung 154
- der Depression 152
- der Manie 153
- der Psychose 156
- der Sucht 153

Gute Mutter in dir – aus dir – für dich 124
Handauflegen 286
Heimaterde tauschen 282
Heizleistung anpassen 216
Hexenschuss 159
Himmlische Liebes- und Weisheitsuniversität 83
Himmlische Seelenwaschanlage 85
Hundert-Euro-Note 117
Ich nehme beides (Autonomie und Zugehörigkeit) 127
Ideomotorische Signale nutzen 195
Idiomatische Landschaften 245
- bereisen (im Dialog-Stil) 247
- bereisen (im Erzähl-Stil) 246
- transformieren (Dokumentarfilmtechnik) 247
- transformieren (Trickfilmtechnik) 248

- transformieren (Überblendtechnik) *248*

Ihr schafft das! *231*
Im Gleichgewicht *262*
Insel der Liebe (Paartherapie) *234*
Inselkarten selbst erstellen

- Danielinsel (Jugendlichentherapie) *238*
- Familieninsel (Familientherapie) *239*
- Guano-Insel (Kindertherapie) *237*

Insekten sind gruselig *112*
Interpunktion verändern

- von Hochpunkt zu Hochpunkt *227*
- Von Hochpunkt zu Hochpunkt nach finaler Katastrophe *227*
- von Tiefpunkt zu Hochpunkt *226*

Kampf auf den Barrikaden *219*
Karteischrank *213*
Katze und Maus *112*
Kind auf der Fensterbank *268*
Kleine Spinnen, große Spinnen *163*
Klinke ölen *278*
Klonin bringt Befreiung *92*
Korridor *254*
König und Minister *51*
Körpererinnerung und filmische Erinnerung entkoppeln *274*
Kühlschrank abtauen *278*
Lebensfluss *251*
Lebenslinie *250*
Mansuy, Isabelle *96*
Matrjoschka *144*
Meet me at the Guggenheim *230*
Mein Freund, der Ton *164*
Meister und Schüler (Utilisation früherer Erfolge) *228*
Ministerämter *292*
Mobbing *58*
Moment-Kiste und Immer-Kiste *290*
Nabelschnur durchschneiden *281*
Neueinweihung *282*
Nichts nimmt überhand *277*
Not verleiht Flügel (Utilisation früherer Krisen) *229*
Ordeal *293*
Päckchen mit der Liebe *67*
Partisanen *112*
Problemkreis und Ressourcenkreis (Kraftsprung) *259*
Rechts-Links-Konferenz *221*
Reise zur Lösungslandschaft

- im Dialog-Stil *247*
- im Erzähl-Stil *246*

Reise zum Wäre-Planeten *291*
Rote Rosen *66*
Rückschläge auswerten *298*
Sechs Stäbe *262*
Seesturm und Eismeer *158*
So viel Liebe *66*
Sozialgeräusche *117*
Spirituelle Zugänge *129*
Symptome
- aus dem Körper ziehen *283*
- in Emotionen transformieren I *275*
- in Emotionen transformieren II *287*
- und Werte trennen *90*
- zurückbringen (Rückgabe-Stil) *201*
- zurückbringen (Rücknahme-Stil) *205*

Täter, Tat und Opfer (Die Schere) *113*
Tetralemma *260*
Tontechniker und Mischpult *217*
Totgeschwiegene um ihr Erscheinen bitten *206*
Umgezogen *121*
Unbewusste Übungseffekte ankündigen *302*
Utilisation
- früherer Erfolge *228*
- früherer Krisen *229*

Vater aus dem Kopf *82*
Vier Quadranten *255*
Viermal verraten (von Tief zu Hoch) *226*
Von der Knospe zur Blüte *302*
Vorfahren befreien *202*
Vorfahren dissoziieren
- im genealogischen Stil *202*
- im Matrjoschka-Stil *202*

Wäre-Kiste und Ist-Kiste *290*
Was ich bestreiche *284*
Was Ihre Mutter Ihnen zugefügt hat *111*
Wer müsste sich schämen? *118*
Wechsel des Betriebssystems *222*
Weinberg statt Reisterrasse *301*
Zwei Freundinnen *266*

10.4 Literaturverzeichnis

Alz, S. (2022): Depression entschlüsseln. Ursachen verstehen und Lösungen finden. Stuttgart, Klett-Cotta

Balon, R. (2006): Mood, anxiety, and physical illness. Body and mind, or mind and body? *Depress Anxiety*. 2006;23(6): 377–387

Bandler, R. (1987): Veränderung des subjektiven Erlebens. Fortgeschrittene Methoden des NLP. Paderborn, Junfermann

Bartl, R. (2016): Sucht, Angst, Zwang, Essstörungen. Hypnosystemische Perspektiven zum hilfreichen Umgang mit leidvollen Störungen und deren geschützten Anliegen. C-Seminar Klinische Hypnose, Wien, Hypno-Synstitut

Beaulieu, D. (2005): Impact-Techniken für die Psychotherapie. Heidelberg, Carl Auer

Coan, J., Schaefer, H. & Davidson, R. (2006): Lending a hand. Social regulation of the neural response to threat. *Psychological Science,* 17(12), 1032–1039, doi:10.1111/j.1467-9280.2006.01832.x

Dietrich, D. (2016): So gelingen Veränderungen! Mit hypnosystemischen Lösungen werden, wer Sie sein können, Göttingen, Vandenhoeck

Domanski, J.-O. (2022): Worte, die wirken. Einführung in die hypnosystemische Seelsorge. Gütersloh, Gütersloher Verlag

Dunbar, R. (1998): Klatsch und Tratsch. Wie der Mensch zur Sprache fand. Gütersloh, Bertelsmann

Eibl-Eibesfeldt, I. (3. Aufl., 1997): Die Biologie des menschlichen Verhaltens. Grundriss der Humanethologie. Weyarn, Blank

Erickson, M. & Rossi, E. (1981a): Hypnose erleben. Veränderte Bewusstseinszustände therapeutisch nutzen. Stuttgart, Klett-Cotta

Erickson, M. & Rossi, E. (1981b): Hypnotherapie. Aufbau, Beispiele, Forschungen. Stuttgart, Klett-Cotta

Erickson, M., Rossi, E. & Rossi, S. (1978): Hypnose. Induktion – Psychotherapeutische Anwendung – Beispiele. Stuttgart, Klett-Cotta

Fritzsche, K. & Hartman, W. (2010): Einführung in die Ego-State-Therapie. Heidelberg, Carl-Auer

Fritzsche, K. (2013): Praxis der Ego-State-Therapie. Heidelberg, Carl-Auer

Fruth, S. (2021): Imaginäre Körperreisen. Neue Wege zum individuellen Heilungsprozess. Heidelberg, Carl Auer

Gapp, K., Bohacek, J., Grossmann, J., Brunner, A., Manuella, F., Nanni, P. & Mansuy, I. (2016): Potential of Environmental Enrichment to Prevent Transgenerational Effects of Paternal Trauma, *Neuropsychopharmacology*, 41, 2016, 2749–2758

Goodwin, R., Galea, S., Perzanowski, M. & Jacobi, F. (2012): Impact of allergy treatment on the association between allergies and mood and anxiety in a population sample. *Clin Exp Allergy*. 2012 Dec;42(12): 1765–71. doi: 10.1111/j.1365-2222.2012.04042.x

Groß, M. & Popper, V. (2020): Und die Maus hört ein Rauschen. Hypnosystemisches Erleben in Therapie, Coaching und Beratung. (Reden reicht nicht!?) Heidelberg, Carl Auer

Häublein, P. (2018): Hypnosystemische Konzepte zum Umgang mit Prüfungsangst bei Studierenden. Heidelberg, Carl Auer

Haley, J. (1999): Die Psychotherapie Milton H. Ericksons. Stuttgart, Klett-Cotta

Hammel, S. (2006): Der Grashalm in der Wüste. 100 Geschichten aus Beratung, Therapie und Seelsorge. Nierstein, impress

Hammel, S. (2009a): Handbuch des therapeutischen Erzählens. Geschichten und Metaphern in Psychotherapie, Kinder- und Familientherapie, Heilkunde, Coaching und Supervision. Stuttgart, Klett-Cotta

Hammel, S. (2009b): Tinnitustherapie durch Hypnose. Der Heidelberger Pilotversuch. *Musica Sacra*, 04/09, 223–226

Hammel, S. (2010a): Die Insel der Liebe. Paartherapeutisches Spiel. Köln, kikt-thema

Hammel, S. (2010b): Von Möwenfelsen und Felsenbirnen. Aufbruchsgeschichten für Kinder und Jugendliche. *Familiendynamik, 2/2010*, 136–143

Hammel, S. (2011): Handbuch der therapeutischen Utilisation. Vom Nutzen des Unnützen in Psychotherapie, Kinder- und Familientherapie, Heilkunde und Beratung. Stuttgart, Klett-Cotta

Hammel, S. (2012a): Metapher, in: Kleve, H. & Wirth, J. (Hrsg.): Lexikon des systemischen Arbeitens. Grundbegriffe der Systemischen Praxis, Methodik und Theorie. Heidelberg, Carl Auer, 264–267

Hammel, S. (2012b): Utilisation, in: Kleve, H., Wirth, J. (Hrsg.): Lexikon des systemischen Arbeitens. Grundbegriffe der Systemischen Praxis, Methodik und Theorie. Heidelberg, Carl Auer, 441–444

Hammel, S. (2013): Therapiegespräche zwischen den Zeilen. Vom ungesagt Gesagten in der Beratung. Video-Dokumentation eines Seminars bei MFK München. Müllheim, Auditorium

Hammel, S. (2014a): Therapie zwischen den Zeilen. Das ungesagt Gesagte in Beratung, Therapie und Heilkunde. Stuttgart, Klett-Cotta

Hammel, S. (2014b): Das Sofa des Glücks. Therapeutisches Modellieren mit Paaren. Video-Dokumentation eines Seminars beim Zukunftskongress in Abano Terme. Müllheim, Auditorium

Hammel, S. (2015): Therapeutisches Erzählen. Video-Dokumentation von vier Seminaren beim Institut für Hypnosystemische Beratung. Müllheim, Auditorium

Hammel, S. (2016a) Alles neu gerahmt! Psychische Symptome in ungewöhnlicher Perspektive. München, Ernst Reinhardt

Hammel, S. (2016b): Loslassen und leben. Befreiende Geschichten. Mainz, impress

Hammel, S. (2016c): Therapeutische Hypnose. Video-Dokumentation von drei Seminaren beim Institut für Hypnosystemische Beratung. Kaiserslautern, hsb westpfalz

Hammel, S. (2016d): Therapeutisches Modellieren. Video-Dokumentation von drei Seminaren beim Institut für Hypnosystemische Beratung. Kaiserslautern, hsb westpfalz

Hammel, S. (2016e): Utilisation – Wie spanne ich das Problem vor die Karre der Lösung? Video-Dokumentation eines Seminars bei der IGST in Heidelberg, hsb westpfalz

Hammel, S. (2017a): Grüßen Sie Ihre Seele! Therapeutische Interventionen in drei Sätzen. Stuttgart, Klett-Cotta

Hammel, S. (2017b): Therapeutisches Modellieren. Video-Dokumentation von vier Seminaren beim Institut für Hypnosystemische Beratung. Müllheim, Auditorium

Hammel, S. (2017c): Lähmung lösen, Schmerz mindern, Resilienz stärken. Drei therapeutische Sitzungen im Spektrum: Trauer, Depression, Burnout, Gewalterfahrung, Einsamkeit, getrennte Familie. Video-Dokumentation. Kaiserslautern, hsb westpfalz

Hammel, S. (2017d): Live-Therapie Therapeutisches Modellieren. Praktische Demonstration und Diskussion. Video-Dokumentation. Kaiserslautern, hsb westpfalz.

Hammel, S. (2017e): Therapie bei Burnout, Trauer, Depression. Live-Demonstration mit dem Therapeutischen Modellieren. Kaiserslautern (Video-Dokumentation), hsb westpfalz

Hammel, S. (2018): Wie Wirkliches unwirklich und Unwirkliches wirklich wird. Therapeutisches Modellieren als Arbeit an den Grenzen des Möglichen (Video-Dokumentation). Müllheim, Auditorium

Hammel, S. (2019): Lebensmöglichkeiten entdecken. Veränderung durch Therapeutisches Modellieren. Stuttgart, Klett-Cotta

Hammel (2020): Der Stilleklang, Therapeutische Hypnose bei Tinnitus, Hörsturz, Hyperakusis und anderen Formen von Schwerhörigkeit. Audio-Dokumentation, Kaiserslautern, hsb westpfalz

Hammel, S., Hürzeler, A., Lamprecht, K. & Niedermann, M. (2015): Wie das Krokodil zum Fliegen kam. 120 Geschichten, die das Leben verändern. München, Ernst Reinhardt

Hammel, S., Hürzeler, A., Lamprecht, K. & Niedermann, M. (2018): Wie der Bär zum Tanzen kam. 120 Geschichten für einen gesunden Körper. München, Ernst Reinhardt

Hammel, S., Hürzeler, A., Lamprecht, K. & Niedermann, M. (2021): Wie der Tiger lieben lernte. 120 Geschichten zum Umgang mit psychischem Trauma. München, Ernst Reinhardt

Hammel, S., Vlamynck, A. & Weinspach, C. (2020): Ängste entzaubern, Lebensfreude finden. Die besten Interventionen aus 9 Therapierichtungen. Stuttgart, Klett-Cotta

Hammond, C. (Hrsg.) (1990): Handbook of Hypnotic Suggestions and Metaphors. New York, Norton

Harari, Y. (2013): Eine kurze Geschichte der Menschheit. München, Pantheon

Hellinger, B. (1994): Ordnungen der Liebe. Ein Kurs-Buch. Heidelberg, Carl-Auer

Herz, M. (2010): Alte Heilgebete. Gesundheit für Körper und Geist. München, Nymphenburger

Hesse, P. (2003): Teilearbeit. Konzepte von Multiplizität in ausgewählten Bereichen moderner Psychotherapie. Heidelberg, Carl-Auer

Holmes, T. & Holmes, I. (2007): Reisen in die Innenwelt. Systemische Arbeit mit Persönlichkeitsanteilen. München, Kösel

Holtz, K., Mrochen, S., Nemetschek, P. & Trenkle, B. (Hrsgg.) (2000): Neugierig aufs Großwerden. Praxis der Hypnotherapie mit Kindern und Jugendlichen, Heidelberg, Carl Auer

Hullmann, I. (2020): Psychologie der Leichtigkeit. In 5 Schritten Wahrnehmungsperspektive und Bewusstsein erweitern. Stuttgart, Schattauer

Kachler, R. (2010) Hypnosystemische Trauerbegleitung. Ein Leitfaden für die Praxis. Heidelberg, Carl Auer

Kachler, R. (2015): Die Therapie des Paar-Unbewussten: Ein tiefenpsychologisch-hypnosystemischer Ansatz. München, Klett-Cotta

Kachler, R. (2018): Nachholende Trauerarbeit. Hypnosystemische Beratung und Therapie bei frühen Verlusten. Heidelberg, Carl Auer

Kachler, R. (2021): Traumatische Verluste: Hypnosystemische Arbeit mit traumatisierten Trauernden. Ein Leitfaden für die Praxis. Heidelberg, Carl Auer

Kluschatzka-Valera, R. (2022): Hypnosystemisches Case Management in der Sozialen Arbeit. Unterstützungssituationen gestalten. Heidelberg, Carl Auer Kolodej, C. (2016): Strukturaufstellungen für Konflikte, Mobbing und Mediation. Vom sichtbaren Unsichtbaren. Wiesbaden, Springer

Korzybski, A. (1994): Science and Sanity. An Introduction to Non-Aristotelian Systems and General Semantics, 5. Aufl. New York, Institute of General Semantics. (1. Aufl.: 1933)

Lamprecht, Katharina (2020): Die Rennschildkröte. 31 therapeutische Geschichten für Kinder. München, Ernst Reinhardt

Lang, A. (2022): Konstruktivistische Psychotherapie: Prozess-Hypno-Systemisch. Das Bonner Ressourcen Modell. München, Elsevier

Leeb, W., Trenkle, B. & Weckenmann, M. (2011): Der Realitätenkellner. Hypnosystemische Konzepte in Beratung, Coaching und Supervision. Heidelberg, Carl Auer

Lieberman, M., Inagaki, T., Tabibie, G. & Crockett, M. (2011): Subjective responses to emotional stimuli during labeling, reappraisal, and distraction, *Emotion 11*(3), 468–80. Doi:10.1037/a0023503

Mansuy, I., Gurret, J.-M., Lefief-Delcourt, A. (2020): Wir können unsere Gene steuern! Die Chancen der Epigenetik für ein gesundes und glückliches Leben. Berlin / München, Berlin Verlag

Maurer, A. (2021): O-Ton aus einem ORF-Interview mit Paul Watzlawick 1981, in: ORF-Rundfunkbeitrag vom 29.7.2021: Radiokolleg (Teil 4): Der optimistische Nihilist Paul Watzlawick.

Meiss, O. (2016): Hypnosystemische Therapie bei Depression und Burnout, Heidelberg, Carl Auer

Meyer-Erben, C. & Zander-Schreindorfer, U. (2021): Hypnosystemisch arbeiten. Ein kleiner Praxisleitfaden. Göttingen, Vandenhoeck

Molcho, S. (1994): Körpersprache. München, Mosaik
Mücke, K. (1998): Probleme sind Lösungen. Systemische Beratung und Psychotherapie – ein pragmatischer Ansatz. Lehr- und Lernbuch. Potsdam, Ökosysteme
Muffler, E. (Hrsg.) (2015): Kommunikation in der Psychoonkologie. Der hypnosystemische Ansatz. Heidelberg, Carl Auer
Nemetschek, P. (2006): Systemische Familientherapie mit Kindern, Jugendlichen und Eltern. Lebensfluss-Modelle und analoge Methoden. Stuttgart, Klett-Cotta
Niedrist, A. (2019): Wenn Scham und Beschämung das Leben behindern. Wie verändert sich die Scham unter hypnosystemischer Beratung? Beau Bassin, Lehrbuchverlag
Olness, K. & Kohen, D. (1996): Lehrbuch der Kinderhypnose und -hypnotherapie. Heidelberg, Carl Auer
Pascal, B. (2007): Gedanken. München, Anaconda
Peichl, J. (2019): Einführung in die hypnosystemische Teiletherapie. Heidelberg, Carl Auer
Peichl, J. (2022): Jedes Ich ist viele Teile. Die inneren Selbst-Anteile als Ressource nutzen (aktualisierte und erweiterte Neuausgabe). München, Kösel
Peyton, S. (2019): Selbstresonanz – Im Einklang mit sich und seinem Leben. Erkenntnisse aus Neurobiologie, GFK und Traumaforschung. Paderborn, Junfermann
Peyton, S. (2021): Your Resonant Self Workbook. From Self-sabotage to Self-care. New York, Norton
Pfeifer, P. (2019): Hypnosystemische Beratung. Hypnosystemisches Menschenbild im nicht freiwilligen Kontext. München, Grin
Prior, M. (2004): Minimax-Interventionen. 15 minimale Interventionen mit maximaler Wirkung. Heidelberg, Carl Auer
Prior, M. (2006): Beratung und Therapie optimal vorbereiten. Informationen und Informationen vor dem ersten Gespräch. Heidelberg, Carl Auer
Reinhardt, M. (2018): Systemische Pädagogik und Beratung. Präsentation im Aufbaukurs Heidelberg, Helm-Stierlin-Institut
Rießbeck H. (2013): Einführung in die hypnodynamische Teiletherapie. Heidelberg, Carl Auer
Rosen, S. (2000): Die Lehrgeschichten von Milton H. Erickson. Salzhausen, iskopress
Rossi, E. (1995ff.): Gesammelte Schriften von Milton H. Erickson, 6 Bde., Heidelberg, Carl Auer
Roy-Byrne, P., Davidson, K., Kessler, R., Asmundson, G., Goodwin, R., Kubzansky, L., Lydiard, R., Massie, M., Katon, W., Laden, S. & Stein, M. (2008): Anxiety disorders and comorbid medical illness. *Gen Hosp Psychiatry*. 2008 May–Jun; 30:208–25
Saint-Exupéry, A. de (2001): Der kleine Prinz. Düsseldorf, Rauch
Satir, V. (2018): Kommunikation ist ein riesiger Regenschirm … der alles umfasst, was unter Menschen vor sich geht, München, Klett-Cotta

Schlippe, A. von & Schweitzer J. (1996): Lehrbuch der systemischen Beratung. Göttingen, Vandenhoeck

Schmidt, G. (2004): Liebesaffären zwischen Problem und Lösung. Hypnosystemisches Arbeiten in schwierigen Kontexten. Heidelberg, Carl Auer

Schmidt, G. (2005): Einführung in die Hypnosystemische Therapie und Beratung. Heidelberg, Carl Auer

Schmidt, G. (2009): Von der Psychosomatik zur Somatopsychik. Für achtungsvolle, Kompetenz-aktivierende Hypnotherapie bei als körperlich erlebten Beschwerden (wie z. B. Fybromyalgie, Allegien u. a.). Video-Dokumentation, Müllheim, Auditorium

Schmidt, G., Dollinger, A. & Müller-Kalthoff, B., (Hrsgg.) (2010): Gut beraten in der Krise. Konzepte und Werkzeuge für ganz alltägliche Ausnahmesituationen. Bonn, managerSeminare

Schneider, P. (2009): Musik, von Engeln vorgesungen. Entstehung und Ursachen von Tinnitus und Geräuschempfindlichkeit bei Kirchenmusikern, Chorleitern, Bläsern und Sängern. *Musica Sacra* 04/09, 220–222

Schneider P., Andermann, M., Wengenroth, M., Goebel, R., Flor H., Rupp A. & Diesch E. (2009): Reduced volume of Heschl's gyrus in tinnitus. *Neuroimage* 45, 927–939

Schulz von Thun, F. (1998): Miteinander reden 3. Das Innere Team und situationsgerechte Kommunikation. Reinbek, Rowohlt

Schulz von Thun, F. & Stegemann, W. (Hrsg.) (2004): Das innere Team in Aktion. Praktische Arbeit mit dem Modell. Reinbek, Rowohlt

Schwartz, R., (2003): Systemische Therapie mit der inneren Familie. Stuttgart, Klett-Cotta

Schweitzer, J. & Schlippe, A. von (2007): Lehrbuch der systemischen Therapie und Beratung II. Das störungsspezifische Wissen. Göttingen, Vandenhoeck

Seemann, H. (2022): Schmerzen – Notrufe aus dem Körper. Hypnosystemische Schmerztherapie. Stuttgart, Klett-Cotta

Sellam, S. (2006): Les allergies. C'est plus simple qu'on le pense. Montreuil-Bonnin, bérangel

Shazer, S. de & Dolan, Y. (2008) : Mehr als ein Wunder. Lösungsfokussierte Kurzzeittherapie heute. Heidelberg, Carl Auer

Short, D. & Weinspach, C. (2007): Hoffnung und Resilienz. Therapeutische Strategien von Milton H. Erickson. Heidelberg, Carl Auer

Simon, F. & Rech-Simon, C. (2000): Zirkuläres Fragen. Systemische Therapie in Fallbeispielen: Ein Lernbuch. Heidelberg, Carl Auer

Spork, P. (2017): Gesundheit ist kein Zufall. Wie das Leben unsere Gene prägt. Die neuesten Erkenntnisse der Epigenetik. München, DVA

Starker, V. & Peschke, T. (2017): Hypnosystemische Perspektiven im Change Management: Veränderung steuern in einer volatilen, komplexen und widersprüchlichen Welt. Berlin, Springer

Stefano, A. de (2019): »Ich habe einen Therapeuten gesucht und einen Realitätenkellner gefunden!« Die hypnosystemische Methode in der Praxis. Oberpframmern, Neue Stadt

Stone, S. & Stone, H. (1989): Embracing Our Selves. The Voice Dialogue Manual. Novato, New World

Stone, S. & Stone, H. (1997): Du bist viele. Das 100fache Selbst und seine Entdeckung durch die Voice-Dialogue-Methode. München, Heyne

Theuretzbacher, K. & Nemetschek, P. (2009): Coaching und Systemische Supervision mit Herz, Hand und Verstand. Handlungsorientiert arbeiten, Systeme aufbauen. Stuttgart, Klett-Cotta

Unterberger, G., Wilcke, I. & Witt, K. (2014): Allergien mental behandeln. Damit Geist und Körper wieder angemessen reagieren können – Modelle und Strategien angewandter Psychoneuroimmunologie. Bargteheide, Psymed

Varga von Kibéd, M. & Sparrer, I. (2000): Ganz im Gegenteil. Tetralemmaarbeit und andere Grundformen Systemischer Strukturaufstellungen – für Querdenker und solche, die es werden wollen. Heidelberg, Carl Auer

Vlamynck, A. (2019): Klopfen für die Selbstwertstärkung. Wie Energetische Psychologie hilft. Stuttgart, Klett-Cotta

Wall, P. (1982): Die drei Phasen des Übels. Die Beziehung von Verletzung und Schmerz. In: Keeser, W., Pöppel, E., Mitterhusen, P. (Hrsgg.) Das Rätsel des Schmerzes. München, Urban 30–45

Wallis, V. (1993): Zwei alte Frauen. Eine Legende von Verrat und Tapferkeit, Hamburg, Kabel

Watzlawick, P. (1991): Vom Schlechten des Guten oder Hekates Lösungen. München, Piper

Watzlawick, P., Beavin, J. & Jackson, D. (1969): Menschliche Kommunikation. Formen, Störungen, Paradoxien. Bern, Hans Huber

Watzlawick, P., Weakland, J. & Fisch, R. (1974): Lösungen. Zur Theorie und Praxis menschlichen Wandels. Bern, Hans Huber

Wense, H. von der (2005): Von Aas bis Zylinder. Werke, hrsg. v. Reiner Niehoff und Valeska Bertoncini. Frankfurt am Mainz, Zweitausendeins

Witt, K. (2008): Neuro-Linguistic Psychotherapy (NLPt) treatment can modulate the reaction in pollen allergic humans and their state of health. *IJP* 2008;12(1):50–60

Wittgenstein (1998): Logisch-philosophische Abhandlung, Tractatus logico-philosopicus. Kritische Edition. Frankfurt am Main, Suhrkamp

Yehuda, R. et al. (2016): Holocaust exposure induced intergenerational effects on FKBP5 methylation. *Biological Psychiatry* 80, 372–380

Zeig, J. (1995): Die Weisheit des Unbewussten. Hypnotherapeutische Lektionen bei Milton H. Erickson. Heidelberg, Carl Auer

Zeig, J. (Hrsg.) (1982): Ericksonian Approaches to Hypnosis and Psychotherapy. New York, Brunner

Ziegler C. et al. (2016): MAOA gene hypometylation in panic disorder – reversability of an epigenetic risk pattern by psychotherapy. *Translational Psychiatry* 6, e773

Zürcher Bibel (2019): Zürich, TVZ